Leben und gleichzeitig sterben

Die Einnahmen der Autor*innen gehen an die

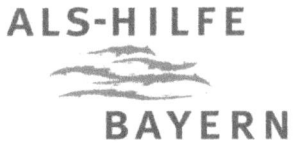

ALS-HILFE BAYERN

ALS-HILFE-BAYERN.DE

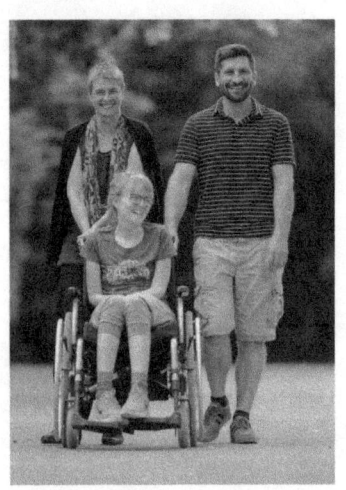

Sarah Braun studierte an der Universität Wien Bildungswissenschaft und schreibt derzeit ihre Dissertation über ihren eigenen Sterbeprozess. Ihren Lebensmittelpunkt hat sie mittlerweile wieder in der Nähe von München.

Udo Lakovits studiert an der Universität Wien Bildungswissenschaft und schreibt derzeit seine Masterarbeit zum Thema „Würdevolles Sterben am letzten Lebensweg".

Andrea Strachota arbeitet als Assistenzprofessorin am Institut für Bildungswissenschaft der Universität Wien (Arbeitsbereich Heilpädagogik und Integrative Pädagogik). Sie beschäftigt sich im Rahmen ihrer Forschung und Lehre unter anderem mit Fragen zur pädagogischen Relevanz von Leben/Sterben/Tod am Beginn (Pränataldiagnostik) sowie am Ende des Lebens (Sterbebegleitung).

Sarah Braun, Udo Lakovits, Andrea Strachota

Leben und gleichzeitig sterben

Diagnose ALS

Mabuse-Verlag
Frankfurt am Main

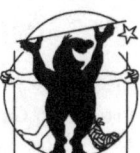

Bibliografische Information der Deutschen Nationalbibliothek
Die Deutsche Nationalbibliothek verzeichnet diese Publikation in der
Deutschen Nationalbibliografie; detaillierte bibliografische Daten sind
im Internet unter: http://dnb.dnb.de abrufbar.

Informationen zu unserem gesamten Programm, unseren Autor/inn/en und
zum Verlag finden Sie unter: www.mabuse-verlag.de.

Wenn Sie unseren Newsletter zu aktuellen Neuerscheinungen
und anderen Neuigkeiten abonnieren möchten, schicken Sie einfach eine
E-Mail mit dem Vermerk „Newsletter" an: online@mabuse-verlag.de.

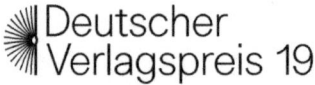

2. Auflage 2020
© 2020 Mabuse-Verlag GmbH
Kasseler Str. 1 a
60486 Frankfurt am Main
Tel.: 069 – 70 79 96-13
Fax: 069 – 70 41 52
verlag@mabuse-verlag.de
www.mabuse-verlag.de
www.facebook.com/mabuseverlag

Layout: Martin Vollnhals, Neustadt a. d. Donau
Umschlaggestaltung: Marion Ullrich, Frankfurt am Main
Umschlagabbildung und Abbildungen in den Steckbriefen: © Markus Frühmann
Hummelabbildung auf Umschlag, S. 5 und S. 296: © Johannes Mandorfer
Gestaltung Steckbriefe: © Barbara Meißl
Druck: CPI books GmbH, Leck

ISBN: 978-3-86321-452-4
Printed in Germany
Alle Rechte vorbehalten

Nach dem Tod werde ich eine Hummel

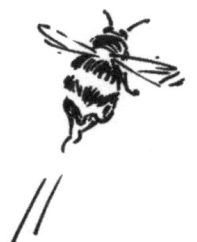

Für Annika

Inhaltsverzeichnis

Vorwort 9
Noch ein Vorwort 13
Diagnose ALS – Was ist das? 15

Anfang vom Ende 18
    Felix 28
    Stefan Lorenzl 38

Tod 48
    Benji 55
    Michi 61

Körper & Verluste 67
    Angelika 85
    Claudia 90
    Mary 94
    Trizi 101
    Lisi 105

Psyche & Schmerzen 111
    Luki 133
    Tobi 161
    Noni 165
    Jani 171

Kommunikation & Ängste 174
    Ina 186
    Caro 191
    Kerstin 197
    Stephan 200
    Andrea 207

Liebe & Hoffnung 217
   Julia 232
   Thoha 239
   Anna 242
   Lefti und Babi 248
   Lotti 254
   Udo 264

Das Ende dieser Reise 295

Vorwort

> „Hat man sein Warum? des Lebens,
> so verträgt man sich fast mit jedem Wie?"
> *Friedrich Nietzsche*

Jeder Mensch stirbt. Leben heißt sterben. Manchmal mehr vor Augen geführt, manchmal weniger. Früher zu sterben als die meisten anderen im Umfeld, ist herausfordernd, weil eine andere Lebenswelt betreten wird als die der Mitmenschen. Dabei zuzusehen, wie ein nahestehender Mensch stirbt, ist für die meisten Menschen eine Grenzerfahrung – aus vielerlei Gründen: Welche Gefühle und Emotionen gehen in den jeweils beteiligten Individuen vor? Wie wird das jeweilige Leben durch das Erleben und Miterleben einer tödlichen Krankheit beeinflusst? Wie kann gemeinsam ein Umgang gefunden werden, gemeinsam ein Weg gegangen werden, der nicht in die Einsamkeit oder in die Verzweiflung führt? Ist dies überhaupt möglich? Können der Tod und die damit einhergehenden Erfahrungen auch bereichern?

Seit Beginn meiner zum Tode führenden Erkrankung geben mir die Menschen um mich zu verstehen, dass sie mich für meinen Mut, mein Leben weiter zu gestalten, bewundern. Ich sehe das anders. Für mich sind sie es, die mutig sind. Schließlich habe ich keine andere Wahl, ich bin krank, ob ich will oder nicht. Sie können sich abwenden und sind nicht gezwungen, meiner Erkrankung Platz in ihrem Leben zu geben. Beeindruckt habe ich beobachtet, wie mir Menschen – bekannt und unbekannt – näherkommen und Unmögliches möglich machen. Häufig sind es Kleinigkeiten mit großer Wirkung. Manchmal sind es aber auch wahre Heldentaten. Mit dem Ziel, gemeinsam noch einmal die Freuden des Lebens zu erfahren. Nachdem ich immer wieder erlebte, wie sich durch diese

Gesten mein Lebensmut steigerte, entstand die Idee, ein Buch über diese gelebte Nächstenliebe zu schreiben. Einfach um zu zeigen, dass wir alle einen Unterschied machen. Es ist nicht egal, wer ist und wer nicht. Es ist nicht egal, was wir tun. Es ist nicht egal, was wir denken. Wir alle sind ein Teil dieser Welt. Gemeinsam können wir sie gestalten. Gemeinsam können wir uns das Leben schöner machen.

Mein Wunsch war es also, ein Buch über jene Menschen zu schreiben, die sich trauen, einen unvorhersehbaren Weg zu einem vorhersehbaren Ende mit mir gemeinsam zu gehen. Menschen, die mithilfe kreativer Ideen einen enormen Anteil daran haben, dass diese Krankheit für mich nicht in der Exklusion aus unserer Gesellschaft mündet. Menschen, die verstanden haben, dass es nicht viel braucht, um einen anderen und sich selbst gleichermaßen glücklich zu machen. Als dann Andrea, eine Professorin am Institut, an dem ich studierte, mit der Idee an mich herantrat, doch alle selbst zu Wort kommen zu lassen, war ich begeistert. Gemeinsam statt einsam. Professionelles Umfeld und persönliches – alle dürfen erzählen. Den Rahmen schreibe ich. Mit meinen Augen. Meine Finger kann ich nicht mehr bewegen. Das Buch ist quasi mit einem Augenzwinkern geschrieben.

Den Anfang in diesem Buch macht mein behandelnder Arzt, der erklärt, was für eine Krankheit ich mir da überhaupt ausgesucht habe. Ich erzähle dann darüber, wann diese Krankheit ihre Anfänge in mir nahm und was es bedeutet, auf einmal so nah mit dem eigenen Tod konfrontiert zu sein. Es geht um körperliche und psychische Veränderungen, die meine Krankheit mit sich bringt. Um die lautsprachliche Kommunikation, aber auch um die zwischenmenschliche. Erzählt in Form von kleinen Geschichten. Das Ende meiner Beiträge widmet sich dann der Suche nach dem Sinn in diesem Leben. Sämtliche Beiträge aus dem freundschaftlichen und professionellen Umfeld beginnen mit einem kleinen Steckbrief, damit man sich als Leser*in ein Bild von der Beziehung der*des Schreibenden und mir machen kann. Eine wirklich emotionale Reise durch die Gefühle. Dieses Buch soll niemanden allein zurücklassen. Im Gegenteil, vielmehr soll es zeigen, wie viele Wege wir in diesem Leben gemeinsam beschreiten können.

Am Ende dieses Projekts bin ich vor allem eines: dankbar.
Dankbar dafür, dass so viele Menschen einen Beitrag geschrieben haben, obwohl es die eine oder den anderen wirklich gefordert hat.
Dankbar, dass ich es bis zum Ende miterleben darf.

Im Besonderen bin ich jedoch acht Menschen dankbar:
Sabrina – du hast mir abgenommen, was ich nicht konnte.
Lefti – für die schönen Fotos, die auf und im Buch verewigt sind.
Tina – für die gewissenhaften Korrekturen und die eine oder andere Nachtschicht.
Johannes – für die süßen Hummeln, die durch das Buch fliegen.
Lotti – du hast manchmal, glaube ich, emotionaler mitgefiebert als ich und hättest die Welt umrundet, damit ich das Buch so gestalten kann, wie ich es mir wünsche.
Babi – für die wundervolle grafische Gestaltung.
Udo – für deine liebevollen Korrekturen und unsere auf so vielen Ebenen bereichernden Diskussionen über die Inhalte. Ohne dich wäre das Buch nicht, was es ist.

Mein spezieller Dank gilt Andrea:
Ohne dich hätte ich nicht den Mut gehabt, ein Buch zu schreiben. Ohne dich wäre ich an meinen Texten verzweifelt. Du hast mir dein Vertrauen geschenkt, hattest immer Geduld, hast mir alles abgenommen, was mir zu viel war. Wegen dir gab es nie einen Grund zu verzweifeln. Wegen dir bin ich traurig, dass das Buch irgendwann auch fertig geworden ist. Ewig hätte ich so weitermachen können. Danke für diese Erfahrung.

Die eine oder der andere mag sich wundern, warum meine Familie hier nicht zu Wort kommt. Das hat einen sehr einfachen Grund: Sie sind mein sicherer Hafen. Ich habe fantastische Eltern, den tollsten Bruder der Welt, eine liebevolle Schwägerin und eine zuckersüße Nichte und einen ebenso süßen Neffen. Sie alle kommen auch kaum in meinen eigenen Texten vor, obwohl sie die wohl wichtigsten Rollen in meinem Leben besetzen. Ohne sie würde ich dieses Leben nicht ertragen wollen. Sie unterstützen mich, geben mir Halt und zeigen mir, was es bedeutet, bedingungslos geliebt zu werden. Sie müssen meine Launen ertragen, müssen mein Leben organisieren und diese Krankheit ungefiltert mitdurchleben. Ich kann mir kaum vorstellen, was in ihnen vorgehen muss. In diesem Buch gebe ich mehr von mir preis, als ich es jemals zuvor getan habe. Ein gewisses Maß an Privatsphäre möchte ich mir aber behalten und so trage ich diese sechs Menschen in meinem Herzen, selbst wenn ihnen allen ein eigenes Buch gewidmet werden sollte.

Dieses Buch zeigt 25 Perspektiven auf mein Leben und Sterben. Geschrieben von mir und Menschen, die ein großer Teil davon sind, warum ich mein *Wie* aushalte. Sie sind Held*innen, die mein Leben schreibt. Die Menschen um mich machen den Unterschied. Dieses Buch ist mein Versuch, mich dafür zu bedanken, dass ich diesen Weg nicht allein gehen muss. Gemeinsam haben wir etwas erschaffen, das ewig ist.

Dieses Buch wird kein Leben verändern, aber vielleicht die Sicht auf das, was es ausmacht.

Viel Spaß beim Lesen und vor allem am Leben!

Holzkirchen, August 2019 *Sarah Braun*

Noch ein Vorwort

Die Geschichte dieses Buches ist eine kurze. In zeitlicher Hinsicht: Von der ersten konkreten Idee bis zu seinem Erscheinen ist rund ein Jahr vergangen. Zwölf Monate voller Hochs und auch einiger bewegender Tiefs, voller Bereicherung, die wir in großer Demut und Dankbarkeit angenommen haben.

Die Geschwindigkeit, mit der sowohl Sarahs engste Wegbegleiter*innen als auch und vor allem Sarah selbst (per Augenschlag) ihre Texte – ohne Wissen um die jeweils anderen – geschrieben haben, hing damit zusammen, dass Zeit generell und im Falle Sarahs insbesondere schnell vergeht. Sarah hatte keine Zeit zu verlieren – sie verliert ihr Leben. Das war allen klar. Und dennoch oder gerade deshalb haben sich alle viel Zeit genommen, in beeindruckender wie gleichermaßen berührender Weise darüber zu berichten, was eine zum Tode führende Krankheit auszulösen vermag.

Die Geschichte dieses Buches ist somit auch eine lange: Sarah bat 24 Menschen aus ihrem Freundeskreis und ihrem professionellen Umfeld, anhand folgender Fragen einen Einblick in ihr Inneres zu gewähren:

– Wie ist es für dich, mich mit meiner Erkrankung zu begleiten?
– Was bedeutet es für dich, mich in meinem Sterbeprozess zu begleiten?
– Welche Emotionen und Gefühle rufen unsere gemeinsamen Erfahrungen in dir hervor?
– Welchen Einfluss nimmt dies alles auf dein Leben?

Dabei wurde gänzlich freigestellt, welche Themen angesprochen oder ausgelassen und wie lange die Ausführungen werden mögen. Dies zeigt sich auch in den Berichten ihrer Freund*innen: Manche sind kurz, manche sind lang;

manche Wegbegleiter*innen greifen Sarahs Fragen konkret auf, manche orientieren sich nur vage an ihnen; manche Freund*innen sprechen Sarah direkt an, manche schreiben über Sarah. Bei manchen Berichten könnte man laut oder zumindest leise laut auflachen, bei manchen könnten Tränen fließen – oder beides zugleich. Sämtliche Berichte haben allerdings eines gemeinsam: Sie kommen von Herzen. Wenn man diese Texte liest, weiß man: Sarah hat einen ganz außergewöhnlichen Freundeskreis.

Er ist so außergewöhnlich wie Sarah selbst. Das wird in allen Texten ihrer Wegbegleiter*innen deutlich – vor allem aber in ihren eigenen. Sie reflektiert über den Anfang vom Ende, über den Tod, über Körper & Verluste, Psyche & Schmerzen, Kommunikation & Ängste und über die Liebe. Sarah zeigt in ihrem Buch, dass es sich lohnt zu leben – bis zuletzt; dazu bedarf es eines mittragenden Umfeldes und einiger Fähigkeiten wie beispielsweise das Loslassen. Sarah hat gelernt, vieles loszulassen: unter anderem ihre Zukunftspläne, ihre Liebesbeziehung, ihre Lautsprach- und Gebärdensprachkompetenz und damit zusammenhängend ihren Sprachwitz („Witze mache ich gar keine mehr. Ich erzähle sie mir nur noch selbst. Sehr schade für alle anderen. Ich bin nämlich echt witzig."), einen Buchtitel, letztlich irgendwann ihr Leben – aber niemals die Liebe und die Hoffnung.

Doch lesen Sie selbst.

Wien, November 2019 *Andrea Strachota & Udo Lakovits*

Stefan Lorenzl
Neurologe, Palliativmediziner

Diagnose ALS – Was ist das?

Amyotrophe Lateralsklerose

Die amyotrophe Lateralsklerose (ALS) ist eine neurodegenerative Erkrankung, an der jährlich etwa ein bis zwei Personen pro 100.000 Menschen neu erkranken.[1] Im englischsprachigen Raum wird die Bezeichnung „motor neuron disease" oftmals als Synonym für die amyotrophe Lateralsklerose verwendet. Aufmerksamkeit erlangte die Erkrankung vor allem auch durch der Öffentlichkeit bekannte Persönlichkeiten wie den amerikanischen Baseballspieler Lou Gehrig in der Mitte des letzten Jahrhunderts oder den britischen Astrophysiker Stephen Hawking – zuletzt auch durch Aktionen wie die „Ice bucket challenge".

Das Hauptalter bei der Diagnosestellung liegt zwischen fünfzig und siebzig Jahren, die Krankheit kann allerdings auch bei wesentlich jüngeren Menschen auftreten, also beispielsweise in der Pubertät oder in der Adoleszenz. Da die Erkrankung bei jeder Person unterschiedlich schnell verläuft, schwankt die Lebenserwartung ab Diagnosestellung zwischen ein bis drei und allerhöchstens 15 Jahren. Die durchschnittliche Überlebensrate beträgt derzeit dreieinhalb Jahre. Dadurch ergibt sich eine relativ niedrige Prävalenz von drei bis acht Betroffenen von 100.000.[2]

ALS ist den Neurolog*innen seit Langem bekannt und wurde erstmals vom französischen Neurologen Jean-Martin Charcot im Jahre 1874 beschrie-

---

1 Deutsche Gesellschaft für Muskelkranke. Amyotrophe Lateralsklerose (ALS). Im Internet: https://www.dgm.org/muskelerkrankungen/amyotrophe-lateralsklerose-als; Stand: 16.07.2018
2 Gastl R., Ludolph A. Amyotrophe Lateralsklerose. Nervenarzt 2007: 12: 1449–1459

ben.[3] Seither gab es viele Bemühungen, die Ursache der Erkrankung zu finden und insbesondere ein Medikament zu entwickeln, das die Krankheit heilen kann. Aber bislang konnte weder die Ursache hinreichend geklärt werden, noch ist es bislang gelungen, eine wirkungsvolle Medikation herzustellen. Lediglich ein Medikament gibt es, das den Krankheitsverlauf ein wenig verzögert.

Die im Verlauf der Krankheit zu einer Muskelschwäche führende Neuropathologie betrifft das erste Motoneuron (Motoneurone im zerebralen Kortex, die motorischen Kerne im Hirnstamm) und das zweite Motoneuron (die Vorderhörner des Rückenmarks).[4] Ein Motoneuron ist eine Nervenzelle, die primär die Information vom Gehirn zu den verschiedenen Muskeln im Körper übermittelt. Das erste (obere) Motoneuron sendet durch synaptische Übertragung Impulse vom motorischen Kortex über das Rückenmark bis zum zweiten (unteren) Motoneuron, das die Informationen an die jeweiligen Muskeln weitergibt.[5] Bedingt durch die Degeneration des ersten oder zweiten Motoneurons kommt es zu einer peripheren und zentralen Störung des Nervensystems. Die Informationsweitergabe von Nerven- auf Muskelzellen ist beeinträchtigt und ein Bewegungsverlust der Extremitäten sowie der Rumpf- und Rachenmuskulatur ist die Folge. Sensorische Fähigkeiten wie Berührungs-, Schmerz- und Sinneswahrnehmung bleiben jedoch intakt.[6]

Bezüglich der Risikofaktoren, an ALS zu erkranken, gibt es diverse Vermutungen. Ein Zusammenhang mit Intoxikationen durch Schwermetalle oder mit Traumata (Verletzungen) wird vermutet, konnte aber bis jetzt noch nicht ausreichend wissenschaftlich bewiesen werden. Belegte Risikofaktoren sind ein fortgeschrittenes Alter, familiäre Disposition und männliches Geschlecht.[7] Jeder, der mit ALS zu tun hat, kennt allerdings weitere

---

3   Oliver D. Motor Neurone Disease. A family affair. 3. Aufl. London: Sheldon Press; 2011
4   Machtoub L, Kasugai Y. Amyotrophic Lateral Sclerosis. Advances and Perspectives of Neuro-Nanomedicine. 1. Aufl. Taylor & Boca Raton: Francis Group; 2016
5   Gastl R, Ludolph A. Amyotrophe Lateralsklerose. Nervenarzt 2007: 12: 1449–1459
6   Grün H, Laue K, Stallbohm M. ALS: Amyotrophe Lateralsklerose. Ein Ratgeber für Betroffene, Angehörige und (Sprach-)Therapeuten. 1. Aufl. Idstein: Schulz-Kirchner Verlag; 2011
7   Gastl R, Ludolph A. Amyotrophe Lateralsklerose. Nervenarzt 2007: 12: 1449–1459

Risikofaktoren wie ausgeprägte sportliche Betätigung (eingeschlossen Profisport wie bei Fußballspielern) oder das vermehrte Auftreten bei Soldaten im ersten Golfkrieg („Gulf War Syndrome"). Viele meiner Kolleg*innen und ich sehen auch ausnehmend altruistische Persönlichkeiten unter den Betroffenen.

Die Krankheit nimmt nicht nur auf die Betroffenen, sondern auch auf die gesamte Familienstruktur großen Einfluss. Allgemein werden an ALS erkrankte Personen hauptsächlich von ihren Ehe- bzw. Lebenspartner*innen, Eltern oder Kindern zu Hause gepflegt.[8] Nicht nur die Betroffenen, sondern auch deren pflegende Angehörige werden vor große physische und psychische Herausforderungen gestellt.

---

8   Chio A, Gauthier A, Vignola A et al. Caregiver time use in ALS. Journal of Neurology 2006: 67: 902-904. doi: 10.1212/01.wnl.0000233840.41688.df

Anfang vom Ende

Ich muss sterben. Ich bin 27 und sterbe. Ich habe ALS. Mit diesem Wissen lebe ich seit drei Jahren. Die ersten Symptome kamen schon ein Jahr vorher.
Stell dir vor, du bist 24. Stell dir vor, du stehst am Ende deiner Ausbildung. Machst dir Gedanken darüber, wie deine Zukunft aussehen soll. Mit wem und wo du sie verbringen willst. Wie du die Welt mitgestalten kannst. Wie du das, was politisch und gesellschaftlich schiefläuft, verändern oder beeinflussen kannst. Wie das, was du in den Jahren aus all den Büchern gelernt hast, Sinn ergibt. Wie und warum macht dein Leben überhaupt Sinn?
Und dann kommt der 23. Juni. Stell dir vor, du erhältst einen Brief mit deinem Todesurteil! Mit einer Frist von drei bis fünf Jahren, wie dir das Internet verraten wird. Eine Woche später wird es dir ein Mann im weißen Kittel mit Tränen in den Augen bestätigen. Du wirst sagen: Wir bekommen das schon hin. Um ihn zu beruhigen. Er wird dir antworten:
Nein! Das ist das Schlimmste, was dir passieren kann.

Du wirst bei vollem Bewusstsein beobachten, wie du deine Selbstständigkeit verlierst. Dein Körper wird nach und nach all seine motorischen Fähigkeiten verlieren. Du wirst deine geliebte Kaffeetasse nicht mehr halten können, mit deinem Fahrrad immer wieder stürzen, bis du nicht mehr aufsteigen kannst. Du wirst nicht mehr gehen, dich anziehen, dich im Bett drehen oder alleine aufs Klo gehen können.
Wie reagierst du? Und wie beantwortest du jetzt alle Fragen, die du dir vorher gestellt hast? Lebst du jetzt noch oder stirbst du nur? Kann man leben und sterben zugleich? Welchen Sinn macht jetzt dein Leben? Mit

wem willst du deine Zeit verbringen? Wer will sie noch mit dir verbringen? Und wie?

Dieses Buch ist eine Abenteuerreise durch Gefühle und Erfahrungen, durch Verzweiflung und Hoffnung, durch Aufopferung und Überforderung, Geborgenheit, Verluste, Angst, die Liebe, Schmerz und Freundschaft – kurz: eine Reise durch das Leben. Geschrieben von Menschen, die über sich selbst hinauswachsen und Hoffnung machen. Hoffnung darauf, dass es sich lohnt, dieses Leben zu leben.

Ich habe sehr viel Glück. Ich lebe in einem Land, in dem man Hilfe in vielen Formen bekommt. Ich habe eine Familie, die mich bedingungslos unterstützt, ein professionelles Umfeld, das es schafft, der Situation die Dramatik zu nehmen, und Freund*innen, die wahre Vorbilder für Menschlichkeit sind. Es geht nicht darum, diese Krankheit und ihre Folgen schönzureden oder den Tod zu romantisieren. Wir kommen in unserem Leben allerdings alle an Punkte, an denen wir nicht weiterwissen. An denen uns die Situation über den Kopf wächst und wir unseren Weg infrage stellen. Es gibt enorm viele Arten, darauf zu reagieren. Und die Wege, die sich daraus ergeben, sind wiederum auch unzählig. Wir alle schreiben unseren eigenen. Beeinflusst durch unzählige Faktoren. In diesen Phasen ist es umso schöner, nicht alleine zu sein und humor- und liebevoll begleitet zu werden.

Der Anfang von meinem Ende

Begonnen hat es im Mai 2015. Luki, mein damaliger Freund, Felix, einer meiner zwei Sandkastenfreunde, und ich standen mit unseren Mountainbikes am Anfang eines relativ schweren Trails über Wien. Es hatte schon lange nicht mehr geregnet und der Boden war staubig. Es sollte die letzte Abfahrt des Tages werden. Ich war schon müde. Eigentlich war mir klar, dass ich keine Kraft mehr hatte, aber das wollte ich mir nicht eingestehen. War ja nur noch eine Abfahrt. So rutschten wir den Weg hinunter und vor dem letzten Steinfeld bremste ich zu abrupt. Ein wunderschöner Überschlag, abgefangen von meinem Arm. Der Ellenbogen wuchs auf die Größe einer Orange. ‚Haarriss im Speichenköpfchen' war das Resultat. Halb so wild und innerhalb von ein paar Wochen wieder verheilt. Zum Glück. Schließlich wollten Luki und ich im Sommer vier Wochen nach Schottland und Irland zum Mountainbiken. Darauf freuten wir uns riesig. Es war unser letzter Urlaub, bevor er vorhatte, sich ins Arbeitsleben zu stürzen.

Meine Eltern liehen uns ihren VW-Bus. Luki war kein Fan von Camping und umso höher rechnete ich ihm an, dass er bereit war, das Ganze – auch noch bei vier Wochen Dauerregen – durchzuhalten. Schlamm, Schweiß, keine Dusche und wenig Möglichkeiten, Klamotten zu trocknen. Das war die Zusammenfassung dieses Urlaubs. Wir machten wunderschöne Touren durch die Berge Schottlands und besuchten einen der beeindruckendsten Orte, an denen ich je war: Skellig Michael, eine Felsinsel vor Irland. Ein Bild von diesem Felsen sollte ein Jahr später im Zimmer des Arztes hängen, der mir die Diagnose mitteilte.

Während unserer Touren fiel mir immer wieder auf, wie schwach meine Finger in der rechten Hand wurden. Ich stürzte öfter und scheiterte an vielen Passagen, die früher kein Problem waren. Wir gingen davon aus, dass dies Nachwirkungen von meinem Sturz im Mai waren. Da half nur Krafttraining. Als ich am Ende unserer Reise in der offenen Tür des Busses saß und einen Backstreet-Boys-Songtext auf die Rückseite einer Postkarte schrieb, fiel mir der Stift aus der Hand. Er fiel neben meine nackten Füße in den Sand. Ich hatte nicht mal gemerkt, wie er mir aus den Fingern rutschte. Sonderlich ernst nahm ich es nicht. Ein weiterer Warnschuss, der unbemerkt irgendwo in den Wellen vor mir verschwand. Dass er mich verfehlte und ich mir nach wie vor keine Sorgen machte, schenkte uns ein Jahr. Ein Jahr ohne die bittere Wahrheit. Zum Glück war das Schicksal nicht treffsicher.

Das Ende vom Sommer kam. Zurück in Wien, suchte ich im Oktober meinen Physiotherapeuten auf. Bei der Beschreibung meiner Symptome weigerte er sich, mich anzurühren. Ich solle das abklären lassen. Könnte ja was mit dem Rückenmark sein. So wurden mir kleine Elektroden angelegt und Stromschläge durch die Arme gejagt. Die durchführende Ärztin stutzte. Sie meinte, meine Nervenleitgeschwindigkeitswerte wären gerade so an der Grenze. Noch schlechter und es wird ungemütlich. Dann gibt es lange Nadeln in die Muskeln. Aber Grenze war Grenze und das MRT vom Rücken war unauffällig. So blieb die Vermutung, dass mein Nerv etwas gequetscht und das mit Physiotherapie in den Griff zu bekommen sei. Im schlimmsten Fall müsse operiert und der Nerv freigelegt werden. Alles nicht so schlimm. Wir machten weiter den Wienerwald unsicher und zum Jahreswechsel zog Luki für seine neue Arbeit nach Frankfurt.

Ich fing mit meiner Masterarbeit an. Ein neuer Mensch trat zu dieser Zeit in mein Leben. Zu dem Zeitpunkt war unvorstellbar, wie wichtig er für mich werden würde. Wie sehr er mein Leben vereinfachen würde: Michi, mein Trainer bei den Uni-Sportkursen. Am Anfang besuchte ich seine Kurse einmal die Woche. Im Laufe des Jahres dreimal die Woche. Nebenher noch Yoga und Kletterkurs. Die restlichen freien Minuten saß ich auf meinem Fahrrad. Auf der Uni hatte ich keine Kurse mehr und meine Arbeit konnte ich mir frei einteilen. Ich war so faul und fleißig wie nie zuvor. Es war ein schönes halbes Jahr.

Im Mai fuhren Luki, Joni, Felix und ich nach Südtirol. Wir machten Touren über die Berge meiner Kindheit – als Training für die bevorstehende Alpenüberquerung. Eine schöne Vorstellung, mit den zwei Lieben aus dem Sandkasten und dem Menschen, mit dem man den Rest des Lebens verbringen will, die Berge von zu Hause bis an den Gardasee zu überqueren. Während des Trainings wurde aber schnell klar, dass es vorerst eine Vorstellung bleiben würde. Die Finger wurden immer schwächer und 1.000 Höhenmeter bergab waren an meiner Schmerzgrenze. So suchte ich einen der besten Nervenchirurgen in Wien auf. Für Kassenpatient*innen bot er einmal im Monat einen offenen Termin im Allgemeinen Krankenhaus der Stadt Wien an. Das bedeutete eine Wartezeit von bis zu sechs Stunden.

Als ich in das Behandlungszimmer kam, zu ihm und vier sich in der Ausbildung befindenden Jungärzten, warfen sie einen kurzen Blick auf meinen Arm und waren sich einig, der gehört unters Messer. Noch schnell in den Ultraschall und dann Termin ausmachen. Den Ultraschall machte ein junger Arzt, der einfach keinen eingeklemmten Nerv finden konnte. Sein Chef kam hinzu. Auch er konnte nichts finden. Leise flüsternd saßen sie im Nebenzimmer. Ich lag verunsichert, mit nacktem Oberkörper und voll Ultraschallgel im Zimmer daneben. Ohne ein Wort hetzten wir durch die Hintertüren des

Krankenhauses zurück in das andere Behandlungszimmer. Der junge Arzt berichtete, dass er eben nichts finden konnte, er habe eine andere Vermutung. Da hob der Chirurg seine Hand und bedeutete ihm mit fester Miene, zu verstummen. Mit aggressivem Ton sagte er, dass er doch wohl einen eingeklemmten Nerv erkennen würde, wenn er vor ihm lag. Der Gott in Weiß hatte gesprochen und zückte seinen Terminkalender. Ich verließ an diesem Tag das Krankenhaus ohne OP-Termin. Ich wollte eine zweite Meinung.

Meine Freundin Lisi organisierte mir einen Termin bei einem befreundeten Neurologen in Amstetten. Der 23. Juni 2016 sollte kommen und aus meinem Gedächtnis nie wieder verschwinden.

Es war ein sonniger Donnerstag und ich fuhr alleine mit der Westbahn nach Amstetten, die Unterlagen hatte ich in meinen Fahrradrucksack gepackt. Mir öffnete ein großer starker Mann die Tür. Ich war sein letzter Termin. Wir waren alleine. Der Termin dauerte über eine Stunde. Ich machte meine üblichen Witze. Wir verstanden uns gut. Mit der Zeit wurde er immer ruhiger. Die Blicke wurden fast ängstlich. Er meinte, ich solle in einem Krankenhaus weitere Untersuchungen machen. Er würde mir den Arztbrief zuschicken. Auf die Frage, was er vermute, antwortete er: Sie sehen doch, ich will es Ihnen nicht sagen. Wahrscheinlich bauen sich Zellen in Ihrem Rückenmark ab.

Mit diesen Worten schob er mich aus der Praxis. Und ich war alleine.

Alleine mit meinen Gedanken und keiner Ahnung, was das zu bedeuten hatte. Leicht benommen und mit dem Bewusstsein, dass wahrscheinlich nicht nur ein Sommergewitter im Anflug war, sondern eher eine Sintflut, wackelte ich zum Bahnhof. Ich rief Lisi an, kann mich an dieses Gespräch allerdings kaum erinnern. Ihr Angebot, das Wochenende gemeinsam auf dem Land zu verbringen, lehnte ich ab. Wir hatten ein ganzes Geburtstags-Überraschungswochenende für einen Freund geplant. Ich wollte mein Wort halten.

Ich stieg in den Zug nach Wien, warf mich zu Hause in meine Sportklamotten und auf mein Fahrrad. Training bei Michi stand an – ich konnte im Moment nicht mit mir allein sein. Das Geburtstagskind Stephan saß zu meiner Überraschung vor unserem Trainingsplatz und versuchte, aus meinem ausdruckslosen Gesicht abzulesen, was passiert war. Ich ließ ihn fast wortlos stehen. Auch Michi kassierte auf seine Frage, aus welchem Kellerloch ich denn gerade gekrochen sei, nur ein: Ich will nicht darüber reden. Stephan wartete bis nach dem Training. Wir radelten zu meiner Wohnung, vor der ich weinend in seinen Armen zusammenbrach.

Ganz sicher, ob ich nun nur dramatisiere, war ich mir nicht. Die gefühlte Realität machte mir einfach Angst. Wir gingen ins Pub nebenan und feierten zu zweit in seinen Geburtstag hinein. Stephan hatte ich im dritten Studienjahr über unsere gemeinsamen Freunde, Benji und Tobi, kennengelernt. Er begeisterte mich von Anfang an mit seinem Witz, aber auch mit seiner Tiefsinnigkeit. Mit ihm fühlen sich die Tage häufig so unbeschwert wie in meiner Kindheit an. Die Zeit verfliegt schwerelos und leicht. Gleichzeitig kenne ich aber auch kaum jemanden, der so viele Gedanken einem Thema widmen kann und Dinge so akribisch plant. An diesem Abend kombinierte er beide Qualitäten und zumindest für diesen Moment ließ er meine Sorgen verschwinden. Aus dem schwarzen Dolch, der über mir schwebte, machte er einen pinken Elefanten, der im Laufe des Abends noch ein Trampolin bekam. Es sollte eine Woche vergehen, bis es wieder zum Thema wurde. Der Tag, an dem der Brief kam.

Ich hatte meinen Koffer gepackt. Die Semesterferien standen bevor. Drei Tage zuvor hatte ich meinen letzten Arbeitstag an der Uni gehabt. Nach fünf Jahren war es zu Ende. Ich habe die Arbeit an der Uni geliebt. Ich hatte zwei tolle Chefs und konnte unheimlich viel lernen: So durfte ich im Rahmen einiger Vorlesungen die Studierenden betreuen, bei Forschungsprojekten helfen und montags in den Teamsitzungen jedes Mal aufs Neue darüber staunen, dass es eine Form der deutschen Sprache gibt, die meinen Wissenshorizont weit übersteigt. Meine Leidenschaft galt aber der Wissensvermittlung in den Tutorien, die ich halten durfte. Eine universitäre Karriere hätte ich hauptsächlich angestrebt, um unterrichten zu dürfen. Diese Arbeit war auch ein Hauptgrund, warum ich das Studium von Anfang bis Ende genoss. Schule war nicht meine Stärke gewesen. Im Studium hatte ich gelernt, wieder Spaß am Lernen zu haben. Vor allem wurde mir aber gelehrt, andere

Perspektiven einzunehmen, Dinge zu hinterfragen und offen für neue Ideen zu sein. Vieles davon hilft mir auch heute. Der Abschied von der Arbeit fiel mir entsprechend schwer. Es war Zeit für etwas Neues. Dass mein ‚Neu' sich so gestalten würde, hätte ich allerdings nicht für möglich gehalten. Und so saß ich auf gepackten Koffern, Lukis Auto vor der Tür. In zwei Tagen hatte auch er Urlaub und wir wollten uns bei meinen Eltern in Bayern treffen, um dann zwei Wochen durch Deutschland und Polen zu reisen.

Ich stapfte noch zum Briefkasten. Und da war er. Der Brief, der mein Leben neu sortieren sollte. Unscheinbar, weiß und meinen Namen tragend. Bei offener Tür setzte ich mich auf meine ausgeblichene Couch. Der Brief war zweiseitig. Ich überflog ihn bis zur vermuteten Diagnose. Rechtsseitige Vorderhornzellläsion. Damit konnte ich überhaupt nichts anfangen. Google kannte die Antwort. Die Beschreibung meiner Zukunft im Internet begann mit: „Lebenserwartung von zwei bis fünf Jahren". Für den Rest war ich nicht mehr aufnahmefähig. Ich drehte den Computer ab, ging zu meinem Kühlschrank, nahm die halbvolle Milchpackung und klopfte an der Tür meiner Nachbarn. Zwei Medizinstudenten. Beide standen in der Tür.

Ich hielt die Packung sicher umarmt vor mir. „Ich fahre jetzt länger in den Urlaub. Und will die Milch nicht wegwerfen. Habt ihr Verwendung?" „A faire Milch! Die kaufen wir auch immer." Wir wünschten uns einen schönen Sommer. Ich nahm meine Sachen und stieg ins Auto. Ich holte noch Benji von der Arbeit ab. Wir wollten gemeinsam Richtung Westen aufbrechen. Seine Familie wohnt in Tirol und so konnten wir bis zum großen deutschen Eck den Weg teilen. Wir kannten uns seit der zweiten Vorlesung an der Uni. Wir saßen damals nebeneinander an der hinteren Wand des Hörsaals auf dem Boden. Wir waren beide zu spät gekommen und versuchten, voneinander abzuschreiben, weil wir beide nicht schnell genug mitschreiben konnten. Definitiv das perfekte Team für eine Lerngruppe. Wir sollten uns von da an durch stressige Prüfungsphasen, gebrochene Herzen, durchtanzte Nächte und über die Wellen auf Surfbrettern begleiten. Benji und ich haben schon so viel miteinander erlebt. Es reicht für die Unendlichkeit. Ich habe von ihm gelernt, wie kreativ man ein Leben gestalten kann. Wie man erwachsen werden kann, ohne das innere

Kind zu verlieren. Gemeinsam haben wir ein Stück weiter zu uns gefunden. Gemeinsam sahen wir unsere Zukunft. Es war keine Option, dass eine*r von uns nicht in der der*des anderen war.

Als ich im Auto auf ihn wartete, wurde mir übel. Ich wusste beim besten Willen nicht, wie ich ihm in die Augen sehen und meine Neuigkeiten erzählen sollte. Also unterließ ich es. Wir fuhren los, der Brief neben mir in der Fahrertür. Als wir aufs Schloss Schönbrunn zufuhren und an einer Ampel halten mussten, brach ich in Tränen aus. Er schaffte es noch, mich in die nächste Seitenstraße zu navigieren. Er nahm mich in den Arm, ich erzählte. Für ihn war diese vermutete Diagnose keine Option. Wir beschlossen, dass ein Irrtum vorliegen musste. Trotzdem wechselte er auf den Fahrersitz und ich durfte zwei Stunden Ö3 hören. Ein wahrlich besonderer Moment, war er doch ein Verfechter des niveauvollen Musikgeschmacks.

Luki schrieb ich nur: „Google ALS!" Seine Antwort kam wenig später: „Alles wird gut!" Diesen Satz habe ich danach nie wieder jemanden zu mir sagen hören. Für den nächsten Tag hatte ich schon die Untersuchungen bei einem Münchener Neurologen ausgemacht. Wieder ein sehr netter Mann. Ich gab ihm den Brief und beobachtete ihn genau beim Lesen. Er zeigte keinerlei Veränderung in Mimik und Körpersprache. Das beruhigte mich. Wieder gab es Elektroden an die Finger. Es gibt wirklich angenehmere Sachen, als an einen gefühlten Stromzaun angehängt zu werden. Mein Highlight kam aber noch: eine Lumbalpunktion. ALS ist nur eine Ausschlussdiagnose. Soll heißen, wenn alles andere ausgeschlossen ist, dann hat man den Jackpot. Um Borrelien, die gerne auch die Nerven angreifen, ausschließen zu können, wird mit einer langen Nadel zwischen die unteren Lendenwirbel gefahren und so Hirnwasser entnommen. Mhmm. Wirklich immer wieder eine schöne Vorstellung. Als der Arzt so hinter mir saß und zustechen wollte, konnte ich nicht mehr an mich halten und fragte ihn, was er von der Diagnose im Brief halte. Ich spürte richtig, wie er hinter mir erstarrte. „Was haben Sie denn gelesen?", fragte er, um sich Zeit zu verschaffen. „Na ja, ALS." „Ich glaube, mein Kollege wollte nicht, dass Sie das lesen. Aber ja, das kann sein."

Die Ergebnisse würde ich in zehn Tagen bekommen. Luki war auf dem Weg nach Bayern. Die Kopfschmerzen nach der Punktion trafen mich recht hart. Wir beschlossen, Rumsitzen und Warten würde die Zeit nicht schneller vergehen lassen. So packten wir wieder den VW-Bus und machten einen Kurzurlaub in meiner zweiten Heimat: Italien! Elba hieß unser spontanes Ziel. Unsere erste gemeinsame Reise ohne Fahrräder. Wir waren zu diesem Zeitpunkt zweieinhalb Jahre ein Paar. Wir hatten uns auf einer Party kennengelernt. Joni, eine meiner zwei Sandkastenlieben, war zu Besuch in Wien, und sein mir unbekannter Studienkollege Luki rief gefühlte zwanzig Mal an, um uns zu überreden, auf die Party zu kommen. Ich hatte an dem Tag schon zwölf Stunden gearbeitet und hätte mein Bett vorgezogen. Aber Joni war nicht jedes Wochenende zu Besuch. Also nichts wie hin, ich konnte ja früher abhauen.

Vor dem Club war auch noch eine lange Schlange – im Januar, bei Regen. Die Tür ging auf und Luki betrat in einem rostroten Pulli die Bühne meines Lebens. Strahlend begrüßte er uns. Er sollte mich den Rest des Abends für eine seiner Freundinnen halten, die auch auf der Party war. Caro war demnach mein Name. Ich dachte, es wäre ein Scherz, aber er war eigentlich nur sehr betrunken. Ich fand ihn trotzdem toll. Im Laufe des Abends entdeckte ich auch die junge Frau, mit der er mich verwechselt hatte. Ihre Nase sah meiner wirklich sehr ähnlich. Erst am nächsten Tag fand er meinen richtigen Namen heraus.

Unser Kennenlernen war alles andere als romantisch. Unsere Beziehung war dafür hollywoodreif. Allerdings hätte ich häufig gerne mal in den Filmstudios angerufen und darum gebeten, in diesem Film nicht mehr mitspielen zu müssen. Wir sollten im Laufe unserer Beziehung viel erleben und uns auf eine Weise kennenlernen, die mir so noch nie untergekommen ist. Unsere Zeit begann damit, dass Luki ein Abszess direkt unter dem Steißbein, zwischen den Pobacken bekam. Nicht unbedingt eine Stelle, die man der Freundin nach einem Monat präsentieren möchte. Ich hielt ihm die Hand, als ein Arzt ihm diesen riesigen Eiterballon öffnete, und als es notwendig war, die offene Wunde dreimal täglich zu säubern, war es keine Frage, dass das meine Aufgabe war. Der ärztliche Auftrag war, die offene Wunde – handflächengroß – soweit es ging zu öffnen und mit Wasser auszuspülen. So stand er, die Pobacken mit seinen Händen spreizend, vor mir.

Ich bewaffnet mit dem Wasserschlauch. Natürlich entzündete sich die Wunde und er bekam einen Absaugschlauch in die Wunde – nun für alle ersichtlich und der Schlauch war auch noch durchsichtig. Freie Sicht auf Wundflüssigkeiten, die schmatzend alle fünf Minuten abgesaugt wurden.

Das Wundervolle an Luki ist: Solche Situationen amüsieren ihn nur. Anstatt sich heimlich dafür zu schämen, erzählte er stolz davon. Häufig eher beschämend für seine Gegenüber. Das habe ich allerdings von ihm gelernt: Scham kann ich selbst verschwinden lassen, wenn ich andere zum Lachen bringe und je offener ich bin. Wir haben im Laufe unserer fünf gemeinsamen Jahre viel von- und übereinander gelernt. Seit Beginn unserer gemeinsamen Zeit haben wir uns kaum nur auf uns konzentrieren können. Es war, als würde eine Krise der nächsten die Hand reichen. Trotzdem war es eine schöne Zeit, die uns einander sehr schnell sehr nahegebracht hat. An welche Grenzen sie uns bald bringen sollte, darauf waren wir jedoch nicht vorbereitet. Wieder zum Glück. Auf so etwas will man nicht vorbereitet sein. So verbrachten wir unsere Woche auf Elba relativ unbeschwert. Spazierten am Strand entlang, redeten über uns, über Wünsche und Träume, die Zukunft, spielten Backgammon und waren bei uns. Auf der Heimfahrt nahmen wir Umwege vorbei an romantischen Dörfern und dem italienischen Hinterland. Wir hatten es nicht eilig, in der Realität anzukommen. Aber sie kam trotzdem. Hart, kalt und unwiderruflich.

Meine Eltern, Luki und ich saßen an einem Montagabend im Wartezimmer des Neurologen. Die Arzthelferinnen hatten mich so bedeutungsschwanger angesehen, es war keine Überraschung mehr, was kommen würde. An diesen Termin kann ich mich kaum erinnern. Alle stellten ein paar Fragen, der Arzt wollte beruhigende Worte finden, war aber selbst emotional überfordert. Ich wollte einfach nur weg. Ich wusste bereits genug. Ich weinte ein bisschen und sah auf das Bild der Felsinseln. Skellig Michael. Gott, war Irland schön.

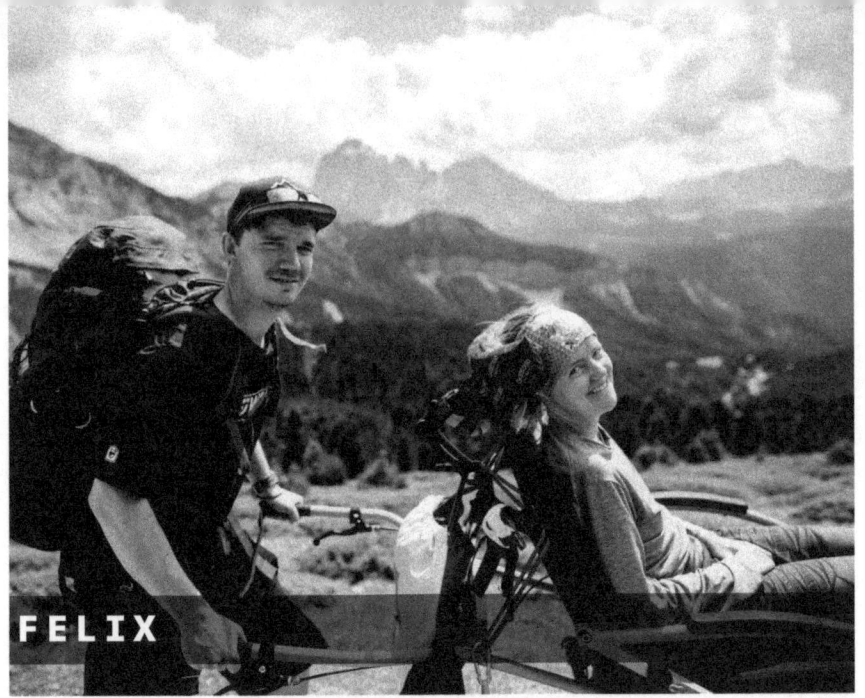

ALTER --- reflektierter Kindskopf
BERUF --- Körperformer
UNSER BEZIEHUNGSSTATUS --- bis in die Unendlichkeit
WIE LANGE KENNEN WIR UNS --- als Windeln tragen noch cool war
WIE HABEN WIR UNS KENNENGELERNT --- Unsere Mütter haben uns einander aufgezwungen.
WAS WAREN DEINE ERSTEN WORTE ZU MIR --- Chacha, hol deinen Puppenwagen, wir hau´n ab.
WARUM WILL ICH DICH IN MEINEM LEBEN NICHT VERMISSEN --- Du setzt mit mir jede noch so absurde Idee in die Tat um und bringst mich mit deinen Witzen um den Verstand.
DEINE REAKTION AUF MEINE DIAGNOSE --- Das trainieren wir weg.
EINE SCHÖNE ERINNERUNG AN UNS --- als wir gemeinsam deine Katzen, die ihr gerettet habt, mit der Flasche großgezogen haben

Felix

Als Sari mich gebeten hat, die folgenden Seiten zu schreiben, wusste ich von Anfang an, dass das für mich nicht sehr leicht werden wird. Ich bin ein Meister der Verdrängung, und nun muss ich mich mit meinen Gefühlen und meinen Ängsten beschäftigen – und mit der Zukunft, die ich nach wie vor nicht wahrhaben möchte und vor der ich immer wieder versuche, die Augen zu verschließen. Ich hatte gehofft, dass ich das irgendwann ganz alleine oder zusammen mit Jonas und einer Flasche meines teuersten Whiskys nachholen kann – so wie ich das bisher angegangen bin, wenn ich eine Wahrheit akzeptieren und eine Vergangenheit aufarbeiten musste, wenn mich ein geliebter Mensch verlassen hat. Nur, dass es bis jetzt auch der billigste Fusel getan hat. Bei Sarah muss es der teuerste sein, auch wenn ich weiß, dass ihr die Qualität des Alkohols egal wäre – „Hauptsache, es knallt!"

Ich kenne Sarah, seitdem ich denken kann. In meinen frühesten Kindheitserinnerungen kommt sie zusammen mit meiner Familie und meinen besten Freunden Jonas und Dominik vor. Ich kann mich daran erinnern, wie wir früher fast jeden Tag gemeinsam etwas unternommen haben. Nicht umsonst wurde sie von meiner ganzen Familie als „Hausmaus" bezeichnet: Fahrradfahren, Picknick am Spielplatz, im Zimmer der*s jeweils anderen übernachten. Wir haben Lego-Städte errichtet, haben gemeinsam nackt Erdbeeren im heimischen Garten gepflückt, wir sind im Alter von circa fünf Jahren kurzzeitig von zu Hause abgehauen, haben den ersten Urlaub ohne Eltern verbracht, wir haben gemeinsam „Kommissar Rex" geschaut sowie unsere ersten Horrorfilme „Red Dragon" und „Ich weiß, was du letzten Sommer getan hast" – und natürlich unseren ersten Softporno. Obwohl wir uns im

Kindesalter geschworen haben, irgendwann zu heiraten und einen Hund namens Max zu besitzen, gab es zwischen uns nie irgendwelche romantischen Gefühle. Wir waren und sind es immer noch: beste Freunde. Ich würde sogar sagen, dass wir so was wie Geschwister sind – auch wenn Sarah meiner Mutter an meinem 17. Geburtstag versprochen hat, dass sie mit mir ins Bett gehe, wenn ich bis zu meinem 21. Geburtstag noch Jungfrau sei. Da das aber nicht eingetreten ist, kann ich sie noch ganz entspannt „meine Schwester" nennen. Sari ging auf ein anderes Gymnasium als ich und zog nach ihrem Abitur nach Wien. Das waren die Zeiten, in denen wir uns immer wieder für kurze Zeit aus den Augen verloren hatten. Aber so wie das bei besten Freund*innen ist, war auch bei uns das Gefühl des Wiedersehens nach Monaten ohne Kontakt genauso, als hätten wir uns gestern das letzte Mal gesehen.

Als sich bei Sarah die ersten Symptome der Krankheit bemerkbar machten, war ich dabei. Ich besuchte sie nach der Trennung von meiner damaligen Freundin in Wien. Sarah hatte das Biken für sich entdeckt, ich hatte mir gerade eine neue Enduro zugelegt und wollte sie sowieso schon lange mal wieder besuchen. Außerdem wollte ich unbedingt ihren Freund Lukas kennenlernen. Also, auf nach Wien und ab in den Wienerwald zum Biken. Ich war damals ganz begeistert, wie gut Sarah biken konnte. Sie war zwar nicht so schnell wie Luki und ich, aber sie ist auch die technisch anspruchsvollsten Abschnitte gefahren, ohne mit der Wimper zu zucken. Als letzte Abfahrt wollten mir die beiden die „Nase" zeigen: einen sehr steilen und anspruchsvollen Trail. Da es seit Tagen nicht geregnet hatte, war der Boden unglaublich staubig und rutschig und natürlich steinig. Ein Sturz wäre hier trotz Knieschoner und Helm kein Vergnügen gewesen. Sarah fuhr den ersten Abschnitt vor mir und wieder war ich von ihrer Ruhe begeistert, mit der sie die einzelnen, technisch sehr schweren und sehr stufigen Passagen mit ihrem 26-Zoll-Bike angegangen ist. Bei der Größe des Bikes und der Höhe der Stufen hätte ich Angst gehabt, mit dem Unterrohr oder den Pedalen irgendwo hängen zu bleiben. Und mir ist auch auf meinem 27,5-Zoll-Bike schon der Angstschweiß den Nacken runtergelaufen – und das, obwohl ich eher zu den Draufgängern gehöre. Aber Sarah war unglaublich ruhig und beherrscht. Im vorletzten Abschnitt überholte ich sie und wartete am Ende des Trails zusammen mit Luki auf dem Forstweg. Wir schauten beide nach oben und sahen, wie Sarah über die Kurve hinausfuhr, den Trail verließ und stürzte. Der Sturz sah an sich nicht schlimm aus, aber Luki ist sofort nach oben gerannt, um sich um Sarah zu kümmern. Ich bin hinterhergelaufen und habe ihr Bike die letzten Meter zum Forstweg nach unten geschoben, während sich Sarah über Schmerzen im Arm beklagte und Luki sich um sie kümmerte. Als sie sich beruhigt hatte und die Schmerzen abgeklungen waren, ist sie die letzten Meter auf der Forststraße gefahren, während Lukas und ich den letzten Trailabschnitt noch mitnehmen wollten. Am nächsten Tag tat Sari der Arm noch so weh, sodass sie nicht mit zum Biken kommen wollte. Und auch in den kommenden Monaten beschwerte sie sich immer wieder über die Probleme, die ihr der Arm bereitete. Bei Belastungen wie dem Bremsen verlor sie schnell an Kraft in den Händen. Alle dachten, dass es sich um eine klassische Prellung handle – später, dass es sich um verhärtete Faszien aufgrund der Schonhaltung und schließlich, dass es sich um einen eingeklemmten Nerv handeln könnte.

Wir, das heißt Sarah, Joni, Luki und ich, wollten im darauffolgenden Sommer, also circa 15 Monate nach dem Unfall, einen Alpencross machen. Etwas, das sich Sarah von ganzem Herzen gewünscht hatte. Wir begannen mit der Planung und fuhren an einem Wochenende im Mai nach Meran zum Biken und um die ersten Trails auszuchecken. Das Wochenende war super, aber Sarah konnte aufgrund der Probleme, die ihr der rechte Unterarm weiterhin bereitete, nicht alles mitfahren. Kurze Zeit nach dem Urlaub erzählte sie dann, dass sie bald operiert werden würde, um den vermutlich eingeklemmten Nerv wieder freizulegen. Es könne sein, dass sie den Alpencross nicht mitfahren könne. Also verschoben wir den Alpencross um ein Jahr nach hinten.

Im Sommer darauf besuchten Sarah und Luki, der inzwischen in Frankfurt arbeitete, Holzkirchen. Wir verabredeten uns zusammen mit Jonas zu einem Frühstück im „Dinzler", einer Kaffeerösterei mit kleinem Lokal und gutem Ruf am Irschenberg. Die drei holten mich ab und ich saß rechts hinten im Auto, hinter Sarah, während Lukas fuhr. Da es still im Auto war, beschloss ich, mich auf den aktuellen Stand zu bringen: „Na Sari, wie läuft's grad so in der Arbeit?" „Ah ja, das ist eher ein schlechtes Thema", antwortete sie mir und beließ es dabei. Bis heute weiß ich nicht, was damals in der Arbeit los war. Dann fragte ich: „Und gibt's was Neues von deinem Arm? Muss er dir abgenommen werden?" Ich wollte die Stimmung nach meiner vorherigen Frage etwas heben, aber das ging sehr stark nach hinten los. Ich bemerkte, wie Luki die Hand von Sarah nahm, die dann in einem leicht veränderten Tonfall antwortete: „Ah, auch kein gutes Thema." Ich stellte dann keine weiteren Fragen mehr.

Später, noch am selben Tag, erzählte mir Jonas, dass Sarah zwei Tage zuvor erfahren hatte, dass sie vermutlich ALS hat. Ich wusste nicht, was das für eine Krankheit ist. Jonas erzählte es mir. Wie konnte jemand wie Sari, die so eine gesunde Lebensweise pflegt und ein so ausgeglichener Mensch ist, an einer unheilbaren Krankheit leiden? Das war einfach lächerlich – das kann doch gar nicht sein. Es war einfach so surreal.

Ich habe irgendwann gelernt, meine negativen Emotionen nicht zu zeigen oder die daraus hervorgehenden negativen Gefühle zuzulassen. Ich musste nach dieser Diagnose nicht weinen. Ich sagte mir immer wieder, dass das nicht stimmen könne. Ich fuhr nach Hause, bestellte mir einen ALS-Ratgeber, informierte mich über die Krankheit in allen möglichen Foren und hab mit Sari über WhatsApp geschrieben. Ich habe ihr versprochen, dass wir in zehn Jahren unseren fünften gemeinsamen Alpencross angehen werden.

Ich hatte ein halbes Jahr zuvor ein kleines EMS-Personaltrainingsstudio eröffnet. Ich versuchte herauszufinden, wie sich das Training auf die Muskulatur auswirkt. Wie ist der Krankheitsverlauf, wenn die Muskeln extern angesteuert werden? Ich machte Pläne, wie ich Sarah trainieren, wie ich ihr helfen könnte. Es musste doch eine Möglichkeit geben, diese Krankheit aufzuhalten. Gleichzeitig wollte ich mich mit der Krankheit nicht zu sehr beschäftigen, weil ich es einfach nicht wahrhaben wollte. Immer wieder sagte ich mir: „Da war irgendjemandem ein Fehler unterlaufen und es war nur ein Nerv eingeklemmt." In der Arbeit durfte ich mir die Sorgen und Probleme meiner Kund*innen anhören, die mich aufgrund ihrer Bedeutungslosigkeit und Nichtigkeit oft sehr wütend machten. Es war ein reines Gefühlschaos. Ich wollte niemand anderem von der Krankheit erzählen, weil ich immer noch die Hoffnung hatte, dass es nicht wahr wäre, und hatte das Gefühl, dieser Krankheit nur durch das Aussprechen schon zu viel an Bedeutung zu geben. Irgendwann sprach mich meine liebe Mama auf mein Verhalten an. Ich wohnte damals noch zu Hause und ihr fiel auf, dass ich unglaublich still war, dass ich aber zugleich zunehmend unausgeglichener wurde. Ich erzählte ihr von der Krankheit. Meine Mutter konnte es genauso wenig glauben. Aber in genau diesem Moment wurde mir klar, dass es wahr ist. Durch das Aussprechen wurde es nicht mehr oder weniger real, aber ich begann, die Wahrheit zu akzeptieren. Es war eine große Bürde, die mir von den Schultern genommen wurde, und gleichzeitig war es erneut ein wahnsinniger Schock für mich. Aber jetzt konnte ich mich erst richtig mit dem Thema auseinandersetzen und begann, den Ratgeber, der seit Tagen in meinem Zimmer verstaubte, zu lesen. Aber ich hatte genau das Gefühlschaos, das noch Minuten zuvor in mir wütete, an meine Mama übertragen, die das noch weniger glauben konnte als ich. Da ALS über ein Ausschlussverfahren diagnostiziert wird, gab es zu dem Zeitpunkt noch die Hoffnung, dass doch eine andere Krankheit für Saris Symptome sorgte. Meine Mutter hoffte unglaublich lange.

Durch Sarahs Krankheit änderten sich für mich vor allem meine Lebensziele: Bis zu diesem Zeitpunkt wollte ich irgendwann erfolgreich sein und viel Geld verdienen. Ich änderte meine Lebensziele nicht nur, ich schmiss sie regelrecht über den Haufen. Wie konnte ich mir Sorgen um Geld und um meinen Karrierestand mit dreißig Jahren machen, während meine beste Freundin nicht einmal weiß, ob sie ihren 30. Geburtstag erlebt? Ich fing an, mich mit den wichtigen Fragen des Lebens auseinanderzusetzen: „Was ist wirklich wichtig? Was zählt wirklich im Leben?" Ich habe mich erneut meinem Lieblingsbuch „Die Glücksformel" gewidmet und fing erst zu diesem Zeitpunkt an, mir die Unberechenbarkeit des Lebens wirklich vor Augen zu führen. Traurig, dass ich erst so ein beschissenes Schicksal in meinem nahen Umfeld erleben muss, um zu erkennen, was für mich wirklich zählt. Ich erkannte die Sinnlosigkeit darin, das Einzige zu opfern, was wir Menschen nur begrenzt haben, um etwas zu erlangen, das am Ende nichts anderes als eine hohe Zahl auf einem Konto ist:

die Zeit. Ich fing an, mein Leben zu verändern, ich versuchte, möglichst oft glücklich zu sein und viel Zeit mit dem zu verbringen, was mir wichtig war und wichtig ist, und meine Zeit nicht zu verschwenden. So besuchte ich Sarah auch immer wieder in Wien.

Ich wollte Sarah helfen und überließ ihr ein EMS-Gerät. Wir setzten uns mit ihrer Physiotherapeutin zusammen, um zu besprechen, wie wir Sarah am besten trainieren könnten. Ihrem Mitbewohner Michael erklärte ich genau, wie das Gerät funktioniert, und wir machten gemeinsam ein paar Trainingseinheiten. Das Ziel war, Michael dann später über Skype anzuleiten. Leider wurde aus diesen Plänen nicht sehr viel. Sarah hatte zu dem Zeitpunkt sehr viele Arzttermine und war zwischendurch immer in einer Spezialklinik in der Schweiz. Das machte ein regelmäßiges Training unmöglich. Es belastet mich bis heute sehr, dass ich damals nicht konsequenter war, dass ich nicht noch vehementer versucht habe, Sarah zu trainieren. Ich habe das Gefühl, dass ich mein Versprechen zu schnell und zu leichtfertig aufgegeben habe.

Ich versuchte dennoch weiterhin, Sarah, so gut es ging, zu unterstützen. Ich besuchte sie, so oft es ging, im Krankenhaus. Jonas, Lukas und ich fuhren in die Schweiz, um sie in der Spezialklinik zu besuchen, und ich fuhr öfters nach Wien. Lukas, Jonas und ich waren nicht die Einzigen. Sarah ist ein unglaublich wertvoller Mensch. Ihre Krankheit verdeutlicht das wie eine Art Verstärker. Während sich die Freund*innen von anderen Betroffenen schwerer Krankheiten mit der Zeit etwas zurückziehen, erhielt Sarah mit Fortschreiten der Krankheit immer mehr Unterstützung. Das Verhalten der Freund*innen spiegelt in meinen Augen vor allem wider, wie Sarah ist und wie sie war, als sie noch keine Beschwerden hatte – unglaublich liebenswürdig und wertvoll. Das bewundere ich heute noch. All ihre Freund*innen haben genau das für Sarah gemacht, was sie am besten konnten: Die einen nahmen sich der Gedanken und Sorgen von Sarah an, andere halfen ihr im Alltag, wiederum andere konstruierten Hilfsmittel, damit sie noch möglichst lange biken oder möglichst lang alleine die Haustüre öffnen konnte. Meine Aufgabe war es von Anfang an, Sarah zum Lachen zu bringen. Und das wirklich in jeder Lebenslage. Sarah, immer ein fröhlicher Mensch, war leicht zum Lachen zu bringen. Zudem musste ich mich dadurch nicht mit der Zukunft auseinandersetzen. Das war immer etwas, worüber ich weder nachdenken noch sprechen wollte. Außerdem bin ich einfach nicht für Gespräche über emotionale Themen geeignet. Die Rolle als Comedian wurde vor allem dann interessant, als Sarah die Kontrolle über ihre Emotionen verlor. Sie war dann wie ein kleines Kind. Ihre Emotionen wurden dann eher von ihrer Umwelt beeinflusst. Wenn sie stürzte und ihr die Außenwelt vermittelte, dass das wehgetan haben musste, begann sie zu weinen, auch wenn es nicht wehtat. Wenn jemand in ihrer Nähe weinte, weinte auch Sarah, obwohl sie es nicht wollte. Sarah wollte nicht öffentlich weinen. Mit Mitleid konnte und kann sie nichts anfangen. Und genau dann, wenn jemand Sarah einen mitleidigen Blick zuwirft oder weint und sie selbst daraufhin kurz vor dem Weinen ist, ist es seither meine, Lukas' und Jonas' Aufgabe, Sarah zum Lachen zu bringen. Das verstehen viele Menschen oft nicht.

Wir ernteten oft verständnislose Blicke, wenn wir ausgelassen alberten. Doch meine Rolle als Comedian führte mich auch zu einem der schlimmsten emotionalen Ereignisse meines bisherigen Lebens: Sarah war im Krankenhaus und bekam ihre Magensonde. Natürlich verlief nicht alles glatt und die Wunde entzündete sich. Solche Dinge liefen bei Sarah nie glatt. Das führte dazu, dass Sarah unglaubliche Schmerzen hatte. Und sie durfte nicht lachen. Das schmerzte noch mehr. Als ich am Bett saß, fühlte ich mich so hilflos wie nie zuvor in meinem Leben, da ich Sarah nicht zum Lachen bringen durfte. Ich musste mitansehen, wie meine geliebte Sarah unter Tränen schlimmste Schmerzen ausstand und ich einfach nichts, gar nichts machen konnte, um ihr in irgendeiner Form beizustehen oder sie der Situation zu entziehen. Ich wusste in diesem Augenblick nicht, wer von uns beiden hilfloser war. Und es war das erste Mal seit sehr langer Zeit, dass ich unangenehme Gefühle nicht mit einer Prise Humor unterdrücken konnte.

Es gab in dieser Zeit vier Momente, in denen ich komplett unvorbereitet mit einer so herzzerreißenden Erkenntnis konfrontiert wurde, dass ich vollkommen hilflos dasaß und nicht wusste, was ich machen kann – Momente, in denen sich die schlimmsten Befürchtungen und Ängste wie Wellen über mich ergossen und ich keinen klaren Gedanken mehr fassen konnte: das erste Mal, als wir im Krankenhaus waren und Sarah die eindeutige Diagnose bekommen hatte, und das zweite Mal in Island, als Sarah befürchtete, aufgrund der Kälte wieder etwas mehr Kontrolle über ihren Körper verloren zu haben. Das dritte Mal war, als Sarah mir erzählte, dass sie nun einen Rollstuhl bekomme. Ich wusste keinen Ausweg, aber in diesen drei Situationen waren immer andere liebe Menschen um uns herum, die mit der Situation besser umgehen konnten als ich. Die vierte Situation war die eben genannte im Krankenhaus, in der ich und Sarah alleine waren – und ich dementsprechend hilflos.

Jedes Mal fiel es mir sehr schwer, einen positiven Gedanken zu fassen. Ich war niedergeschlagen und traurig und hatte Angst vor der Zukunft. Ich dachte sehr oft über den Tod nach und über mein Leben ohne Sarah.

Nun ist Sarah bereits einige Zeit im Rollstuhl und sie kann nicht mehr gut sprechen. In vielen Momenten tut es mir so leid, dass ich nicht mehr für sie tun kann, als so viel schöne Zeit mit ihr zu verbringen, wie es nur irgendwie möglich ist. Aber das tue ich nicht nur für Sarah, sondern auch für mich. Denn egal wie hart auch der eine oder andere Moment für mich sein mag, so genieße ich doch jeden Moment mit Sarah sehr und schätze jeden Augenblick auf seine eigene prägende Weise. Wir erleben eine sehr intensive, meist noch immer sehr lustige Zeit zusammen und es treten teilweise so absurde Situationen auf, die wir uns nie erträumt hätten. Sarah ist für mich schon immer jemand gewesen, zu dem ich aufgesehen habe – und das tue ich immer noch. Die Art und Weise, wie sie mit anderen Menschen umgeht, wie sie Probleme löst und wie sie schlussendlich mit ihrer Krankheit umgeht, begeistert mich immer wieder aufs Neue. Noch immer bewahrt sie die Ruhe auch in Situationen, in denen ich vor lauter Wut über die Ignoranz und den Egoismus der Menschen ausrasten könnte. Oft beginnt sie, einfach nur zu lachen. Ich bin unglaublich dankbar für alles, was ich von ihr lernen und mit ihr erleben darf bzw. durfte.

Sie in ihrem Sterbeprozess zu begleiten, bedeutet mir sehr viel. Wir verbringen sehr viel Zeit damit, über alte Geschichten und Abenteuer zu reden und dabei Tränen zu lachen. Wir lassen die besten Momente unserer Vergangenheit noch einmal neu aufleben, wie ich es alleine – ohne Sarah – nie könnte. Gleichzeitig sprechen wir über Alltägliches und lachen gemeinsam über die alltäglichen Hürden des Lebens, die auch ich inzwischen mit anderen Augen sehe. Aber der Gedanke an den Tod bricht mir jedes Mal das Herz, weil ich einfach nicht verstehe, wieso es ausgerechnet einen meiner liebsten Menschen auf der Welt treffen muss. Sarah und mich verbindet so viel – so viele Jahre, so viele Geschichten und Erlebnisse, dass es mir sehr schwerfällt zu akzeptieren, dass wir irgendwann in absehbarer Zukunft getrennte Wege gehen werden. In diesen Momenten hilft mir das Zitat von Albus Dumbledore: „Bedaure nicht die Toten! Bedaure die Lebenden, vor allem die, die ohne Liebe leben." Und: „Schließlich ist der Tod für den gut vorbereiteten Geist nur das nächste große Abenteuer." So blöd und esoterisch das klingen mag, aber allein diese Gedanken lassen in mir die Hoffnung keimen, dass ich Sarah im nächsten Abschnitt des Lebens, der sich hinter einem Horizont verbirgt, den kein lebender Mensch bisher je gesehen hat, irgendwann wiedersehen werde. Und ich weiß genau, dass Sarah mein ganzes Leben „an meiner Seite" bleiben wird, denn „diejenigen, die wir lieben, verlassen uns nie wirklich. Es gibt Dinge, die kann uns der Tod nicht zerstören." Durch Sarahs Krankheit – und es ist wirklich sehr traurig, dass ich so einen Anstoß in meinen Leben gebraucht habe – weiß ich die Zeit, die ich mit geliebten Menschen verbringen darf, viel mehr zu schätzen. Genauso wie die Tatsache, dass ich gesund bin. Ich arbeite nicht mehr nur für unwichtige Ziele, sondern mache genau das, was mir Spaß macht. Mit anderen Worten: Ich weiß das Leben viel mehr zu schätzen und versuche jeden Tag, wirklich zu leben und nicht nur zu funktionieren. Zudem freue ich mich mehr auf die geplanten und auch auf die ungeplanten Abenteuer des Lebens und sehe die kleinen Alltagsprobleme mit ganz anderen Augen als früher.

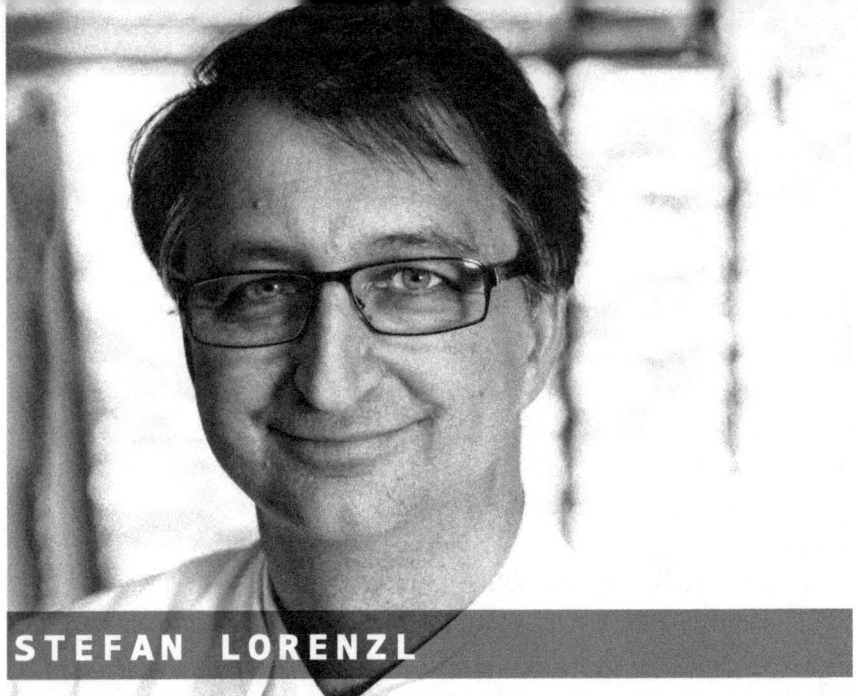

STEFAN LORENZL

ALTER --- fast zweimal ich
UNSER BEZIEHUNGSSTATUS --- Vertrauensperson
WIE LANGE KENNEN WIR UNS --- seit dem Anfang vom Ende
WIE HABEN WIR UNS KENNENGELERNT --- im Krankenhaus
WAS WAREN IHRE ERSTEN WORTE ZU MIR --- Ich hab das ewig nicht gemacht, vertrauen Sie mir? (eine zehn Zentimeter lange Nadel in der Hand haltend – bereit, sie auf mich zu werfen)
WARUM ICH SIE IN MEINEM LEBEN NICHT VERMISSEN WILL --- Mit Ihnen wirkt ALS wie Dauerregen, nicht wie der Weltuntergang ... und ich mag Regen.
IHRE REAKTION AUF MEINE DIAGNOSE --- Das überprüfen wir nochmal.
EINE SCHÖNE ERINNERUNG AN UNS --- Immer, wenn ich Ihnen eine neue Idee präsentiere, schütteln Sie leicht den Kopf, lachen und meinen dann „Naja, schicken´s danach halt ein paar Fotos".

Stefan Lorenzl

Es kommt eine junge, intelligente und hübsche Studentin, bei der eine amyotrophe Lateralsklerose vordiagnostiziert wurde. Sie wird von der Mutter und dem Lebenspartner begleitet. Ein ganzer Packen von Befunden, die die Ergebnisse der vorhergehenden Arztuntersuchungen dokumentieren, wird auf den Tisch gelegt. Die Worte und die Blicke verraten, dass man an der Diagnose gerne zweifeln möchte, dass man daran zweifeln muss, um nicht zu verzweifeln. Daher sucht man den Spezialisten auf, einzig mit der Hoffnung, dass er die vorausgehenden Diagnosen entkräften kann. Aber so ganz sicher ist man sich da nicht – das verraten die Blicke der Besucher*innen. Als Arzt würde man in so einer Situation nichts lieber tun, als die Vorbefunde zu entkräften.

Die vorhergehenden Ärzt*innen hätten nicht richtig untersucht, einige Symptome hätten sich seither verändert und man möchte nun wissen, ob das alles so stimme, was da in den Arztberichten stehe.

Ich sehe mir die Befunde nicht an. Nicht, weil ich an der Fachkompetenz meiner Kolleg*innen zweifle, sondern, weil ich mir eine unvoreingenommene Meinung durch das Gespräch und die dann folgende Untersuchung bilden will. Schon bei der körperlichen Untersuchung sehe ich aber die charakteristischen klinischen Zeichen der Krankheit: die Abnahme der Muskulatur an Körperstellen, die viel beansprucht werden, und das Muskelzucken, das sich wie ein kleines Erdbeben unter der Haut darstellt, immer wieder an anderen Muskeln sichtbar. Dann auch diese feinen Zuckungen der Zungenmuskulatur, diese leichte, kaum merkliche Einschränkung der Zungenbeweglichkeit und der kleine Speichelsee hinten am Gaumen, der mir verrät, dass die Schluckfrequenz sich schon vermindert hat. Schon jetzt besteht kein Zweifel an der Diagnose, die auch meine Kolleg*innen gestellt haben: Es ist eine ALS. Aber es wird die Muskulatur noch genauer untersucht. Mit feinen Nadeln werden jetzt – wie bei der Akupunktur – verschiedene Muskeln sondiert und untersucht. Dabei wird die Muskelaktivität auf einem Computerbildschirm übertragen. Der gesunde Muskel ist in Ruhe und bei Entspannung ruhig. Man sieht kein Signal auf dem Bildschirm. Bei ALS zeigen sich die feinen Zuckungen der Muskulatur als Zacken, die von der ansonsten ruhigen, gleichförmigen Grundlinie abweichen. Dieses Zeichen sehe ich jetzt auf dem Bildschirm, auch wenn Sarah sich völlig entspannt. Immer wieder kommen diese Zacken. Ja, es gibt einige Muskeln, die diese feinen Zuckungen noch nicht haben, die bei der Untersuchung keine Zacken auf dem Bildschirm produzieren, aber es sind wenige und sie haben es NOCH nicht. Das wird einem bewusst, wenn Sarah den Muskel anspannt, denn das Muster auf dem Bildschirm entspricht nicht demjenigen einer vollen Kraftentwicklung. Die Schädigung ist also auch schon dort angekommen, wo man es mit dem bloßen Auge und der feinen Nadeluntersuchung noch nicht erkennen kann.

Es müssen noch eine Reihe von Untersuchungen ergänzt werden, damit die Diagnose zweifelsfrei gestellt werden kann. Dazu gehören bildgebende Untersuchungen des Schädels und der Wirbelsäule, eine sogenannte Magnetresonanztomografie. Bei Sarah war das alles schon gemacht. Die Befunde zeigten keinen Hinweis auf eine andere Krankheit.

Dann wird jetzt von mir die Urteilsverkündung erwartet. Obwohl ich das schon häufig gemacht habe, ist es immer wieder bei jedem Menschen eine besondere Herausforderung. Wie schaffe ich es, die voll umfängliche Wahrheit zu sagen und gleichzeitig ein wenig Hoffnung zu lassen – ohne Lügen, aber nicht schonungslos, eine Offenheit gegenüber meinem Mitmenschen, kein unnötiges Mitleid, ein Mindestmaß an Zukunft. Die Wahrheit ist furchtbar und grausam und in den Gesichtern tritt die Enttäuschung unverhohlen zutage. Auch ich kann nichts Besseres anbieten als die Ärzt*innen, die vor mir Sarah untersucht hatten. Die Familie zweifelt, ob ich wirklich ein Fachmann bin, einer, der in Agatharied[9] sitzt.

---

9 Agatharied ist das Krankenhaus des Landkreises Miesbach. Seit 2014 gibt es dort eine Abteilung für Neurologie und Palliative Care, die der aus München kommende Neurologe und Palliativmediziner Prof. Dr. Stefan Lorenzl gegründet hat.

Langsam, aber mühelos versuche ich für uns alle, für Sarah und ihre Begleiter*innen und mich, eine gemeinsame Spur zu finden und das Vertrauen zueinander wiederherzustellen. Ich spreche über Behandlungsmöglichkeiten und erkläre auch den Verlauf der Krankheit, rede über verschiedene Wege, mit dieser Diagnose umzugehen. Aber etwas anderes – ein erhofftes Wundermittel – kann ich nicht anbieten. Dann ist erst mal Schweigen, feuchte Augen und Tränen. Auch meine Stimmung ist niedergeschlagen, denn ich kenne die Zukunft, die ich so oft schon begleitet habe. Das ist das Bedrückende am Expertentum in der Neurologie: dass man gezwungen ist, zu wissen, wohin die Reise gehen wird, und dass man zu seiner Verantwortung für den Menschen niemals Nein sagen wird.

Ich empfehle all meinen Patient*innen, die meiner Diagnose nicht vertrauen oder diese nicht akzeptieren können, dass sie einen weiteren Fachkollegen oder eine Fachkollegin aufsuchen, und empfehle diese auch namentlich. Das ist ein Teil des Vertrauensverhältnisses und ich empfinde es nicht als beleidigend, wenn ein anderer Kollege oder eine andere Kollegin konsultiert wird. Es entlastet mich aber nicht von der Verantwortung für diese meine Patient*innen. Denn ich weiß, die meisten kommen wieder.

So auch Sarah. Gemeinsam mit der Familie und dem Lebenspartner werden in den kommenden Monaten Therapieoptionen diskutiert. Darauf bin ich vorbereitet. Heutzutage bekommt man durch das Internet so viele Meinungen und Optionen, und wenn man das Gefühl hat, dass man dem Arzt vertrauen kann, dann diskutiert man diese mit ihm. Ich sehe mich dann leider häufig einem Berg an Angeboten gegenübergestellt, die den ALS-Patient*innen unglaubliche Versprechungen machen – bis hin zur Heilung; ich habe das Gefühl, dass ein ganzes Heer von Scharlatan*innen durch die Hoffnungslosigkeit kranker Menschen existieren kann. Es mag sicherlich unter denen auch welche geben, die das glauben, was sie verbreiten. Aber bei einigen geht es unverhohlen um das Geldverdienen, wenn beispielsweise aufbereitetes Eigenblut, für Zehntausende Euros angeboten, wieder in den Blutkreislauf zurückgespritzt wird. Diese Prozedur kostet höchstens hundert Euro – also warum den oft nicht viel verdienenden und in eine kurze Zukunft blickenden armen Kranken dann so teuer verkaufen, wenn man nur helfen will?

An den Universitäten in Deutschland und in der ganzen Welt laufen verschiedene Forschungsprojekte für ALS, seit Jahrzehnten. Jedes Jahr werden mehrere neue Studien mit neuen Medikamenten durchgeführt, bislang ohne Erfolg.

Wir hören uns um und versuchen bei Sarah auch eine experimentelle Therapie, die von deutschen Spezialist*innen angeboten und veröffentlicht wurde. Eine signifikante Änderung des Krankheitsverlaufes kann ich aber nicht erkennen. Warum dann nicht also doch komplementäre Therapien versuchen? Ja, aber bitte nicht zu überteuerten Preisen. Ich glaube, dass ein wunderbarer Wellness-Urlaub in einem Spitzenhotel zu Spitzenpreisen den gleichen Effekt hat wie überteuerte Komplementärmedizin. Der Genuss ist in einem Hotel allerdings höher.

Sarah verreist. Mit ihrer Mutter, mit ihren Freund*innen. Das ist gut und wichtig. Sie möchte nach Amerika, eine Bergtour wird geplant. Als ich von diesen Plänen höre, ist Sarah im Gehen und beim Atmen schon deutlich beeinträchtigt. Ich stelle mir vor, wie ihre Freund*innen sie wie eine Königin in einer Art Sänfte über die Berge tragen und vor Erschöpfung genauso schwer atmen müssen wie Sarah, die doch getragen wird. Ich erzähle es Sarah und wir müssen lachen. Humor. Darf man lachen? Ist hier Humor angebracht? Sicherlich, denn vielleicht ist es das Einzige, was zumindest für kurze Augenblicke ein Gefühl zurückbringt, das durch die Allgegenwärtigkeit der Krankheit zu sehr verdrängt wird. Das Gefühl, dass man irgendwie damit umgehen muss. Sarah lacht gerne, ist ironisch und in letzter Zeit auch oft zynisch. Sie lacht viel über sich selbst und die Erlebnisse, die ihr die Krankheit bescheren. In einer Mail schickt sie Fotos und beschreibt Erlebnisse der Amerikareise. Es sind nicht die überwältigenden Eindrücke der Natur, die sie gehabt haben muss, wenn man die Fotos sieht, sondern humorvolle Anekdoten, die sie in einer wunderbaren Weise beschreibt:

Lieber Herr Prof. Lorenzl,

nachdem ich keinen Grund habe, Ihnen persönlich auf die Nerven zu gehen, mach ich es halt hier. Freut Sie sicher. Wir haben Amerika überlebt! – Und es wäre gelogen, wenn ich behaupte, dass ich mich nur darüber freue. Weil ich verrate Ihnen ein Geheimnis: Die Krankheit nervt.
Natürlich darf man die erheiternden Momente, die die Krankheit einem liefert, nicht unter den Tisch kehren. Wäre ja unsinnig. So hab ich mich zum Beispiel einmal so verschluckt, dass die Kellnerin alles in ihr wirklich schönes Gesicht bekommen hat. Oder dass das einzige Wort, das ich noch deutlich aussprechen kann, ‚Melone' ist und jetzt alle Amerikaner denken, ich heiße Melonie. Und ich mehr als einmal für die Tochter meines Freundes gehalten wurde – aber gut, er ist ja auch immerhin zwei Jahre älter.
Damit Sie einen Eindruck haben, was wir so getrieben haben, schicke ich Ihnen auch ein paar Fotos. Keine Sorge: keine Panoramabilder, nur Action-Fotos. Aber verraten Sie es nicht meinen Rollibetreuern – ich glaube, ich verwende ihn nicht angemessen.
Auf jeden Fall wollte ich Ihnen schöne Feiertage wünschen und Ihnen eben ein wenig auf die Nerven gehen. Ist ja immerhin Ihr Fachgebiet.
Alles Liebe, Sarah.

Eine weitere nachdenklich-heitere Episode, an die ich gerne zurückdenke, war der Besuch der Vorträge zum Thema Palliativmedizin während eines Kongresses der Internationalen Muskelgesellschaft. Sarah studierte in Wien, und als ich ihr während eines Besuchs in der Ambulanz erzählte, dass ich in einigen Wochen einen Vortrag in einer der Sitzungen auf einem Kongress in Wien halten werde, wollte sie spontan die Sitzung besuchen. Ich erklärte ihr, dass es da hauptsächlich um Palliative Care bei ALS und damit auch um Tod und Sterben gehen werde und ob sie sich das wirklich antun wolle. Sie wollte und kam in die Sitzung in Begleitung ihres Freundes im Rollstuhl sitzend. Sie postierte sich in der ersten Reihe im Gang.

Nun muss ich erklären, dass es bei ALS ein Phänomen gibt, das wir in der Medizin als „pathologisches Weinen" oder „pathologisches Lachen" bezeichnen. Dabei entsteht bei der betroffenen Person bei jeder Art von emotionaler Regung entweder unkontrolliertes Weinen oder unkontrolliertes Lachen. Hervorgerufen wird dieses Symptom durch Veränderungen im Vorderlappen des Gehirns, in dem wir Emotionen verarbeiten. Für die Betroffenen ist das emotional sehr belastend, wenn man beispielsweise von lieben Freund*innen besucht wird und ständig weinen muss. Andererseits ist es höchst peinlich, wenn man beispielsweise eine Beerdigung besucht und dabei andauernd lacht. Man kann diese Emotionen nicht mehr in den Griff bekommen und manchmal weinen oder lachen die Betroffenen für lange Minuten.

Es waren insgesamt vier Vortragende in dieser Sitzung, die Vorträge über Palliative Care bei ALS in englischer Sprache hielten. Mein lieber Kollege und Freund David Oliver aus England begann als erster Redner und stimmte seinen Vortrag sehr auf Sarahs Gegenwart ab. Er redete sehr gefühl- und rücksichtsvoll. So ist er immer, dachte ich bei mir, wirklich ein brillanter Arzt. Dann war ich an der Reihe und ich musste oft zu Sarah hinsehen, wenn ich über die Kontrolle von Symptomen bei einer fortgeschrittenen ALS redete. Es waren viele Leute im Publikum und viele blickten Sarah an. Dann kam ein russischer Kollege an die Reihe, der in seinem Vortrag schilderte, welchen Problemen er und sein Team gegenüberstanden, als sie in Moskau eine ALS-Ambulanz aufbauten. Sarah hörte jedem Vortrag gespannt zu. Und dann passierte es. Der letzte Redner, der etwas zu spät gekommen war – ebenfalls ein Engländer –, hatte Sarah in ihrem Rollstuhl wohl zunächst gar nicht wahrgenommen. Der vortragende Engländer trat betont lässig auf, passend zu seiner unpassenden Kleidung in kurzen Hosen und T-Shirt, die seinen trainierten Körper in allen Facetten zeigte – gerade so, als ob er lässig vom Joggen mal eben hereingeschneit komme und noch einen wissenschaftlichen Vortrag halte. Eben ein Könner. Er fing an, ungezwungen über Tod und Sterben zu reden und wie das denn so ablaufe. Dann bemerkte er Sarah, und er wurde unsicher. Jetzt sah das Ganze auf einmal urkomisch aus, mit dieser Unsicherheit im sportlichen Outfit. Ich musste jetzt schon schmunzeln. Plötzlich, in die Stille hinein, bekam Sarah einen Lachanfall, der nicht mehr zu bremsen war. Sie konnte nicht laut lachen und daher klang es zwischendrin wie ein Schluchzen und man musste fast Angst haben, dass sie an Ort und Stelle aufgrund von Luftnot einer medizinischen Notfallbehandlung bedürfe. Ich blickte ihren Partner an, der neben mir saß, und er blickte mich an. Ich vermied es, Sarah anzuschauen, nicht weil ich mich schämte, sondern weil ich sofort hätte loslachen müssen, auch wenn ich wusste, dass es ihr gerade eher zum Weinen zumute war. Ich versuchte, nicht den Redner anzusehen, sondern sah aus dem Fenster und unterdrückte krampfhaft mein Lachen. Sarah hörte nicht auf und es waren auch für mich bange Minuten, da ich ihr gerne geholfen hätte, aber selbst die Situation so komisch fand, dass man diesen hochnäsigen Redner einfach so auslachen konnte, ohne aus dem Zimmer geworfen zu werden. Ich wäre beinahe geplatzt vor Lachen, das ich unterdrücken musste. Irgendwann hörte Sarah auf zu lachen und wir waren alle erleichtert. Meine Bauchmuskel- und Gesichtsmuskelkrämpfe hielten aber noch einige Zeit an. Wenn es länger gedauert hätte, hätte ich auch losgelacht.

Ich hätte es dem Redner hoch angerechnet, wenn er nach seinem Vortrag zu Sarah gegangen wäre und mit ihr gesprochen hätte. Wie schon vermutet, tat er das nicht. Aber David Oliver ging zu ihr und redete ein paar Worte und versprühte schon wieder so viel Warmherzigkeit, dass ich zum wiederholten Male froh war, dass er nicht in Bayern, sondern in der englischen Grafschaft Kent lebt, denn sonst würden alle Patient*innen zu ihm gehen. Er hat ein unglaubliches Talent, sich in seiner englischen Muttersprache auszudrücken und dabei die emotionalen Nuancen seines Gegenübers in seine Worte einfließen zu lassen. Er ist ein wunderbarer Seelsorger, der mit seinen Worten zumindest die Seelen heilt.

Viele Kolleg*innen fragen sich, warum ich mich um Menschen mit ALS und anderen Motoneuron-Erkrankungen kümmere. Manche fragen offen, wie man das aushält. Sie mutmaßen, dass man für sein eigenes Leben etwas lernt oder dieses Leben bewusster lebe. Ich lerne tatsächlich nichts, aber ich sehe den Wert des Lebens, allerdings nicht meines, sondern des Lebens meiner Patient*innen. Es soll hier kein falsches Pathos anklingen, denn diese Menschen sind wie Freund*innen und eben Mitmenschen und erst in zweiter Linie Patient*innen. Ich stehe ihnen bei Entscheidungen zur Seite und trage Verantwortung und: Ich rede viel. So mache ich es auch mit meinen Freund*innen. Das größte Geschenk, das wir anderen Menschen geben können, ist unsere Gegenwart, das Dasein und eben gute Gespräche. Und dass man sich in der Not nicht abwendet, sondern einem das Gefühl gibt, dass man einfach da ist. So wie es insbesondere Sarahs Mutter und ihr Freund machen. Diese beiden sehe ich immer Sarah begleiten. Sie teilen die Last, die auf Sarah liegt und die ich bei jeder Begegnung spüre, so gut sie eben können. Und sie machen es wunderbar.

Der Tod wird dann das Ende einer Beziehung sein, die man nie in Worte fassen kann. Sarahs Leben läuft in manchen Facetten im Zeitraffer ab und überspringt dabei Nuancen, die nur über eine Dauer von Jahren möglich wären. Wie wird es sein, wenn sie keine Kraft mehr haben wird, und wer wird bei ihr sein? Wo wird sie sterben können? Sie begegnet diesen Fragen offen und äußerlich gefasst. Aber innerlich spüre ich in ihr noch viele Fragen, die immer unbeantwortet bleiben werden.

Jedes Mal, wenn ich Sarah sehe, bemerke ich die Veränderungen. Jedes Mal frage ich mich, was der nächste Schritt sein wird. Nach Anlegen einer Magensonde zur Verbesserung der Ernährung könnte auch noch eine invasive Beatmung folgen, eine nicht-invasive Beatmung hat Sarah schon. Diese Beatmung ist die gleiche, die man nehmen sollte, wenn man nachts schnarcht. Aber eine invasive Beatmung, bei der sie dauerhaft an ein Atemgerät angeschlossen wäre, will Sarah nicht. Jetzt nicht und wahrscheinlich auch in Zukunft nicht. Hoffentlich nicht, denke ich, auch wenn ich ihr ein längeres Leben von Herzen gönne. Aber ich weiß eben auch, welche Strapazen damit verbunden sind.

Ich versuche, meine Patient*innen, die eigentlich Mitmenschen und Freund*innen sind, zu begleiten – bis zum Tod zu begleiten. Ich bin oft schon dabei gewesen als Neurologe und Palliativmediziner oder einfach nur als Mensch. Und von all den Menschen, die ich begleitet habe, ist etwas geblieben: ein Geschenk, das mich auf meinem Weg begleiten wird und vielleicht ein Trost sein wird, wenn ich einmal sterben werde. Für alle diese Geschenke bin ich dankbar. Ich hoffe, dass dieses kleine Etwas, von dem ich spüre, dass es in meinem Inneren bleibt und dort blüht, auch von Sarah erhalten bleibt. Mehr darf ein Mensch nicht hoffen.

Tod

Auf einmal ist er da. Der Gedanke an den eigenen Tod, der nun nicht mehr nur fern ist. Auf einmal gibt es keine unbegrenzten Möglichkeiten mehr. Auf einmal knallst du gegen ein Stoppschild, das nur für dich gilt. Im Gehirn läuten alle Alarmglocken. Eigentlich wundert es mich, dass das ganze System nicht einfach kollabiert. Luki und ich lagen am Abend nach der Diagnose im Bett, hielten uns in den Armen und weinten. Fast ein schöner Moment. Er war da, ich bei ihm. Alles war gut. Gleichzeitig ging die Welt unter.

Nach der Diagnose begann eine Zeit der Konfrontationen. Konfrontation mit dem, was kommen würde. Konfrontation mit meinem Umfeld und eben mit dem Tod. Mit meinem Tod.

Diese Wahrheit meinen besten Freunden mitzuteilen, fiel mir unheimlich schwer. Joni, Felix und ich waren ab unserem ersten Lebensjahr in Häusern nebeneinander aufgewachsen, in einer Marktgemeinde am Rande der Alpen. Um uns herum Felder, Wälder, Kuhweiden, Berge und Seen. In unserer Straße wohnten knapp zwanzig Kinder. Alle mit einem maximalen Altersunterschied von fünf Jahren. Wir bauten Baumhäuser, erfanden Spiele, trieben allerhand Schabernack. Die Tage waren eigentlich immer zu kurz. Niemand ging heim wegen blutiger Schürfwunden. Zähne zusammenbeißen, sofern wir sie uns nicht gerade ausgeschlagen hatten, und weitermachen. Sonst musste man womöglich zu Hause bleiben. Astrid Lindgren hätte sicher ein Buch über uns geschrieben, hätte sie uns gekannt. Meine große Liebe galt immer Joni und Felix. Bei ihnen ging ich ein und aus wie in meinem eigenen Zuhause. Für mich hatten wir immer das gleiche Geschlecht und Alter. Nämlich keines. Wenn wir zusammen sind, sind wir *wir*. Zeit und

Rollenzuschreibungen werden mit ihnen außer Kraft gesetzt. Unser Leben war unendlich. Und auf einmal sollte ich ihnen mitteilen, dass das nicht mehr so war. Was für eine Scheiße!

Ich erinnere mich, wie wir uns am Spielplatz gegenseitig anschrien „Du bist tot!", wenn jemand bei einem Spiel weiterrannte, obwohl sie*er schon ausgeschieden war. Wie sollte ich ihnen sagen, dass das bald Realität werden sollte? Joni erzählte ich es bei einem Spaziergang an unserem Lieblingssee. Hierhin hatten wir als Kinder unsere ersten alleinigen Ausflüge mit den Rädern gemacht. Waren in das anliegende Moor gesprungen und hatten Schlammschlachten gemacht. An diesem Tag wartete ich bis zum Ende unserer Spazierrunde, bis ich mit den Worten herausrückte. Die Momente, in denen ich es Menschen persönlich erzählte – von Angesicht zu Angesicht –, sind bei mir schwarz. Einfach ausradiert. Ich kann mich nicht erinnern, wie ich es sagte und wie sie reagierten. Scheinbar zu viel für mein Hirn. Ich erinnere mich noch, dass ich Joni bat, sich um Luki zu kümmern. An mehr aber nicht. Die Nachricht verbreitete sich weitestgehend ohne mein Zutun. Joni erzählte es Felix, der kurz danach mit allen ihm zur Verfügung stehenden Trainingsgeräten in meinem Garten stand. Genau wie früher. Damals standen die zwei allerdings mit einem Korb frisch gepflückter Erdbeeren vor meiner Tür, weil ich Fieber hatte. Schade, dass hier kalte Wickel nicht helfen würden. Die Freundschaft mit meinen zwei Chaoten hilft mir dafür schon immer. Sie bedeuten mir die Welt.

Jana und Julia bekamen eine Nachricht auf ihr Handy, Mary bekam einen Anruf im Labor. Die meisten anderen aus Wien mussten auch über Nachrichten informiert werden. Mit den meisten versuchte ich danach, ein Gespräch darüber zu führen, wie es mir ging, wie es ihnen mit meiner Erkrankung ging und wie wir mit der Situation umgehen wollten. Ich wollte ihnen zu verstehen geben, dass jeder Umgang für mich in Ordnung wäre. Sei es, über Gefühle reden zu wollen, sich zu verhalten wie immer oder auch, mich zu meiden.

All diese Umgangsformen sollte ich auch erfahren. Häufig finden die drei Formen aber phasenweise in jeder*m von uns statt. Wir leben uns auseinander, sind uns nahe wie nie zuvor, erleben Abenteuer, vergessen, dass ich krank bin, weinen über das Leben, sind unsicher im Umgang miteinander – wie in jeder Freundschaft, nur intensiver und in schnelleren Abständen. Ich bewerte das Verhalten der anderen dabei nicht. Wir alle tun in unserem Rahmen alles, was wir können. Es gibt kein gut oder schlecht. Wer mich nicht mehr sehen möchte, tut es nicht aus Abneigung, sondern aus Überforderung. Zumindest ist es bei mir so. Manchmal trifft man sich ja wieder. Und ein Wiedersehen ist schöner, wenn es nicht erzwungen ist. Lukis Rolle war hier natürlich speziell. Er bekam alles voll ab und musste sein Leben nach mir richten, ohne eine Zukunft mit mir haben zu können. Deswegen wiederholte ich häufig, dass er gehen dürfte, wenn er nicht mehr wollte – ich würde es verstehen. Als er dann ging, verstand ich es. Das änderte aber nichts daran, dass ich nun in meiner gefühlten Hölle angekommen war.

In der Pubertät war ich ein großer Fan von Nicholas Sparks' Büchern. Kitsch pur. Allerdings wurden die Liebenden häufig durch eine schlimme Krankheit auseinandergerissen. Oder eher durch den Tod. Zu dieser Zeit beschäftigte ich mich viel damit, wie ich auf so eine Diagnose reagieren würde. Ich kam eigentlich immer zu demselben Schluss: Hängenlassen und in Trauer versinken war keine Option, weil die schlimmste Strafe für mich wäre, eine Belastung für andere zu werden. So sehe ich das auch heute, allerdings bin ich trotzdem eine Belastung geworden, vor allem für den Menschen, bei dem ich es am meisten verhindern wollte. Meine Freundin Lotti würde hier vehementen Einspruch einlegen und darauf bestehen, dass die Krankheit die Belastung ist und nicht ich. Damit hat sie recht, leider ist das Resultat dasselbe. Mir ist auch bewusst, im Laufe der Zeit werden die Menschen in meinem Leben immer weniger werden und sich auf ein Minimum reduzieren. Nicht, weil mich die anderen nicht mehr gerne haben, sondern weil es immer schwieriger werden wird, mich zu sehen. Räumlich und emotional. Die gleiche Sprache zu sprechen und sich aufeinander einzulassen, wird eine immer größere Herausforderung werden.

In der Anfangszeit der Erkrankung dachte ich viel über den Tod und was er für mich bedeutet nach. Erst versuchte ich, vor diesen Gedanken zu fliehen. Schnell genug war ich. Allerdings beschloss ich irgendwann, dass es schöner war, Hand in Hand zu gehen, als aus Angst zu rennen. Sokrates sagte vor seinem Tod: Warum solle er Angst vor etwas haben, was er nicht kenne. Ein kluger Mann. Also blieb ich stehen, drehte mich um und sah meinem Tod in die Augen. Zumindest dem Gedanken an ihn. Ich stellte fest, dass es nicht meine Endlichkeit war, die mir Angst machte, sondern viel mehr der Weg dorthin. Schließlich wird das Leben durch den Tod erst lebenswert. Wenn ich unsterblich wäre, würde ich mich umbringen. Zumindest würde ich es versuchen. Der Tod ist für mich auch das Beruhigendste an dieser Krankheit. Irgendwann hat das Ganze ein Ende. Ich kann davor alles im Rahmen meiner Möglichkeiten tun, um meinem Dasein Sinn zu geben. Aber es ist kein Für-Immer. Nicht für immer unter den Folgen der Krankheit leiden, nicht für immer eine Aufgabe für andere sein. Irgendwann darf ich gehen.

Wir holten noch Zweitmeinungen ein. Ein zermürbendes Unterfangen zwischen Hoffen und Bangen. Die meisten Ärzt*innen reagieren mit einer ersten Ungläubigkeit, weil ich so jung bin. Ich bin somit besonders besonders. Wirklich toll. Früher hätte ich mir gewünscht, in irgendetwas besonders zu sein. Ich hätte diesen Wunsch vielleicht etwas genauer definieren sollen. In dieser aufwühlenden Zeit trat ein Arzt in mein Leben, den ich jeder*m ALS-Patient*in wünschen würde: Professor Lorenzl. Ein großer, freundlich aussehender Mann, fern von Gott-in-Weiß-Allüren. Er begegnet mir immer auf Augenhöhe, nimmt sich Zeit, auch wenn er keine hat, setzt sich an mein Bett, hört zu, lacht über meine Witze und schubst mich sanft in die richtige Richtung, wenn ich stur und unvernünftig bin. Er nimmt Anteil, ohne dass ich das Gefühl habe, ihn auffangen zu müssen. Er schafft es, dass sich die gesamte Familie freut, ins Krankenhaus zu fahren. Von ihm habe ich gelernt, den Tod nicht schlimm zu finden. Wenn ich könnte, würde ich sogar gerne zweimal sterben. Damit meine ich nicht den bewussten Sterbeprozess, den ich durchlaufe, sondern wirklich den Moment, in dem wir kurz davor sind, eine andere Welt zu betreten. Der Moment, in dem wir uns für immer verlassen. Ich glaube, in keinem Moment des Lebens spürt man das Leben mehr.

Am eigenen Leben zu hängen, ist gesund. Wann und wie es ein Ende findet, entzieht sich gewöhnlich unserer Macht. Einer meiner Professoren an der Uni sagte in einer seiner Vorlesungen, unsere größte Freiheit ist, dass wir entscheiden können, unserem Leben ein Ende zu setzen. Diese Freiheit habe ich gewissermaßen verloren. Ich kann zwar noch selbst entscheiden, wäre aber abhängig von anderen. Alleine – ohne jegliche Hilfestellung – wäre es für mich nicht durchführbar, mir das Leben zu nehmen. Die körperlichen Beeinträchtigungen sind zu groß – ich müsste jemanden aus meinem Umfeld um Hilfe bitten, was für mich genauso wenig infrage kommt wie aktive Sterbehilfe, das heißt, von einer anderen Person zu erwarten, das Töten für mich zu übernehmen: Ich wäre fein raus, denn ich wäre dann ja nicht mehr da. Aber in welchem Zustand lässt man die andere Person zurück? Somit sind alle drei Varianten – aktive Sterbehilfe und assistierter Suizid durch eine mir nahestehende Person sowie durch eine*n Mitarbeiter*in einer Suizidbegleitungsorganisation – für mich keine Option.

Ich war in den ersten eineinhalb Jahren ein paar Mal in einer Klinik für alternative Heilmethoden in der Schweiz. Eine sehr intensive Zeit, die sehr wichtig für mich war. Ich war mit mir alleine. Ich musste mich mit meinen Gefühlen auseinandersetzen. Ging alleine wandern, sammelte Kastanien und saß in der warmen Oktobersonne. Anfangs mied ich den Kontakt zu den anderen Patient*innen, soweit es ging. Ich wollte mit mir alleine über die Krankheit reden. Im Laufe meiner Besuche lernte ich jedoch wundervolle Menschen kennen. Viele davon von der Schulmedizin aufgegeben – das führte zu besonderen Gesprächen und einer Stimmung voller Ruhe. Wie viel die Therapien und Entbehrungen geholfen haben, weiß ich nicht. Viel wichtiger war, dass ich nicht aufgegeben wurde. Felix, Joni und Luki besuchten mich gegen Ende meines ersten Aufenthaltes. Ich war auf einer strengen Gemüse-Rohkost-Diät, die ich ein Jahr beibehalten sollte. Wenn man so gerne isst wie ich, dann ist so eine Ernährung wirklich eine Herausforderung. Die ersten Wochen fühlten sich an wie ein Entzug aufgrund des fehlenden Zuckers. Ich durfte ja nicht einmal Obst essen. Wiesenkräutersmoothie stand auf dem Speiseplan. Die Jungs waren mit einem Berg Schokolade und anderen Sünden angereist. Ganz sicher, ob sie mich quälen wollten, bin ich mir bis heute nicht. Ich konnte widerstehen. Ich hatte alles, was ich brauchte: sie drei.

Von meinen anderen Mitinsass*innen wurde ich häufig gefragt, ob ich Mitglied im Exit-Verein bin: ein Verein, der es ermöglicht, sich kontrolliert das Leben zu nehmen. Es wirkte wie eine Selbstverständlichkeit, mit einer Krankheit wie meiner sich selbst und dem Umfeld das Leid zu ersparen. Eine diskussionsbedürftige Entwicklung. In der Schweiz ist der assistierte Suizid unter gewissen Umständen gesetzlich erlaubt. Der Unterschied zu Sterbehilfe liegt darin, dass beim assistierten Suizid die zum Tode führende Substanz vom*von der Patient*in selbst eingenommen werden muss. Bei der aktiven Sterbehilfe, wie sie zum Beispiel in Belgien angeboten wird, übernimmt diese Aufgabe ein*e Ärzt*in. Ich kann das Verlangen, diese Krankheit nicht bis zum Ende erleben zu müssen, sehr gut nachvollziehen. Auch weiß ich nicht, wie lange ich damit leben möchte. Ich kann immer nur den Moment bewerten und ob ich etwas Lebenswertes darin finde. Ob ich irgendwann an einen Punkt komme, an dem ich nicht mehr kann, die Schmerzen zu groß werden und ich mich einsam fühle, weiß ich nicht. Mich zu entscheiden, meinem Leben ein Ende zu setzen, kann ich mir derzeit nicht vorstellen. Dafür haben wir noch zu viel vor. Jede Erfahrung ist es wert, erfahren zu werden, selbst wenn es nicht einfach ist. Und wer weiß, was nachher kommt.

Kurz nach der Diagnose saß ich bei meinem Bruder mit seiner dreijährigen Tochter auf dem Balkon und wir aßen Penne mit Tomatensauce. Annika ist mein Patenkind und definitiv mein wunder Punkt in dieser Krankheitsgeschichte. Nach der Nachricht ihrer Geburt verabredete ich mich sofort mit Benji und Lotti. Ich hatte mich schon so auf das kleine Mädchen gefreut, wir mussten zumindest mit einem Cappuccino anstoßen. Ich wollte für sie die coolste und lustigste Tante überhaupt werden. Ich wollte mit ihr reiten, Ski fahren, reisen, Geschichten erfinden. Sie überall hin mitnehmen, ihr die Welt zeigen. Vor allem aber wollte ich ihr beim Großwerden zusehen. Zu wissen, dass ich das nicht kann, schmerzt unheimlich. Hier habe ich auch noch keinen Weg gefunden, es in Ordnung zu finden. Als sie nun mit ihrem tomatensoßen-verschmierten Mund vor mir saß, meinte sie auf einmal: „Tante Sarah, wenn du tot bist, dann wirst du ein Vogel und sitzt in dem Baum da drüben. Dann kannst du uns immer zuschauen." Keine Ahnung, wie sie darauf kam. Wir hatten mit ihr nicht über die Krankheit geredet. Kinder bekommen bekanntlich mehr mit, als wir vermuten. Trotzdem überraschte sie mich. Das tut sie allerdings jedes Mal, wenn ich sie sehe. Sie passt sich meinen Fähigkeiten an, findet immer einen Weg, mit mir in Interaktion zu treten, und erklärt ihrem kleinen Bruder, wie er mit mir umgehen muss. Ein wahrer Engel, dieses Kind. Wobei: Wenn es nach ihr geht, wird sie mal Christkind, da muss man nur einmal im Jahr arbeiten.

Ein vierjähriger Junge, auf den ich vor sechs Jahren als Babysitterin aufpasste, antwortete auf die Frage, was er glaube, dass nach dem Tod passiere: „Man darf entscheiden, ob man noch mal spielen will." Ganz nach dem Motto: Wer Spaß hatte, darf noch mal. Der Gedanke gefällt mir.

Ich für meinen Teil möchte nach meinem Tod eine Hummel werden. Hummeln sehen lustig aus, sind flauschig, tun Gutes aus purem Egoismus, und weil ihnen niemand gesagt hat, dass sie eigentlich nicht fliegen können, tun sie es trotzdem. Und vom Baum aus zusehen kann ich dann auch.

Benji

Liebe Sarah,

wie damals auf deiner „fressenden" Couch liege ich nun auf einer anderen und gähne vor mich hin, während ich anfange zu schreiben. Nur die Mulde fehlt. Ich habe gerade den Geruch deiner Wohnung in der Nase und deine Gemütlichkeit, mit der du mich getriebenen Geist ansteckst. Du bist mein Zufluchtsort, meine Oase!

Ich kann mich noch an unsere erste Begegnung an der Uni erinnern und dass wir uns auf einmal sehr nahe und gute Freunde waren. So selbstverständlich. So wie es kommt, kommt es.

Dazu fällt mir immer ein Gespräch bei einem Spaziergang mit July ein, auf unserem „Selbsthilfewochenende" im Waldviertel vor einigen Jahren. Sie machte sich damals große Sorgen, dass du dich von ihr entfernen könntest. Du hattest zu dieser Zeit deinen Freund kennengelernt und ihrem Gefühl nach viel weniger Zeit für sie. Wir kamen an einem Baum vorbei, wo zwei Efeu hinaufkletterten und sich um den Baum windend immer wieder kreuzten. Mir gefiel das Bild. Ich fand, dass sich unser Leben, in Form unserer Verbindungen, ähnlich verhielt. Dass sie immer wieder stärker und schwächer sind. Dass wir uns manchmal fern sind, weil wir uns auf der gegenüberliegenden Seite des Baumstammes befinden. Und dass wir sogar manchmal eins sind, wenn wir uns kreuzen. Dass wir uns aber auf jeden Fall darauf verlassen können, dass es mit uns weitergeht.

Jetzt weiß ich, dass es auch einen gemeinsamen Baumstamm gibt, der immer weiter gen Himmel strebt und der vielleicht unsere gemeinsame Entwicklung bedeutet. Und diese Entwicklung hört nie auf, wenn man sie pflegt.

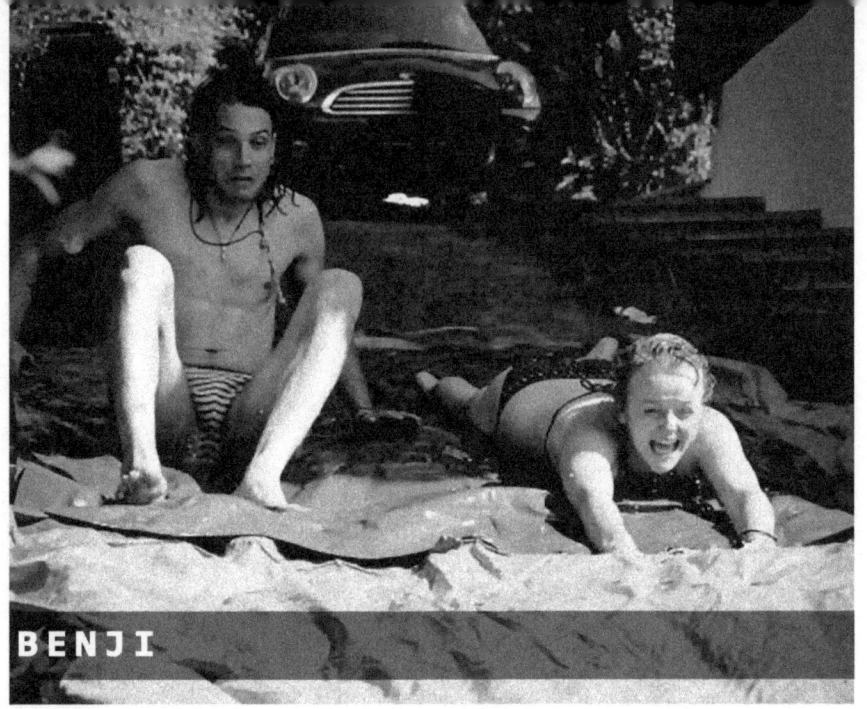

BENJI

ALTER --- zeitlos
BERUF --- Vollblut-Pädagoge
UNSER BEZIEHUNGSSTATUS --- Wir surfen auf der gleichen Welle.
WIE LANGE KENNEN WIR UNS --- seit der zweiten Vorlesung
WIE HABEN WIR UNS KENNENGELERNT --- Das Schicksal setzte uns nebeneinander auf den Boden.
WAS WAREN DEINE ERSTEN WORTE ZU MIR --- Hast du verstanden, was der da vorn' song mecht?
WARUM ICH DICH IN MEINEM LEBEN NICHT VERMISSEN WILL --- Mit dir werden wir wieder zu Kindern, die keine Angst haben, frei zu denken und das Abenteuer im Alltäglichen zu suchen.
DEINE REAKTION AUF MEINE DIAGNOSE --- Das glaub ich nicht!
EINE SCHÖNE ERINNERUNG AN UNS --- Unser Urlaub zu zweit am Meer --- Wir brauchten nichts und hatten alles.

Seit Kurzem kann ich einordnen, was das für mich persönlich heißt – und vielleicht empfand July damals ähnlich. Es verhält sich so, dass mein Unbehagen steigt, wenn ich dich länger nicht sehe. Ich mache mir dann Gedanken, wie du dich wohl fühlst, wie sehr dein Körper schon wieder schwächer geworden ist. Wie es wird, wenn wir uns wiedersehen.

Wenn wir uns dann sehen, ist es immer schön. Die körperliche Veränderung ist zweitrangig. Wir nehmen uns Zeit füreinander, und das ist es, was mich beruhigt und warum ich mit der Situation umgehen kann – ich fühle mich wieder verbunden mit dir. Es ist, als ob die Wurzeln dieser Verbindung immer wieder gegossen werden müssen. Und wir gießen humorvoll und ernsthaft. Wir sind uns wichtig.

Ich kann mich daran erinnern, wie du den Brief mit der Diagnose des Arztes im Auto aufmachtest und es nicht glauben konntest, als du sie googeltest. Wir blieben noch in Wien am Straßenrand stehen, weil ich ans Lenkrad sollte – wir stiegen aus, ich umarmte dich und hielt dich fest. Auf der Fahrt nach Rosenheim versuchten wir, einen auf „Häppi-Päppi" zu machen. Es gelang uns, uns abzulenken. Natürlich hallten die geschriebenen Worte des Arztes in unseren Köpfen nach. Ich fuhr heim, sehr, sehr wütend darüber, dass der Arzt nicht den Mumm hatte, dir solch eine weitreichende Diagnose persönlich mitzuteilen. Die Wut blieb lange.

Meinem Gefühl nach sahen wir uns, nachdem du mich abgesetzt hattest, nicht mehr oft. Du warst eingespannt mit Diagnosen, Abklärungen und Planungen für deine Genesung. Einmal besuchte ich dich mit Seppl im Krankenhaus in München. Das waren schöne Stunden und es tat mir im Herzen weh, dich wieder allein ins Krankenhaus verschwinden zu sehen, wissend, dass das kein Ort für dich war und das Krankenhauspersonal Wärter*innen glich. Ein weiterer Besuch war mit Alex in der Paracelsus-Klinik in der Schweiz. Dort war es schön, dich sehr blühend zu sehen. Du hast dich dort wohlgefühlt und uns von schwierigen Zeiten erzählt, wo du dich nicht bewegen konntest, und von deiner Freundin, die du dort kennengelernt hast, die sich oft tagelang nicht bewegen konnte. Ich weiß noch, wie du deinen Kopf bei unserem Spaziergang zur Kirche in meinen Schoß legtest und wir auf der Mauer Sonne tankten, wissend, dass der Besuch auch bald wieder vorbei und du allein, ohne deine engen Freund*innen irgendwo im Nirgendwo sein würdest.

Ich kann mich an deine Geburtstagsfeier auf der Hütte in Südtirol erinnern, wo ich mit Seppl und Tobi, nachdem ihr alle schlafen gegangen wart, in der Stube noch Schnaps und Bier trinkend über dich nachdachte – endlich eine Situation, wo wir in Ruhe unsere Gedanken zu dir austauschen konnten. Auch auf der Hütte zu Julias Geburtstag warst du dabei, allerdings ohne zu sporteln, diese Zeiten waren schon vorüber. Trotzdem fuhrst du mit und verbrachtest den Tag mit Lesen oder Spaziergängen, denn du bist Meisterin darin, das Positive in den Dingen zu sehen. In unseren meist kurzen Begegnungen entfalten wir dieses Potenzial zu einem riesigen freundlichen Schmetterling. Dabei findet kein Wegschieben statt, sondern eine Transformation einer unfreundlichen Gegebenheit in eine freundliche und humorvolle. Das haben wir gemeinsam erlernt, auch wenn es in der Zeit, wo wir auf uns allein gestellt sind, große eigene Herausforderungen zu bewältigen gibt und die Zeitpunkte für unsere Begegnungen nun wohlüberlegt sind.

Es fällt gerade nicht schwer, diese Zeilen an dich zu schreiben. Es fühlt sich normal an. Das war nicht immer so. Lange konnte ich es nicht akzeptieren, dass du diese Krankheit hast, die zum Tod führt. Ich denke aber, dass es für mich der erste Schritt war, mich wieder stärker in Beziehung zu dir zu begeben und mich wieder zu dir hin zu entwickeln, den Baumstamm weiter hinaufzuklettern. Meine Kraft war erschöpft, weil der Zeitpunkt deiner Diagnose in Kombination mit eigenen Schwierigkeiten mich in die Knie zwang und ich mich erst wieder selbst versorgen musste. Ich musste meine Wut und Trauer annehmen lernen. Ich musste einen Teil loslassen, nämlich die Vorstellung einer Sarah, deren Zukunft komplett offen und frei gestaltbar war. Deine Krankheit war ein Faktum, das diese Offenheit einschränkte. Diese Zeit war eine große Herausforderung für mich.

Eben ist Stef Margreiter vorbeigeschneit und ich habe ihm erzählt, was ich gerade mache. Dabei mussten wir einige Zeit über dich reden und ich konnte im Gespräch mit ihm noch einmal meine Gedanken mit ihm teilen. Wir waren uns einig, dass es eine riesengroße Scheiße ist, dass du diese Krankheit hast, und es uns beide sehr traurig macht.

Er sagte mir, dass er sich immer sehr wohl in deiner Nähe fühlte, auch wenn ihr euch nicht oft gesehen habt. Ich konnte nur zustimmen. Du bist immer ein geborgener Ort für mich und für viele Menschen.

Der Auftrag ist, dass ich beschreiben soll, wie es für mich ist, dich beim Sterben zu begleiten. Es ist bewegend, turbulent und ganz normal.

Ganz normal deshalb, weil sich die Frage für mich nicht stellt, ob ich mich zu dir hin- oder mich von dir abwende. Ich bleibe mit dir verbunden.

Vor einigen Tagen starb Hans, mein Stiefgroßvater. Opa von Ida und Clara, meinen Schwestern. Für beide war es unbegreiflich und schmerzhaft. Auch mich beschäftigte sein Tod tagelang. Meine Familie hatte ihn wochenlang beim Sterben begleitet. Es war eine riesige emotionale Herausforderung für uns. Ich als nicht ganz so enge Bezugsperson konnte meine Kraft spenden und Ida und Clara ein wenig in ihrer Trauer unterstützen. Worte waren dabei meistens nicht so wichtig. Es waren die Umarmungen und das Da-Sein. Das Dabeibleiben und Nicht-Weggehen. In diesen Tagen war nämlich der Impuls Flucht sehr präsent und bei jeder Konfrontation mit dieser Gegebenheit da. Ich entschied mich für das Da-Bleiben, und die gemeinsamen, schönen Momente mit der Familie, vor allem mit meinen Schwestern, waren bewegend und schön und bereicherten mich.

Nicht zu flüchten und mich gegen meinen Impuls zu stellen, ist und war die größte Herausforderung auch in der Beziehung mit dir, seit du die Diagnose ALS bekommen hast. Damit verbunden war bei mir sehr oft ein riesiges schlechtes Gewissen, diesen Impuls verspüren zu dürfen. Ich weiß jetzt, dass es aber nicht darum geht, dieses Gefühl verspüren zu dürfen, sondern darum, was ich damit mache. Ich versuche, mich hinzuwenden. Und dieses Hinwenden beruhigt mich und macht mich froh.

Praktisch gesehen würde ich dieses Hinwenden als kleine Prozesse in meinem Alltag beschreiben, die von mir immer wieder von Neuem durchgemacht werden. Dabei kommen immer wieder beim vorhergegangenen „Hinwendungsprozess" schon da gewesene Ängste, Sorgen und Bedenken hoch. Daher sind es Übungsprozesse, in denen ich lerne, diese Ängste, Sorgen und Bedenken zu erkennen und da sein zu lassen – meine Taten aber unabhängig davon zu setzen. Das Schöne am Üben ist, dass man auch das Hinwenden lernen und im Gesamtprozess den Fortschritt merken kann, auch wenn es in den kleinen Prozessen Rückschritte gibt.

Eine große Hilfe bei meinem Umgang mit deiner Situation ist meine Freundin Julia. Sie hilft mir, meine Trauer über die Situation, die sich nicht wegschieben lässt, mit ihrer Unterstützung zuzulassen und mich anzulehnen. Julia hat einen sehr natürlichen Umgang mit dem Tod als normalen Teil des Lebens in ihrer Familie erlernt. Sie ist nicht zuletzt auch deshalb genau zum richtigen Zeitpunkt in mein Leben gekommen – nämlich, als die Konfrontation mit dem Tod durch dich, meine Sarah, unweigerlich von mir angenommen werden musste. Julia ist eine Schlüsselperson, mit der ich die oben beschriebenen Prozesse wieder bewusst in Gang bringen konnte.

Ich hoffe, dass dieser kleine Beitrag das ist, was du dir für dein Buch vorgestellt hast. Mir ist es wichtig, dass du weißt, dass ich das für dich geschrieben habe und es deine Entscheidung ist, ob du diese Zeilen mit der Welt teilen möchtest. Von mir aus gern.

In ewiger Liebe bin ich mit dir verbunden und in einer ewigen Umarmung mit der Liebe werden wir durch das Universum schweben.

Dein Benji

Michi

Ich glaube, es war rund um meinen Geburtstag, als wir auf meiner Terrasse saßen und Sari mir das erste Mal von ihren beginnenden Problemen mit der Hand erzählte. Viele Theorien gab es anfangs, bis dann etwas später die Spekulationen aufkamen, dass eine seltene Krankheit an dem ganzen Spuk schuld sein könnte. Ich reagierte wie einige andere im Freundeskreis: Man googelt den Begriff vor sich hin und gleichzeitig läuft es einem kalt über den Rücken. Die Frage nach dem Warum stellte sich bei mir sehr bald. Ein in diesem Zusammenhang ziemlich unpassend klingender Spruch hat mich die letzten Jahre sehr geprägt: „Wenn du ein Problem nicht lösen kannst, dann mach keines draus." Sinngemäß versuche ich nicht, die Frage „Warum hat es einen Menschen in meinem Umfeld erwischt?" zu beantworten, ich versuche einfach, meinen mir möglichen Beitrag zu leisten. Ich bemerke auch, dass der Freundeskreis vor einer großen Herausforderung steht. Nicht alle können mit der Diagnose umgehen – ich beobachte, wie manch andere sich zurückziehen. Ich nehme es keinem übel, jeder Mensch hat eben seine Art, das zu verarbeiten. Viele sind überfordert – und ich bin fast überrascht, dass es mich noch nicht aus der Bahn geworfen hat.

Monate nach der Diagnose muss ich vom Freundeskreis einiges an Kritik einstecken. Bei einem Interview mache ich die Aussage, dass ich meinen Sieg (ich konnte einen Extrem-Triathlon abermals gewinnen) gerne Sarah widmen möchte, weil es eben nicht zur Selbstverständlichkeit gehören darf, g'sund zu sein – „einem Menschen, der an einer tödlichen Krankheit erkrankt ist" gebe ich zu Protokoll. Für mich ist der Leistungssport mein aktueller Lebensmittelpunkt, aber Sarah zeigte mir schon sehr früh, dass es eben „nur" Sport ist. Das richtige Leben findet fernab meiner „Blase" statt. Von

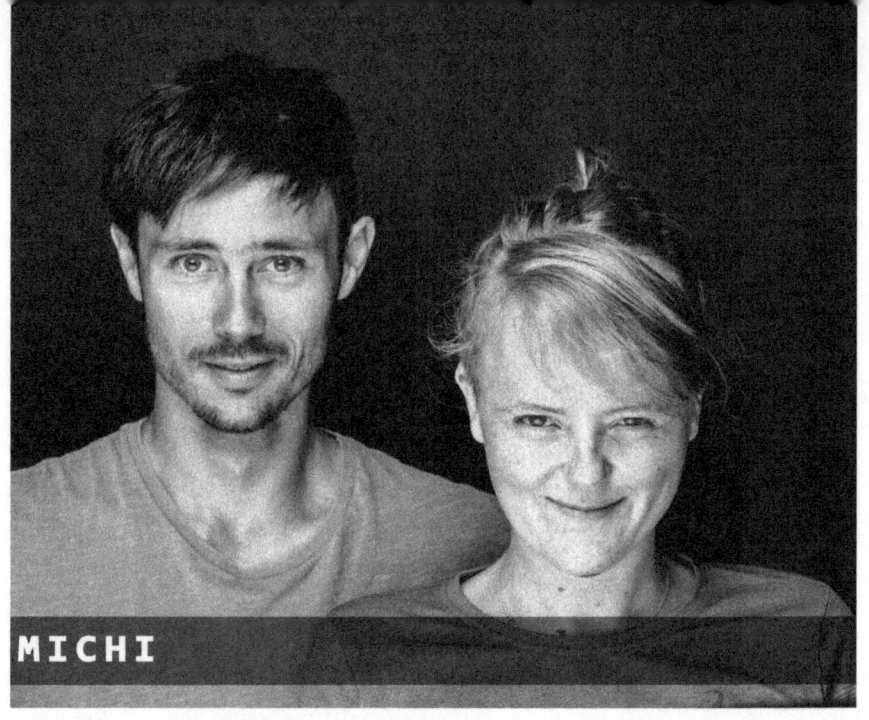

MICHI

ALTER --- deine Messgeräte sagen 21
BERUF --- fährt gerne Fahrrad
UNSER BEZIEHUNGSSTATUS --- volles Vertrauen
WIE LANGE KENNEN WIR UNS --- seit den ersten Symptomen
WIE HABEN WIR UNS KENNENGELERNT --- Bauch-Beine-Po-Training
WAS WAREN DEINE ERSTEN WORTE ZU MIR --- Nimm den schweren Ball, du bist stark.
WARUM ICH DICH IN MEINEM LEBEN NICHT VERMISSEN WILL --- Du bist da, wenn ich dich brauche, und machst meine Welt so viel einfacher.
DEINE REAKTION AUF MEINE DIAGNOSE --- Sari, bitte bleib so lebensfroh, wie ich dich kennengelernt habe. Soll ich dich abholen und wir gehen auf den Hochkönig?
EINE SCHÖNE ERINNERUNG AN UNS --- als wir auf einem Fahrrad in einer Sommernacht gemeinsam heimgefahren sind, du am Sattel thronend, ich vom Gepäckträger tretend

Freund*innen werde ich auf das Interview angesprochen, wie ich denn so etwas sagen könne, getreu dem Motto: „Vielleicht wird eh wieder alles gut" ... Ich habe den Eindruck, dass ich einer der wenigen war, der schon zu einem frühen Zeitpunkt realisiert hat, dass am Ende wohl kein „Happy End" stehen wird. Wobei – und da möchte ich jetzt weiter ausholen – vielleicht ist „das Ende" nur in unseren Köpfen so negativ behaftet. Es gibt bekanntlich auch Kulturkreise, wo das weltliche Leben viel mehr als Zyklus angesehen wird – nicht so endgültig wie bei uns verbreitet. Wenn eine Blume welkt und ihre Blätter verliert, dann ist das eben Teil des Zyklus, aber nicht das Ende vom Leben.

Bevor ich Sarah näher kennenlernen durfte, vertrat ich die Einstellung, dass das Leben in Summe gerecht ist. Getreu dem Motto, wer Ehrlichkeit und Dankbarkeit sät, wird Ähnliches ernten. Wer aber unrühmliches Verhalten an den Tag legt, wird früher oder später seine gerechte Abrechnung bekommen. Sarah bringt diese Einstellung etwas ins Wanken. Entweder ich muss meine bis dahin geglaubte Version überdenken – lieber aber möchte ich mir vorstellen, dass das weltliche Leben nur die ersehnte Eintrittskarte in die Schönheit dahinter ist. So ähnlich wie in einem Computerspiel – wo man Level für Level durchspielen muss, bevor man sich vor dem Endgegner beweisen muss. Jeder Mensch hat unterschiedlich viele Level zu spielen – Sarah hat wenige Level zu überwinden, aber die haben es dafür in sich. Sie kann das Ziel aber schneller erreichen.

Es war Herbst und Sari erzählte mir, dass sie wegen ihrer schwach gewordenen Finger nicht mehr in der Lage sei, ihre ohnehin schon schwer zu öffnende Eingangstüre zu ihrer Wohnung aufzusperren. Tags darauf habe ich ihre Türe zumindest so weit repariert, dass es wieder halbwegs ging. Bei der Aktion durfte ich auch ihren Vermieter kennenlernen – selten habe ich einen so präpotenten Menschen getroffen. Unglaublich, wie viel Negativität und Überheblichkeit ein einzelner Mensch versprühen kann. Für mich und Sari war klar: Dieser negativ behaftete Ort muss bald verlassen werden.

Bei einem gemeinsamen Wochenende in Berlin – Sari begleitete mich zu einem Vortrag – haben wir besprochen, dass wir es „probieren" werden: ein gemeinsames Leben als Wohngemeinschaft bei mir. Man muss vielleicht vorausschicken, dass ich schon mal eine WG hatte, diese musste ich aber nach wenigen Monaten auflösen, weil ich in meiner Wohnung nicht mehr die nötige Ruhe fand. Ruhe ist für mich unglaublich wichtig. Mein Alltag ist in den letzten Jahren sehr schnell und laut geworden. Innerhalb meiner eigenen vier Wände sammle ich Kraft, die ich benötige, um außerhalb „Gas" geben zu können. Mit Sarah eine WG zu gründen, barg für mich somit ein gewisses Risiko, denn ich hatte insgeheim Angst, wieder in eine sehr missliche Wohngemeinschaft zu schlittern. Retrospektiv bin ich sehr dankbar, dass wir es gemacht haben. Sari hat mein Leben die letzten Jahre maßgeblich beeinflusst. Bislang kannte ich solche Krankheitsgeschichten nur von Weitem, wirklich nahe ging es mir bis zu diesem Punkt aber nie. Und plötzlich ist man nicht nur dabei, sondern mittendrin. Anfänglich war es meinerseits nur „ein bisschen helfen", ich kann mich gut erinnern, als wir noch gemeinsam zu meinen Trainings gingen. Sari konnte zwar nicht mehr alle Übungen hundertprozentig umsetzen, aber das können viele Gesunde ebenso wenig.

Wie viele unterschiedliche Ernährungsstrategien durfte ich durch sie kennenlernen? Fast monatlich gab es andere Ansätze, wie man dieser Krankheit einen Streich spielen kann. Ich kann mich sehr genau an die „Karotten-Rohkost-Phase" erinnern. Saris Haut war mittlerweile orange-rot gefärbt, übermäßiger Konsum von Karotin macht's möglich. Wir haben versucht, über ihren fortschreitenden Krankheitsverlauf zu lachen, wenn sie mal wieder wo umgefallen ist, weil sie ihr Gleichgewicht verloren hatte. Ich erinnere mich noch an so eine Spritzen-Kur: Täglich vor dem Einschlafen durfte ich eine Spritze in ihren Bauch drücken. Ich hatte dabei immer die Angst, dass ich mal eine NADA (Nationale Doping Agentur)-Testung bei mir zu Hause haben würde und ich das herumliegende Zeugs rechtfertigen müsste. Zum Glück habe ich die frisch gebackene „Schokolade", welche besonders gute Zutaten beinhaltete, nur in geringer Menge gekostet.

Über die Jahre nahm die Sache ihren Lauf, zunehmend wurde auch die Atmung schwächer. Ich hatte schreckliche Angst, dass sie mal im Nebenzimmer in Not geraten, ich aber nichts davon mitbekommen würde. Im Hochsommer schliefen wir gerne mit offenen Zimmertüren, damit ein Luftzug die Hitze erträglicher macht. Meine Freundin Kerstin und ich wurden eines Nachts plötzlich aus dem Schlaf gerissen: Sari streute in ihre Atmung laute „Schnappatmungsgeräusche" ein. Wir standen in der Tür und wussten nicht, wie wir auf diese Situation regieren sollten. Wir waren vollkommen überfordert und ratlos.

Im Jänner 2019 spitzte sich die Lage zu. Eine 24-Stunden-Pflege ist mittlerweile unumgänglich geworden. Meine Wohnung hat zu wenig Platz, zu viele Stufen und ist weit entfernt von Barrierefreiheit. Lukas stieß auch an seine Grenzen, und ich genauso. Irgendwie passierte alles in kurzer Zeit. Ich fühlte mich abgrundtief schlecht, als ich sagen musste, ich könne mir aktuell nicht vorstellen, dass eine weitere Pflegekraft in unsere Wohngemeinschaft einzieht. Eine neue Lösung musste her und war in Wahrheit schon überfällig. Kurzerhand zog sich Sari nach Holzkirchen zurück – ich fühlte mich schrecklich. Ich streckte meine Fühler aus, schaute mich nach Wohnungen um. Schon bald meldete sich ein guter Freund und bot Sari eine ebenerdige Wohnung, nur drei Gassen weiter, an. Mir fiel ein Stein vom Herzen. Axi ist schon ein paar Mal als Engel in mein Leben getreten, hat unbürokratisch und ohne viel zu fragen seine Hilfe angeboten. Es gibt sie doch noch: Menschen, die einfach mal tun, nicht lange um den Brei reden. Ich habe den Eindruck, dass Sari nun eine gute „Wien-Lösung" gefunden hat, sie hat jetzt ihr ganz privates Reich.

Im April 2019 machte ich mich mit Kerstin auf den Weg, um Sari zu Hause in Bayern zu besuchen. Wir fuhren eine Runde mit dem neuen Münchner Riesenrad und testeten ihr neues Dreirad – welch ein Spaß! Wir kitzelten ihr noch einige Lacher heraus, wenngleich wir wussten, dass sich der nächste „Schub" ankündigt.

Abschließen möchte ich meinen Beitrag mit einer Frage, die auch mein Leben prägt: Was bleibt? Ich stelle mir durchaus oft die Frage, was bleibt – oder würde bleiben –, wenn ich selbst morgen aus dem weltlichen Leben schiede. Ich stelle mir die Frage, was habe ich bewirkt, welche Auswirkung hatte mein Leben auf die anderen? Was bleibt von Saris Leben? Ich bin davon überzeugt, dass sie mit ihrem Lebenslauf und ihrem unbändigen

Streben nach Leben unglaublich viele Menschen bereichern konnte. Sie ist aber auch, und da bin ich ihr sehr ähnlich, eine sehr gute Schauspielerin. Wir versprühen Lebensfreude, inspirieren viele Menschen „da draußen" und kurz darauf heulen wir dann still und heimlich in unseren eigenen vier Wänden.

Ich selbst habe den Sinn meines Lebens noch nicht restlos in Erfahrung bringen können, aber Sari hat großen Anteil daran, mich ein Stück weit selbst mehr zu spüren. Ich habe vor dem Tod keine Angst mehr, er ist nur die Eintrittskarte zur nächsten Ebene.

Körper & Verluste

Wir verlieren viel im Laufe unseres Lebens. Freund*innen, den Mut, die Hoffnung und meine Mama jeden Tag ihre Brille. Ich verliere meine Nerven und in weiterer Folge meine Muskeln. Am Ende auch mein Leben. Aber das verlieren wir ja alle irgendwann.

Die körperlichen Veränderungen kommen bei meiner Krankheit manchmal so schnell, dass keine Zeit bleibt, die vorherige Neuheit annehmen zu können. Gibt es mal eine Pause, ist der gesamte Mechanismus so unter Spannung – aus Angst vor dem nächsten Schlag –, dass es schwer ist, den momentanen Zustand zu akzeptieren oder gar zu genießen. Die Angst vor der nächsten Veränderung, die noch mehr Abhängigkeit bringt, bestimmt die Gefühlswelt. Der Körper wird zu einem Minenfeld, bei dem ich weiß: Egal wie vorsichtig ich bin, irgendeine Mine wird hochgehen. Nur wann und wo im Körper ist eine Überraschung.

Unseren Körper verwenden wir meist sehr unbewusst. Schlaftrunken schwingen wir uns die Decke vom Leib, setzen uns auf, watscheln ins Bad und nehmen die Zahnbürste in die Hand. Es ist selbstverständlich und funktioniert eigentlich wie im Schlaf. Bei sportlichen Betätigungen ist, vor allem beim Erlernen von neuen Bewegungsabfolgen, mehr Aufmerksamkeit erforderlich. Mein Körper hat immer sehr bereitwillig Neues erlernt und mir auch kleine Unachtsamkeiten verziehen beziehungsweise im Reflex sehr gut reagiert. Bis auf einen Haarriss im Ellenbogen, eine gebrochene Rippe von einem Snowboard-Unfall und einen gebrochenen Finger, den ich mir beim Schwertkampf mit Felix zuzog, war ich nie verletzt. Mein Körper war immer ein robustes, kleines Wesen. Meine Eltern legten immer Wert darauf, dass ich auch einen sportlichen Ausgleich in meinem Leben hatte, und stellten deshalb zur Bedingung, dass ich zumindest eine Sportart ausüben müsse. So war in meiner Jugend von Basketball, Tennis, Fußball, Leichtathletik über Reiten alles geboten. Im Urlaub waren immer die Räder dabei, und während die anderen Kinder am Strand spielten, machte unsere Familie Serpentinen-Straßen in der Mittagshitze unsicher. Die Wochenenden verbrachten wir auf den Gipfeln dieser Welt. Fand ich früher nicht ganz so cool, heute würde ich es genauso machen. Meine Leidenschaft galt damals dem Laufen. Saß ich länger im Auto, sprang ich am Ende der Fahrt raus und lief mit mir selbst um die Wette. Ich war mir meine liebste Gegnerin. Runde um Runde wollte ich mich besiegen. Immer schneller werden. Mich mit anderen zu messen, hat mir hingegen nie Freude bereitet. Jetzt renne ich auch mit mir selbst um die Wette und ein Vergleich mit anderen ist hierbei sowieso mehr als sinnlos. Wie weit schaffe ich es heute? Vom Bett bis zum Sessel? Bis zum Tisch? Oder gar bis zum Gartentor? Natürlich alles nur, wenn mir wer dabei von hinten unter die Arme greift. Ich gewinne dabei immer. Es geht nicht darum, wie weit, sondern ob überhaupt. Jede Bewegung ein Triumph. Keine Bewegung, weil ich zu erschöpft bin, ist auch in Ordnung. Vielleicht ja morgen wieder.

 Zu Beginn wurden die Finger der rechten Hand schwach, es folgten die der linken und dann meine Zunge, die auf einmal mit meiner Schlagfertigkeit nicht mehr mithalten wollte. Nach der Diagnose zog das Tempo der Veränderungen rasant an. War ein Jahr lang nur meine Hand betroffen gewesen, so bemerkte ich innerhalb des nächsten halben Jahres eine beginnende Schwäche in allen Extremitäten. Es kommt bis heute schleichend und ohne Vorwarnung. Meistens ist für mich die Veränderung schon klar spürbar, für mein Umfeld jedoch noch nicht ersichtlich. Der Verlust fällt vor allem im Vergleich auf. Was konnte ich früher alles machen? Was können die anderen alles machen? Je mehr ich mich auf diese Gedanken einlasse, desto größer das Gefühl der Verzweiflung. Ein bisschen in der Vergangenheit schwelgen kann das Herz erwärmen. Sie zurückwünschen ist schmerzhaft. Sie wird nie zurückkehren. Für niemanden. Lieber bin ich dankbar für das, was ich hatte, und für das, was ich habe.

Vielleicht gehen manche Menschen davon aus, dass mich der Vergleich meines Lebens mit dem anderer neidisch macht. Schließlich will auch ich mein Leben selbst gestalten und genießen dürfen. Dahingehend stellen sich schnell Fragen wie: Warum dürfen die anderen leben und ich nicht? Warum ich …? Das waren für mich allerdings schon immer die falschen Fragen. Genauso gut könnte man fragen: Warum eigentlich nicht ich? Warum sollte es wen anderen treffen und mich nicht?

Aber auch hier wird es nie eine zufriedenstellende Antwort geben. Somit sehe ich keinen Sinn darin, sie überhaupt zu stellen. Diese Fragen führen nur zu Missgunst, Eifersucht und Neid. Das sind für mich jene Kräfte mit den zerstörerischsten Eigenschaften in unserem Leben. Es ist einfach, zu sehen, was andere haben und man selbst nicht. Sich bedingungslos für andere zu freuen, ist Arbeit. Zumindest am Anfang. Am Ende ist es viel einfacher, sich für andere zu freuen, weil man selbst viel mehr davon hat. Sich freuen, dass Menschen kommen und mich an ihren Erfahrungen teilhaben lassen, macht mich glücklich. Es wäre schrecklich, wenn mir niemand mehr aus ihrem*seinem eigenen Leben erzählte – aus Angst, mich zu verletzen. Es gibt für jede*n ein Leben zu leben. Nur weil sich meine Möglichkeiten radikal verändern, heißt das nicht, dass ich anderen missgönnen muss, diese Möglichkeiten noch zu haben. Und so besteht meine zentrale Aufgabe in diesem Krankheitsverlauf darin, mich selbst anzunehmen, wie ich bin, und meine Mitmenschen in ihrem eigenen Licht zu sehen. Es öffnet den Raum für gemeinsame Erfahrungen.

Nachdem mein Körper immer weiter abbaute, fühlte ich mich auf einmal ungeschickt. Ich hatte mich immer auf diesen 1,63 Meter großen Körper verlassen können. Jetzt wurden schmale Wege zur Herausforderung, obwohl doch bisher nur Hände und Arme betroffen waren. Die Diagnose lag zwei Wochen zurück. Meine Freundin Claudia und ich hatten uns schon Monate davor für das Sommercamp von Michi in Dienten am Hochkönig angemeldet. Eine Woche Wandern, Laufen, Krafttraining und Spaß haben mit fremden Menschen. Luki war wieder in Frankfurt und eigentlich sprach nichts gegen ein bisschen Ablenkung. Wobei eben jene Ablenkung den Finger tief in die offene Wunde legte: Eine Woche genau das genießen, was ich bald verlieren würde. Die Alternative war: Es nicht genießen, aus Angst vor dem, was kommt. Irgendwie auch keine Option. Claudia verstand meine Krankheit sowieso als Rätsel, für das wir nur eine Lösung finden müssen. Sie konnte von Anfang an mit meinem Körper umgehen wie kaum jemand anderer. So nahm sie sich bei Schmerzen meine Finger und Arme vor: Sie wurden von ihr geschüttelt und trainiert. Irgendwann auch die Füße und Beine. Auch heute noch redet sie sanft auf meine Körperteile ein. Manchmal muss man ja nur miteinander reden und alles stellt sich als Missverständnis raus. Bisher stößt Claudia bei ihnen leider auf taube Ohren. Ihr Atem ist jedoch lang und so bekommen meine Nerven sicher noch viel von ihr zu hören. In unserer Woche in den Bergen drehte sich eigentlich nichts um meine Krankheit. Claudia schmiedete Pläne, wie sie mich bestmöglich unterstützen und wir unser Studium gemeinsam beenden konnten. Ein Jahr später würde ich, mich an ihrem Arm stützend, den Weg auf die Kanzel unserer Uni hinaufkämpfen und den Titel meiner Masterarbeit in das Mikrofon nuscheln. Sie würde meine Hand halten, wenn wir, mit Tränen in den Augen, den Worten vom Dekan lauschen. Gemeinsam würden wir uns vom Studium verabschieden, das uns so viel bedeutet hat. Vorerst genossen wir aber noch die unbeschwerte Bergluft. Den anderen fünf Teilnehmerinnen erzählten wir nichts von meiner Erkrankung. Ich wollte nicht im Mittelpunkt stehen und von fremden Menschen wie ein rohes Ei behandelt werden. Wir biwakierten über den Wolken am Hochkönig, gingen an unsere Grenzen beim Krafttraining und in der Früh folgte ich Michis ‚Wadeln' beim Morgenlauf Schritt für Schritt in den Tag. Ich bin kein Morgenmensch. Eigentlich bin ich froh, wenn mich die erste Stunde des Tages niemand eines Blickes würdigt. In diesem Sommer stand ich jeden Morgen – gutgelaunt – um sechs Uhr auf, machte ein bisschen Yoga und genoss die Ruhe, die nur mir gehörte. Claudia und ich hatten eine wundervolle Woche. Wir waren noch lange nicht bereit, die Realität zu akzeptieren. Das sind wir wahrscheinlich bis heute nicht.

Die Krankheit ließ mir noch ein paar Monate, meinen Körper voll zu genießen. Ich verbrachte den Sommer größtenteils in Wien mit Tobi, Stephan und Michi. Es war eine unbeschwerte Zeit. Wir trafen uns, wann immer wir konnten, und lebten unsere Freundschaft wie schon die Jahre zuvor. Niemand war bereit, unser unbeschwertes Leben dem pinken Elefanten zu opfern. Der erste Aufprall kam dann im November. Ich war nach einem Termin viel zu spät dran, um ins Training zu kommen. Die Tage waren bereits kalt und Michi wollte den ersten Glühwein der Saison servieren – für alle Verrückten, die bei diesen Temperaturen noch zum Training kamen. Ich war für die Zuckerlieferung zuständig. Ich glaube, das war auch wieder ein Test, schließlich hatte ich immer noch strenges Zuckerverbot. Jedenfalls lief ich, das Zuckerpäckchen unter einem Arm, eine steile Kopfsteinpflaster-Gasse hinunter. Irgendwann konnten meine Beine nicht mehr mit mir mithalten: Mein Oberkörper überholte meine Beine und bekam Übergewicht. Ich stürzte. Ich fiel wie in Zeitlupe, die Arme um den Zucker geklammert. Mein Gehirn schrie die Nerven an, den Armen den Befehl zu geben, den Aufprall abzufangen. Die Nachricht kam nie an und meine Arme blieben, wo sie waren. Eng an meinem Körper. Vor meinem inneren Auge sah ich Stephen Hawking. Oder vielmehr Eddie Redmayne, den Schauspieler, der Hawking in dem Film „The Theory of Everything" verkörpert. In dem Film rennt er über den Hof seiner Universität, Unterlagen unter den Armen, stürzt und schlägt mit dem Kopf auf. Hawking beschreibt diesen Sturz als Beginn seiner Krankheit und der Sorgen. Als ich fiel, fielen wir gemeinsam. Liegen blieb ich alleine. Wie ein Peitschenhieb war ich auf das Kopfsteinpflaster aufgeschlagen. Lippe und Schläfe waren aufgeplatzt. Das Adrenalin ließ mich keinen Schmerz spüren und machte Platz für Verzweiflung. Ich hatte die Kontrolle verloren. Ich konnte mich auf mich selbst nicht mehr verlassen. Diese Erkenntnis traf mich hart. Die Tränen liefen und ihre Quelle machte auch keine Anstalten, zu versiegen. Bis zu meiner Ankunft am Sportplatz hatte ich mich beruhigt. Ich wartete in einer dunklen Ecke und wollte das fröhliche Treiben nicht unterbrechen. Meine Lieferung war allerdings schon erwartet worden und so rannte Michi auf mich zu. Wenn er läuft, sieht es aus, als würde er hüpfen. Fröhlich und leicht, die Haare fliegen. Ein schöner Anblick. Ich war in dem Moment schwerer denn je und konnte wieder nur weinen. Ohne eine Frage schloss er seine Arme um mich und zumindest für einen Moment hielt er meine Welt an.

Ein paar Wochen zuvor war ich vor meiner wuchtigen Altbauwohnungstür gestanden. Die Finger – so fest es ging – um den Schlüssel geschlossen. Ich schaffte es einfach nicht, ihn im Schloss zu drehen. Die Tür hatte sich über die Jahre zu sehr verzogen und man musste Kraft aufwenden, um sie aufzubekommen. Etliche Versuche später gelang es mir doch, den Schlüssel zu drehen. Am nächsten Tag erzählte ich im Training Michi davon. Kurz darauf stand er mit Werkzeug in meiner Tür und versuchte, mir mein Leben zu erleichtern. Nebenbei legte er sich noch mit meinem Vermieter an, der verständnislos meinte, ich solle mich nicht so anstellen. Michi schweißte mir in der Werkstatt seines Vaters noch einen Hebel, den ich am Schlüssel montieren konnte. Als der Winter ins Land zog, war allerdings klar, dass alleine wohnen keine gute Idee mehr war. Als wir eines Abends nach dem Training beim Pizzaessen saßen, meinte Michi auf meine Ahnungslosigkeit, wohin ich mit mir sollte: „Warum ziehst du nicht zu mir?" Ich nahm das zunächst nicht mal ernst. Hatten wir uns doch erst ein paar Wochen vorher gegenseitig bestärkt, wie schön es war, allein zu wohnen. Als ich aber an den Tagen danach darüber nachdachte, fühlte es sich so wunderbar richtig an. Luki hatte eigentlich alles in die Wege geleitet, um Ende des Jahres nach Wien zurückkehren zu können, aber dann ein neues Jobangebot in Frankfurt erhalten. Ich hätte ihn unheimlich gerne näher bei mir gehabt, wusste jedoch, wie wichtig ihm seine Karriere war. Dem wollte ich nicht im Weg stehen. Ich würde ihn ja zumindest an den Wochenenden sehen. Michi und ich kannten uns noch nicht lange und trotzdem war es eine Form von vollem Vertrauen. Das habe ich bis heute. Mit ihm ist alles möglich und das Unmögliche wird einfach. Wir sollten zwei gemeinsame Jahre in seiner Wohnung verbringen. In der Zeit, in der ich mich fast ausschließlich von Gemüse-Rohkost ernährte, aß er alles wie selbstverständlich mit. Ich glaube, wir haben uns auch etwas grün verfärbt. Ich war so dankbar für sein Mitdurchleiden während des immerhin ein Jahr lang andauernden Versuches, auch mittels dieser speziellen Ernährung der Krankheit Herr zu werden. Als ich auch die Tür zu seiner Wohnung nicht mehr öffnen konnte, baute er ein elektronisches Schloss ein, schnitt mir das Brot vor, wenn er länger weg war, irgendwann bestrich er es mir auch und half mir beim Essen oder beim

Anziehen der Jacke. Ich war nicht alleine. Wenn ich nicht wusste, wohin mit meinen Gedanken, konnte ich ins Wohnzimmer zu ihm gehen, einen Kaffee aufsetzen und mit seinen Geschichten meine Welt vergessen. Im Sommer aßen wir gemeinsam auf dem Balkon, zwischen Kräutern und Himbeersträuchern. Die Menschen gingen bei uns ein und aus wie in ihrem eigenen Zuhause. Gefühlt wohnte im Laufe der Zeit jede*r unserer Freund*innen mal in unserer WG. Claudia war sowieso in jeder freien Minute bei uns, kochte uns Essen und duschte mich. Aus Solidarität zog sie sich dafür einfach auch aus. Ihre Leichtigkeit in solch potenziell unangenehmen Situationen ist beeindruckend. Obwohl für Michi sicher manchmal mehr Ruhe wünschenswert gewesen wäre, ließ er mir zuliebe das fröhliche Treiben zu. Lediglich wenn er sah, dass ich zu erschöpft war, nahm er mich zur Seite und half mir, Ruhe zu finden. Ich habe wirklich gerne bei ihm gelebt. Eine weitere Erfahrung, die ich ohne die Krankheit nicht gemacht hätte, und Erinnerungen, die für immer in meinem Herzen sind.

Die optische Veränderung meines Körpers ist auch nicht unter den Teppich zu kehren. Ich war nie dick, aber irgendwie doch weich. Das war bei meinen Stürzen durchaus von Vorteil. Quasi ein hauseigener Airbag. Heute sehen meine Schultern aus wie ein Stacheldrahtzaun, über den ein Bettlaken geworfen wurde. Meine langen Finger erinnern an eingekrallte Spinnenbeine und in meinem Gesicht häufen sich die Pickelchen wie zur Pubertäts-Hochsaison. Für volljährig wurde ich allgemein selten gehalten. In Amerika hielt man mich sogar für Lukis Tochter. Er ist zwei Jahre älter als ich.

Diese optischen Veränderungen wirken sich zum einen auf die Fremdwahrnehmung aus, zum anderen auf die Selbstwahrnehmung. Es wird quasi unmöglich, breitschultrig mit erhobenem Kopf die eigene Unsicherheit zu überspielen. Es wird mir leicht gemacht, in einem Raum voll Menschen, die ich kenne, unterzugehen und unsichtbar zu werden. Die Haltung wirkt meistens nach vorne geneigt, in sich selbst versunken. Seit ich im Rollstuhl sitze, begegnen mir die Menschen zwangsläufig von oben herab. Das erhöht die Quote von Haarstreichel-Einheiten und Küssen auf die Stirn. Bei den Berührungen wirken meine Gegenüber immer unheimlich vorsichtig, als hätten sie Angst, ich könnte zerbrechen. Ich selbst nehme mich noch als sehr robust wahr. Ich sehe mich allerdings auch kaum noch im Spiegel, weil die meisten in meiner Umgebung zu hoch hängen. Das hilft mir sehr, mich selbst als das, was ich bin, wahrzunehmen und nicht als das, was ein Abbild von mir zeigt. Der Sehsinn prägt das Bild, das wir von uns und anderen haben, enorm. Nach dem ersten optischen Eindruck ein anderes Bild zuzulassen, ist überaus fordernd. So nehme ich zum Beispiel wahr, dass meine äußere Erscheinung auf andere oftmals kindlich und nicht mündig wirkt. Das wird zumeist auch im Gespräch mit meiner jeweiligen Begleitperson zum Ausdruck gebracht. Bei körperlichen Beeinträchtigungen ist man häufig mit Zuschreibungen von außen konfrontiert und je weiter diese fortschreiten, umso häufiger werde ich auch als mental beeinträchtigt wahrgenommen. Der Rollstuhl hat auf viele Menschen eine so einschüchternde Wirkung, dass sie nicht mehr wissen, wie sie mit mir umgehen sollen. Es kann sogar passieren, dass mich Familienmitglieder nicht mal mehr grüßen. Umso angenehmer ist es, im Alltag bei sich zu sein und nicht beim Abbild. Es macht mir keine Angst, mich selbst zu sehen, nur hilft es mir nicht, mich selbst zu spüren und somit wahrzunehmen. Der Spiegel zeigt nur den Blick von außen und der wird immer unwichtiger für mich.

Das, was ich in meinem Blickfeld von mir selbst sehe, meine Arme und Beine, meinen Oberkörper, das gefällt mir. Ich mag meinen Körper und trotz all meiner Beeinträchtigungen ist immer noch viel möglich. Das hat mir Angelika von Anfang an zu vermitteln versucht. Sie war meine Physiotherapeutin in Wien und ist mittlerweile aus unserem Freundeskreis nicht mehr wegzudenken. Ihre Verrücktheit fügt sich wie ein Puzzleteil zu unserem Wahnsinn. Ging es zu Beginn nur darum, meine Hände und Arme mobil zu erhalten, kugelten wir irgendwann über den Boden, damit ich mich im Falle eines Sturzes wieder auf den Rücken drehen konnte. Sie überlegte sich immer wieder neue Trainingsmethoden, damit mir nicht langweilig wurde. Die Übungen waren immer auch daran orientiert, was kommen würde. Und immer mit dem Ziel, mir das zu ermöglichen, was noch irgendwie machbar war. So wollte ich ein Jahr nach der Diagnose unbedingt noch mal einen 3000er in den Dolomiten besteigen. Ich war schon sehr schlecht auf den Beinen und vor allem bergab gehen war eine Herausforderung. Wir übten unaufhörlich auf den Treppen ihrer Praxis. Irgendwann war es dann so weit und Luki machte sich mit mir auf den Weg nach Südtirol. Das Wetter war nicht perfekt, aber kaum ein Wetter hätte mich davon abhalten können, mein Vorhaben in die Tat umzusetzen. Vernünftig sein konnte ich mir fürs nächste Leben aufheben. Der Aufstieg auf diesen wunderschönen, majestätischen Felsen war fordernd, aber jeden Schritt wert. Mein Respekt galt sowieso mehr dem Abstieg. Hier mussten die Muskeln schneller zwischen An- und Entspannung wechseln. Die Krafteinwirkung auf die Beine war stärker und bergab fallen ist definitiv immer unangenehmer als bergauf stolpern. Wir hatten für den Aufstieg drei Stunden gebraucht und am Gipfel zogen sich dunkle Gewitterwolken zusammen. Bereits nach den ersten hundert Metern unseres Weges nach unten zuckten die ersten Blitze um uns und der Donner krachte bedrohlich. Gewitter im Hochgebirge ist einfach kein Spaß, weiß man ja spätestens seit den Reinhold-Messner-Filmen. Mein Sturschädel hatte uns hierher gebracht, also wurde jetzt auch nicht gejammert. Luki war sowieso die Ruhe selbst. Ich konnte nur mit meiner Hand an seinem Rucksack den Weg nach unten bewältigen. Ich musste mich auf diese Weise auf ihn stützen, und bei höheren Stufen drehte er sich um und reichte mir beide Hände. Normalerweise schafft man es in eineinhalb Stunden nach unten, wir brauchten vier. Gegen Ende torkelte ich nur noch weinend und lachend hinter Luki her, ohne etwas dabei zu fühlen. Nach der Dusche auf der Hütte war es Dankbarkeit. Dankbarkeit dafür, dass ich noch einmal aus eigener Kraft auf so einen atemberaubenden Berg steigen durfte. Dankbarkeit, dass Luki es mir ermöglicht hatte. Demut vor der Kraft und Schönheit der Natur. Wir verbrachten den Abend auf einer Hütte mit Blick auf den Gipfel. Diese Hütte besuchten wir schon seit meiner frühen Kindheit. Nirgendwo gibt es besseres Essen, nirgendwo bequemere Betten, nirgendwo zeigt sich die Schönheit unserer Welt mehr.

    Bei diesem Weg ging es nicht nur darum, es zu schaffen, sondern auch darum, zu gehen. Die eigene Grenze zu verschieben, mich selbst zu spüren und das zu erleben, was meinem Leben schon so viel Sinnhaftigkeit gegeben hat. Hoch oben über den Wolken zu stehen, die anderen Gipfel um mich herum und die Energie der Unendlichkeit zu spüren – das ist Leben. Ein

Jahr später sollte ich hierhin zurückkehren dürfen. Allerdings dann schon im Rollstuhl.

Nach dem Abitur war ich mit meiner Freundin Mary für vier Wochen nach Island geflogen. Wir suchten die Einsamkeit. Wollten Abstand von den Erlebnissen unserer Schulzeit gewinnen. Wir sind uns in vielen Dingen sehr ähnlich und eigentlich wussten wir beide nicht wirklich, wo die Zukunft uns hintragen würde oder wohin wir überhaupt wollten. Loslassen und ein Abenteuer erleben erschien uns eine gute Strategie, um das herauszufinden. Mary kenne ich seit meiner frühen Kindheit. Sie wohnte und wohnt auch heute nicht weit entfernt von mir. Wirklich angefreundet haben wir uns dann erst im Gymnasium. Von da an hat uns nichts mehr trennen können. Ihr sieht man schon an der Nasenspitze ihr gutes Herz an. Ihre Bescheidenheit ist unvorstellbar. Manchmal würde ich sie deswegen gerne schütteln, weil sie noch viel mehr kann, als sie sich selbst zutraut. Ich bin unendlich dankbar, dass sie damals mit mir verreiste und wir uns gemeinsam die Erinnerungen an unser erstes großes Abenteuer in der Ferne schenkten. Wir wanderten durch unwirkliche Vulkanlandschaften, durchwateten hüfthohe Flüsse und ernährten uns von Toastbrot. Die Pracht und Energie dieser Insel ist unbeschreiblich. Antworten haben wir nicht gefunden, aber die Erkenntnis, dass das auch in Ordnung ist, keine zu haben. Wir würden unseren Weg schon machen. Ich hatte seitdem davon geträumt, noch mal dort hinzureisen. Joni, Felix und Luki wollten mir auch diesen Wunsch mal wieder erfüllen und sogar Claudia und Noni sollten für eine Woche zu uns stoßen. Es sollte kalt werden, zu anstrengend für meinen Körper und unheimlich schön. Einfach nur schön. Wir verbrachten vier Wochen in unseren Zelten. Ich konnte bereits nicht mehr ohne Hilfe rein- und rauskrabbeln. Luki musste mich in meinen Schlafsack einrollen, mich füttern, und wenn es draußen stürmte und eisig war, blieb ich im Auto sitzen. Sah den Jungs zu, wie sie mit zitternden Fingern unsere grünen Zelte aufbauten. Ich konnte nicht helfen. Nicht kochen, nicht abspülen, nicht packen. Nur Danke sagen und über ihre Witze lachen. Wirklich gut auf den Beinen war ich nicht mehr. Trotzdem wollten die Jungs mit mir bei Schneetreiben und Nebel zu einem hellblauen Kratersee wandern. Auf dem Rückweg wurde ich so schwach, dass ich kaum noch einen Schritt vor den anderen setzen konnte. Die Jungs mussten mich irgendwie raustragen. Zu diesem Zeitpunkt hatte ich noch über fünfzig Kilogramm – und die trägt man nicht so einfach. Abwechselnd saß ich bei einem von ihnen auf den Schultern. Der ganze Körper war danach erschöpft. Ich nahm seit ein paar Wochen einen Hanfspray, um etwas die Spannung aus meinen Muskeln zu nehmen. Allerdings immer nur vor dem Schlafengehen, weil mir vor allem in der Nacht Krämpfe zu schaffen machten. Um den Tonus etwas aus meinem erschöpften Körper zu nehmen, nahm ich den Spray während der Autofahrt. Unser Ziel war ein See, an dem Mary und ich sieben Jahre zuvor auch gewesen waren. Damals war es einer der wärmsten Tage unserer Reise gewesen. Wir waren vor unserem Zelt im weichen Gras gesessen und hatten der Sonne beim Eintauchen in den See zugesehen. Diesmal säumten den Zeltplatz an die sechzig Zelte anstatt sieben und es regnete. Als ich zu unserem Zelt gehen wollte, konnte ich meine Beine kaum noch steuern. Man kann sich das wie das Einfädeln eines Fadens in ein Nadelöhr vorstellen: Man konzentriert sich voll und ganz darauf, fixiert, wo man hinwill, und trotzdem trifft man nicht. Bei Bewegungen geht es mir ähnlich. Ich weiß genau, wie es geht, sogar, wie es sich anfühlt. Ich konzentriere mich darauf, stelle es mir vor, kann es aber nicht mehr ausführen. So versuchte ich, einen Fuß vor den anderen zu setzen, und kam immer mehr ins Schwanken. Ich blieb irgendwann stehen und ergab mich meiner Unfähigkeit. Schluchzend erklärte ich einem ratlosen Luki, dass ich nicht mehr gehen konnte. Ich hatte eine weitere Freiheit verloren. Sich immer wieder und wieder von Geliebtem verabschieden zu müssen, ist im bewussten Moment des Verlustes unheimlich schmerzhaft. Es gibt nämlich keine Option für ein Wiedersehen. In diesem Fall stimmte es allerdings nicht. Ich hatte schlicht die Wirkung des Cannabis unterschätzt. Am nächsten Tag war alles wie vorher. Für untertags war das also nichts. Auch eine Erkenntnis.

Ich sollte noch fast ein Jahr weiterwackeln, bis der Rollstuhl kam. Meine Fahrrad-Karriere war bereits gestorben, obwohl ich lange darum gekämpft hatte. Nachdem die Finger meiner rechten Hand als Erstes betroffen waren, wurde das Betätigen meiner Hinterradbremse zu einer immer größeren

Hürde für meine Mountainbike-Ausflüge. Lefti kannte ich zu diesem Zeitpunkt nur von zwei Kurztrips nach Saalbach und Dienten. Seine Leidenschaft gilt Fahrrädern und dem Fotografieren. Ihm selbst beim Mountainbiken zuzusehen, ist eine Offenbarung. Darin liegt eine Magie verborgen, die ich häufig in sportlich-künstlerischen Tätigkeiten sehe. Menschen haben viele Fehler, aber sie sind auch imstande, unglaubliche Schönheit zu erzeugen, die ihren Zweck eben genau darin findet. Das schafft Lefti auf seinem Fahrrad und mit seinen Fotos. Seit meiner Diagnose überlegt er sich immer Neues, wie er mir eine Freude machen kann. Immer wieder schwingt er den Kochlöffel für mich, trägt mich an sonst unerreichbare Orte, und als Luki sich von mir trennte, stand er vor meiner Tür und fuhr mich nach Bayern zu meinen Eltern. Diesen liebenswerten Kreativkopf möchte ich nicht mehr in meinem Leben missen. Als er von meinem Mountainbike-Dilemma hörte, schnappte er sich mein Fahrrad, überlegte sich, wie er meine Bremsen koppeln und auf nur einen Bremshebel zusammenlegen konnte. Er baute es selbst um und mein neuer Bremshebel erstrahlte nun in meiner Lieblingsfarbe Blau – mit einem kleinen weißen Herzen versehen. Die erste Ausfahrt machten wir gemeinsam im März 2017. Es war noch eisig im Wienerwald und wir gingen es langsam an. Es war so wundervoll, wieder in diesem Sattel zu sitzen, selbst wenn ich beim Absteigen immer wieder umfiel. Ich hatte ein kleines Stück Freiheit zurückgeschenkt bekommen. Dafür kann ich mich gar nicht angemessen bedanken. Nach unserem Ausflug waren meine Finger eiskalt. Ich war allein in der Wohnung. Einziges Ziel: ausziehen und ab unter die warme Dusche. Problemstellung: Um eine Helmschnalle zu öffnen, bedarf es eines Mindestmaßes an Fingerspitzengefühl. Hatte ich definitiv überhaupt nicht mehr. Ich probierte alles, was mir so einfiel. Ich konnte meinem Helm aber einfach nicht entkommen. „Gut – dann halt nicht!", meldete sich der im Helm steckende Sturschädel. Klamotten aus – ab in die Badewanne – Helm immer noch auf. Die meisten Unfälle passieren ja sowieso im Haushalt. Ich musste selbst über meinen vermeintlichen Anblick lachen. Mit aufgewärmten Fingern konnte ich die Schnalle nach meinem Bad sogar selbst öffnen. Als Luki am Wochenende zu Besuch war, machten wir wieder einen Ausflug. Mit ihm musste ich mich nicht sorgen, dass mich mein Helm wieder gefangen nehmen würde. Wir machten eine schöne Tour auf den Kahlenberg. Dort oben waren wir im Laufe unserer Beziehung so oft gewesen. Hatten uns immer die Zeit genommen, einen Moment über die Stadt zu blicken, die wir beide lieben und die uns so viele schöne Erinnerungen geschenkt hat. An sonnigen Tagen sieht man bis zur Veitsch: dem Berg, auf den Luki mit mir meine erste Skitour machte. Die Erinnerungen, die beim Blick über die Stadt aufpoppen, sind unzählig. Die Gefühle dabei schlicht positiv. Als wir von dieser Tour zurückkehrten, schaffte ich es 300 Meter vor der Wohnung nicht mehr, abzusteigen, blieb am Sattel hängen, bremste, fiel nach vorne und knallte mit dem Kopf auf die Bordsteinkante. Ich hatte mir nicht mal wehgetan. Trotzdem weinte ich wieder meine Tränen. Die Polizei hinter mir hatte natürlich keine Ahnung, woher diese Tränen kamen. Wir konnten ihnen den Krankenwagen nicht ausreden. So durfte ich zum ersten Mal in einem Bett liegend Auto fahren. Nicht annähernd lohnend.

Nach dem Sommer war ich nicht mehr imstande, allein das Haus zu verlassen. In Michis Wohnung konnte ich noch alleine vor mich hin wackeln. Hier waren Stürze nicht so schlimm und die Ablenkungen durch Straßenverkehr oder Passant*innen nicht gegeben. Luki taufte meine Stürze liebevoll „Wackelunfälle". Wir mussten über meine Ungeschicklichkeiten häufig lachen und Luki ließ es sich nicht nehmen, die größten Peinlichkeiten ausgiebig zu feiern. Dafür liebte ich ihn besonders. In der größten Verzweiflung brachte er mich zum Lachen und der schwarze Nebel um mich verschwand wieder. Ab Oktober 2017 verbrachte ich die meiste Zeit in der Wohnung. Luki war bereits mit April wieder nach Wien in seine alte WG gezogen, verbrachte jedoch die meiste Zeit bei mir. Er wusch mir vor der Arbeit die Haare, machte mir meinen Cappuccino und am Abend zog er mich aus und deckte mich zu. Meine Hosen mussten immer weiter und elastischer werden, damit ich sie mir am Klo alleine an- und ausziehen konnte. Wir stellten die ersten Pflegeanträge. Das war alles andere als einfach, weil ich noch über meine Eltern in Deutschland versichert war und in Österreich keinen Anspruch hatte. Aber auch in Deutschland Unterstützung zu bekommen, war und ist immer noch ein Kampf. Meine Sozialarbeiterin Barbara könnte ein

Buch allein darüber schreiben. Aber auch psychisch war ich noch nicht bereit dafür. Ich nahm Lukis Hilfe dankend an, selbst wenn er damit eine Rolle einnahm, die er nicht haben wollte. Und eigentlich auch nicht haben sollte. Die Hälfte der Zeit verbrachte ich bei meinen Eltern, die andere in Wien. Lukis Mutter unterstützte uns in Wien, wo sie konnte. Sie fuhr mich zu Therapien, machte mit mir Ausflüge ins Theater oder an den Neusiedler See und brachte mir immer etwas zu essen mit. Sie hatte mich von Anfang an herzlich in die Familie aufgenommen und bei allem war ich willkommen. Auch zu Lukis jüngerem Bruder Gregor baute ich schnell eine innige Beziehung auf. Er ist ein großherziger Quatschkopf, den man einfach gernhaben muss. Wir alle feierten gemeinsam mit meinen Eltern Weihnachten, durchstanden gemeinsam die Krisen, die das Leben bereithält, und versuchten, uns gegenseitig Halt zu geben. Familienmitglieder werden bei so einer Erkrankung bis an ihre Grenzen gefordert und meistens in einen unvermeidlichen Erschöpfungszustand getrieben. Das ist schrecklich mitanzusehen, obwohl mir alle zu vermitteln versuchen, dass sie es gerne machen.

Im März 2018 wurde der Rollstuhl dann unumgänglich. Ein schwerer Schritt in Richtung Schrittlosigkeit. Drei Monate zuvor war ich noch auf eine Skitour mit meiner Freundin Lisi gegangen. Ihre Energie und ihr Lachen sind unerschöpflich. Sie ist minimal größer als ich, wunderhübsch und besteht nur aus Muskeln. Sie liebt es, Männer mit ihrer Kraft einzuschüchtern und selbst bei Liegestützen hat kaum jemand eine Chance gegen sie. Wenn ich wollte, würde sie mich wahrscheinlich auf den Großglockner tragen und mir nebenbei die Welt erklären. Bei unserer Skitour war sie bereits im achten Monat schwanger. Sie schob eine große Kugel, genannt Miriam, vor sich her. Wir waren eine große Gruppe von Freund*innen in den Bergen. Die anderen waren alle unterwegs und wir zwei überlegten, was wir gemeinsam aushecken konnten. Überhaupt in unsere Skimontur zu kommen, war eine Herausforderung und sicher ein unbeabsichtigt komischer Anblick. Ich: nicht imstande, mich nach vorne zu bücken, um die Schuhe anzuziehen, weil ich sofort nach vorne umkippen würde. Sie: auch nicht fähig, sich über ihren großen Bauch zu beugen. Aber wo ein Wille, da ein Weg. So fanden wir uns eine Stunde später voll ausgerüstet am Anfang der Piste. Die Stöcke konnte ich kaum noch heben und schleifte sie eher neben mir her. Die Beine waren durch die massiven Skischuhe sehr stabil. Nur umkippen wollte ich lieber nicht, nie wieder wäre ich nach oben gekommen. Wir wanderten gemächlich nebeneinander her. Weit kamen wir nicht, aber weiter, als es uns irgendjemand zugetraut hätte. Die Abfahrt machte mir etwas Sorgen, aber Lisi nahm mich in ihrem ungebrochenen Mut hinter sich und fuhr vor mir im Pflug den Berg hinab. Es muss ein unglaublicher Anblick gewesen sein. Verrückt war es auch. Ich konnte ihr danach nur um den Hals fallen. Wieder jemand, der mir etwas ermöglicht hatte, was eigentlich nicht mehr möglich war. Die Augen vor der Realität verschließen machte aber trotzdem keinen Sinn, und so musste ein Rollstuhl her, damit sich mein Bewegungsradius wieder erweitern konnte. Felix nahm sich extra frei, um mir zur Seite zu stehen, wenn der Rollstuhlberater kam. Wir trieben den armen Mann schier in den Wahnsinn mit unseren Fragen: „Kann der E-Rolli Forstwege fahren?" „Welche Steigungen schafft er?" „Und wie viele Höhenmeter?" „Wie sieht es mit Flussdurchquerungen aus?" „Ist eine Alpenüberquerung drin?" Ohne Felix hätte ich sicher mit den Tränen gekämpft. So liefen sie, aber vor Lachen. Das Schicksal bietet eben doch einen gewissen Spielraum in seiner Auslegung. Den ersten Ausflug mit meinem fahrbaren Untersatz machte ich mit Lefti, Babi, Tömmerchen, Irmy und Luki. Allerdings ohne Motor und sie alle mit ihren Mountainbikes neben mir. Im Wienerwald waren sämtliche Wege von Bärlauch gesäumt und alles begann gerade zu blühen. Der Rollstuhl ermöglichte mir wieder Ausflüge wie diese. Es war einfach ein schöner Tag – ohne Wenn und Aber.

Kurze Zeit später verlor ich die Fähigkeit, alleine zu gehen, komplett. Nur wenn mir jemand die Hand reichte, hielt ich mich noch auf den Beinen. Damit war ich nun ein Vollzeitpflegefall. Fortan war es kaum noch möglich, mich länger als zwei Stunden alleine zu lassen. Luki konnte von zu Hause arbeiten, aber schnell wurde klar, dass das nun wirklich zu viel war, und so war ich ab Juli 2018 nicht mehr in Wien anzutreffen. Es war ohnehin Sommer und brütend heiß in der Dachgeschosswohnung. Michi war bis November auf einem anderen Kontinent, so verbrachte ich den Sommer im Garten meiner Eltern. Wenn im Sommer in Wien die Luft steht, ist es in der Natur ohnehin schöner. Im Mai hatte ich bereits für die Nacht ein Beatmungsgerät bekommen. Meine Lungenfunktionswerte näherten sich unaufhörlich dem Bereich des Unmessbaren. Diese Werte bestimmen in der Diagnostik die Prognose für die Lebenserwartung. ALS tötet meistens durch Aussetzen der Atmung. Die Lungenfunktion entscheidet über Leben und Tod. Das sah bei mir nicht so rosig aus und verleitete einen Arzt im Mai 2018 sogar zu einer Zeitangabe von sechs Monaten für meine verbleibende Lebenszeit. Das mag in Anbetracht der allgemein sehr gering eingeschätzten Lebenserwartung nicht so dramatisch erscheinen, war jedoch trotzdem noch mal ein Schockerlebnis. Die Sanduhr meiner Lebenszeit rieselte auf einmal noch schneller. Zuvor war es ein Ereignis irgendwo in der unbestimmten Zukunft gewesen. Auf einmal war es dieses Weihnachten. Das wäre doch mal ein schönes Geschenk unterm Baum. Professor Lorenzl relativierte diese Aussage entschieden, aber sind solche Worte einmal ausgesprochen, brennen sie sich ins Gedächtnis ein. Der Körper reagiert auf psychische Belastungen entsprechend. Deswegen sind Psyche und Körper für mich auch nicht getrennt zu denken. Wiederum Dinge wie Umwelteinflüsse, Nahrung, soziale Kontakte beeinflussen Psyche und Körper. Alles ist in einer Wechselwirkung zueinander. Meine Mama wollte daraufhin mit mir auf die Malediven fliegen. Rollstuhl, Wasserflugzeug, Sand und eine unendlich lange Anreise. Das fand sogar ich gewagt. Ich hatte wohl meine Meisterin in Sachen Wagemut gefunden und Nein sagen war sowieso keine Option. Also ab in den Flieger, viel Marihuana im Handgepäck. Anders war der Flug wirklich nicht zu überstehen. In das kleine Wasserflugzeug hievte mich ein lieber Malediver. Wir landeten im offenen Meer, wo ein kleines Boot wartete. Viel komplizierter kann so eine Reise nicht sein, wenn man nicht gehen kann. Auf der Plattform warteten ein paar Männer. Einer davon groß gewachsen und mit einem herzlichen Gesichtsausdruck. Er trug mich vom wackeligen Flugzeug über die wacklige Plattform in das noch mehr schwankende Boot. Der Wellengang war heftig und eine der Mitreisenden übergab sich sofort. Ich vertraute den Händen, die mich trugen. Auf der Insel angekommen, wurde uns der Besitzer der Hände vorgestellt: Thoha. Er war bereits darauf vorbereitet, dass ich im Rollstuhl saß, und wollte alles in seiner Macht Stehende tun, um mir den

Aufenthalt so schön wie möglich zu gestalten. Wie sehr er von da an Einfluss auf mein Leben nehmen sollte, konnten nur höhere Mächte gewusst haben. Wie viel Freude er mir bereiten würde, wie sehr er mir in einer meiner schwierigsten Zeiten Leichtigkeit schenken würde und dass ich mit ihm unglaubliche Wunder erleben sollte – das war alles nicht zu erahnen gewesen. Ich wollte in dieser Zeit natürlich ins Meer, aber wie wir den Rollstuhl ins Meer fahren sollten, da waren wir in der Planung noch nicht ganz so weit gekommen. Aber zuerst musste sowieso mal der Reisetag verdaut werden. Dann musste ich realisieren, in welches Paradies ich hier gekommen war: weißer Sand, türkisblaues Wasser, Palmen und um uns bunte Fische. Die angenehme Wärme beruhigte meine Muskeln. Es war eine kleine Insel. In fünf Minuten schaffte man es vom einen zum anderen Ende. Nicht viele andere Gäste. Wir waren in der Regenzeit und somit Nebensaison da. Entsprechend kannte uns sofort jede*r Mitarbeiter*in. Rollstühle wurden hier, glaube ich, nicht so oft gesehen. Eine junge Frau mit einer unglaublichen Ausstrahlung kam nach dem Abendessen zu uns: Giulia, die Surflehrerin der Insel. Sie bot mir an, dass wir beide mit dem Surfbrett mal den Pool unsicher machten. Gleich morgen früh. Als wir dann am nächsten Morgen so vor dem Pool standen und das Meer dahinter sahen, brauchte es keine Worte, um zu wissen, dass wir beide in das salzige Nass wollten. Wie selbstverständlich packte sie meinen Körper und wanderte mit mir ins Wasser. Sie beeindruckte mich. Sie hatte keine Berührungsängste, einfach nur Freude daran, mich glücklich zu machen. Sie setzte mich aufs Surfbrett, ließ mich im Wasser treiben und setzte mir dann eine Tauchbrille auf. All das hätte ich mir nicht erträumt und sie machte es mit einer Selbstverständlichkeit möglich. Die Welt hält viele Wunder bereit. Wir müssen sie manchmal nur annehmen. Um mich herum unendlich viele kleine bunte Fische und Korallen. Ich war schwerelos und es gab keine Beeinträchtigungen mehr, keine Krankheit, nur Glückseligkeit. Thoha beobachtete unser etwas verrücktes Treiben skeptisch aus der Ferne. Ich glaube, wirklich begeistert war er nicht. Aber er sah, wie fröhlich mich Giulia machte, und so wollte er am nächsten Tag mitkommen. Er trug mich ins Wasser und gemeinsam tauchten wir für eine kleine Ewigkeit. Wir brachten uns so viel zum Lachen und auch mit den wenigen Worten, die ich noch verständlich auf Englisch artikulieren konnte, verstanden wir uns prächtig. Sie machten es mir so einfach, das Leben voll und ganz zu genießen. Giulia musste irgendwann wieder arbeiten. Da nun auch Thoha seine Skepsis überwunden hatte, war er nicht mehr aufzuhalten – und so machte er fortan mit mir die Wellen unsicher. Er wanderte jeden Tag eine Stunde mit mir durchs Meer. Quasi Training und ich sollte zum ersten Mal erleben, dass sich die Symptome der Krankheit auch verbessern konnten. Nebenbei erzählte er mir aus seinem Leben und von seiner Sicht auf die Welt. Wir beide leben in sehr unterschiedlichen Welten. Er beeindruckte mich mit seiner Dankbarkeit und Freude an allem, was er hatte. Keine Beschwerden über harte Lebensumstände, kein Neid auf die vielen reichen Gäste, keine Missgunst. Er war bei sich selbst und wünschte jedem nur das Beste – ehrlich und aus vollem Herzen. Wir blödelten viel bei unseren Spaziergängen und ich hatte mit ihm nie das Gefühl, krank zu sein. Er machte Witze über meine Unpässlichkeiten, stellte meine Glaubenssätze infrage, half mir, neue Blickwinkel einzunehmen, und hatte den Mut, neue Dinge mit mir auszuprobieren. Die Krankheit hatte ihren Raum und wurde damit nebensächlich. Mit jedem Tag vertrauten wir uns mehr. Ich hatte einen wundervollen Freund gefunden. Ich weinte viele Tränen, als er mich wieder ins Wasserflugzeug setzte. Meine Mama und ich hatten so viel mit ihm gelacht und eine viel beeindruckendere Reise gehabt, als wir es uns zu erträumen gewagt hätten. Ein Jahr später sollte ich ihn wiedersehen dürfen und ihn noch mehr in mein Herz schließen, als ich es ohnehin schon getan hatte. Ein Wunder meiner Welt.

Ich habe viel verloren und Abhängigkeit im Gegenzug bekommen. Ein tieferer Blick zeigt aber auch Nähe, die ich so vorher nicht erlebt habe. Das ist nicht besser oder schlechter. Es ist, was es ist: schrecklich und schön. Manchmal bedarf es eben dieser Kontraste, um Besonderheiten erkennen zu können. Meine Freund*innen, aber auch fremde Menschen lassen mich im Verlust trotzdem gewinnen.

Angelika

Das Leben ist von Zufällen und Schicksalen geprägt – eigentlich sollte ich woanders arbeiten, aber ...

... Sarah kam am 23.8.2016 zu mir.

Ihre Erscheinung war schon damals mit einem Sonnenstrahl zu vergleichen, mit viel Lebensfreude. Schon allein beim ersten Augenkontakt wusste ich: Diese unsere Zeit wird ein Abenteuer. Meine berufliche Laufbahn ist geprägt von Schicksalen anderer, oft schweren Lebensveränderungen – ich darf und durfte immer schon eine Wegbegleiterin sein, eine Motivatorin, ein kleiner Wegweiser, dass das Leben noch einiges zu bieten hat. Oft verschwimmen die Gefühle, die Emotionen, das Miterleben ... Objektivität gehört zur Profession unbedingt dazu, sonst verliert man sich in Mitgefühl.

Sarah hatte und hat ein spezielles Schicksal und war zum Zeitpunkt unseres Kennenlernens mit der Diagnose ALS nicht allein in meiner Obhut. Zwei Menschenleben – jung, mitten im Erleben desselben Schicksals, jedoch mit anderen Ansätzen. Sarah: Unbeschwertheit, Lust auf mehr Abenteuer, mehr „jetzt, sofort und gleich". Ich gab ihr die Farben Sonnengelb, Himmelsblau und Wiesengrün. Das Gegenteil war ein junger Mann: verantwortungsgeprägt, Ringen um Zusammenhalt, Suchen nach einem Ausweg und sehr zukunftsorientiert (er hatte keine Ausbildung, zwei kleine Kinder und eine ebenfalls nach dem Lebenssinn suchende Freundin). Mit ihm verband ich die Farben Anthrazitgrau, Orange und Dunkelviolett. Jede*r der beiden hatte einen unterschiedlichen Verlauf, jede*r der beiden einen eigenen Ansatz, mit Veränderungen leben zu lernen.

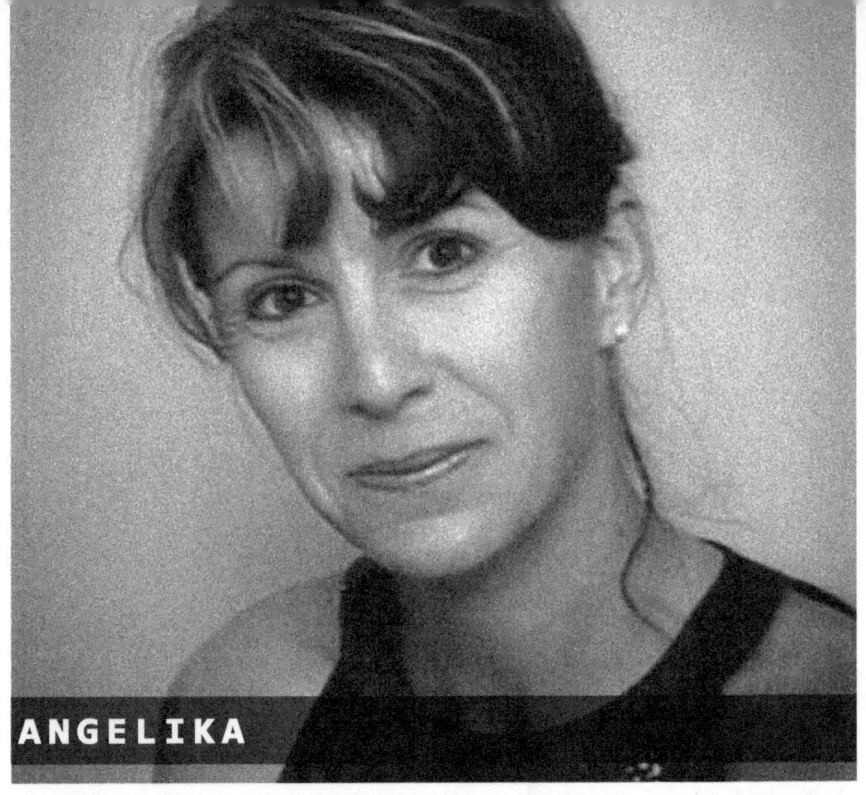

ANGELIKA

ALTER --- ihrer Energie nach zu urteilen 25
BERUF --- Rennsemmel und Physiotherapeutin
UNSER BEZIEHUNGSSTATUS --- Feuer und Flamme
WIE LANGE KENNEN WIR UNS --- seit andere die Hoffnung aufgegeben haben
WIE HABEN WIR UNS KENNENGELERNT --- in der Praxis
WAS WAREN DEINE ERSTEN WORTE ZU MIR --- Bei mir kannst du sein, wie du dich fühlst. Für mich musst du nicht stark sein. Ich halt das aus.
WARUM ICH DICH IN MEINEM LEBEN NICHT VERMISSEN WILL --- Du zeigst mir, dass es immer einen Weg gibt.
DEINE REAKTION AUF MEINE DIAGNOSE --- Packen wir´s an!
EINE SCHÖNE ERINNERUNG AN UNS --- unsere gemeinsamen Laufabende im Prater, weil ich unbedingt wieder laufen können wollte

Grundsätzlich wusste ich, was Sarah alles erwarten würde, welche Herausforderungen auf sie, auf ihre Angehörigen und in diesem Fall auf ihre Freund*innen zukommen würden. Es war unglaublich schwer, einfach nur DA zu sein, sie sanft darauf aufmerksam zu machen, was sie erwarten würde, rechtzeitig Alarm zu schlagen, wenn Signale der körperlichen Schwächen auftraten, aber doch den Mund zu halten und sie nicht zu verschrecken und in den Abgrund stürzen zu lassen. Leider hatte ich zu diesem Zeitpunkt schon einige Menschen mit genau dieser Diagnose erleben dürfen – ich habe viel von ihnen gelernt: von ihrer Tapferkeit, von ihrem Mut und von der zunehmend wachsenden Lebensweisheit. Entweder sie wachsen mit ihrem Schicksal über sich hinaus, lernen, damit umzugehen, oder fallen in ein tiefes Tal der Verzweiflung.

Sarah hatte und hat ein ungewöhnlich starkes soziales Netzwerk, das ich in dieser Dimension noch nie erlebt habe. Die Kunst des Trainings ist es, Freude mit Pflicht zu vereinen, Schwächen aufzuzeigen, daran zu arbeiten – nicht jedoch dem Gegenüber aufzuzeigen, was es alles nicht mehr kann. Es ist meist eine Grenzerfahrung, die körperliche Leistungsfähigkeit nicht überzustrapazieren, denn alles an Zuviel kommt nicht wieder. Allein ein ganz normaler „Muskelkater" konnte viel von Sarahs Muskelgewebe unwiederbringlich zerstören. Sie wollte jedoch an alten sportlichen Aktivitäten festhalten: „Freeletics" ist ein kunterbuntes Trainingsprogramm mit lustigen, jungen Student*innen, cooler Musik und mit Michael Strasser, der ihr Leben bedeutsam prägen sollte und noch immer prägt. Die Zeit verging und gerade bei diesen sehr herausfordernden Einheiten wurde ihr bewusst, wie die Schwäche langsam immer weiter fortschritt. Es war für mich sehr erdrückend, als sie mir erzählte, dass ein ganz normales Türschloss für ihre Fingermotorik eine unglaubliche Hürde darstellte, in ihre Wohnung zu kommen. Also hieß es für mich, daran zu arbeiten, welche Alternativen es gibt, damit es halbwegs funktionieren kann – zumindest bis eine Lösung gefunden werden konnte. Es war nicht meine Aufgabe, ihr zu vermitteln, dass es immer schlimmer werden wird, dass allein eine Tasse zu heben oder überhaupt einen Menschen mit ihren Händen zu berühren, nur mehr für begrenzte Zeit möglich sein wird. Ich war schon mittendrin in diesem Gefüge, meine Zurückhaltung war oft eine enorme Kraftanstrengung für mich.

Signale erkennen, Lösungen finden, aber es waren Gott sei Dank auch noch andere an Sarahs Seite – mit guten Ideen und auch mit weniger guten Ideen, aber diese gehörten einfach in den Prozess des „Verstehens", des „Suchens nach Sarahs Sein".

Sie fuhr mehrmals im Jahr für mehrere Wochen in eine Klinik für Alternativmedizin. Sie kam meist körperlich schlechter zurück, aber vielleicht geistig gestärkter. Sie ließ sich alternativmedizinische Injektionen verabreichen, diese verursachten Rötungen, Schwellungen, Schmerzen, aber es gehörte dazu – ein Strohhalm, um dieser Krankheit zu entkommen. Eines Tages kam sie voller Freude zu mir und erzählte mir von der Möglichkeit, einen Tandem-Fallschirmsprung zu erleben. Allein der Gedanke daran trieb mir die Schweißperlen auf die Stirn. Ihr motorischer Zustand war zu diesem Zeitpunkt nicht stabil genug, um unter normalen Umständen einen Tandemsprung folgenlos zu überstehen. Meine absolute Leidenschaft ist es jedoch, unmöglich Scheinendes möglich zu machen. Es ging daher um die „großen W-Fragen": *Was* ist notwendig, *wo* braucht sie Unterstützung, *welche* Maßnahmen müssen die anderen für sie übernehmen? Gesagt, besprochen und getan – sie war voller Endorphine und sie hatte ein Abenteuer mehr.

Eine Bereicherung war für sie auch das Mountainbiken: Ihr Fahrrad wurde umgebaut, damit sie bremsen konnte. Irgendwann saß sie nach einer solchen Bike-Tour in der Badewanne – mit Helm, weil es ihr nicht gelungen war, diesen vom Kopf zu bekommen. Wir haben Tränen gelacht – noch.

Sie nahm und nimmt so vieles mit Humor, sie lacht ihre Schwäche weg, und für mich und wahrscheinlich auch für die nähere Umgebung war so manches dadurch leichter zu bewerkstelligen. Es war (vor allem) leichter, kein Mitleid zu haben, sondern gemeinsam ein wunderschönes Erleben zu leben. Sie hatte auch die Möglichkeit, mit allen Trainingsmethoden zu arbeiten – wir planten und erstellten ein Trainingsprogramm. Nicht nur für die Geschicklichkeit in den Armen und Händen, auch für die Beine, für die Füße – einfach für alles. Es war oft ein umfangreiches Programm, ein ständiges Arbeiten an Sarahs motorischen Fähigkeiten. Es braucht sehr viel

Energie und Konsequenz, an einem täglichen Programm zu arbeiten, sich täglich aufs Neue bereitwillig an seine persönlichen Schwächen heranzutasten, denn der Erfolg stellt sich nur kurzfristig ein, meist ist es nur ein Erhalten, jedoch nie ein Gewinn der Beweglichkeit.

Meine Therapiezeiten wurden immer weniger, denn Sarah pendelte jetzt öfter zwischen Deutschland und Wien hin und her. Obwohl die Freund*innen immer für sie da waren, brauchten auch sie Pausen – es funktionierte prima. Die traurigen Momente ersetzten mit fortschreitender Einschränkung die lustigen Momente – auch tiefe intensive Gespräche waren in unsere Zeit eingeflochten, gelegentlich Diskussionen, wo ich zwischen den Fronten stand und alle am liebsten bei den Schultern rütteln wollte, um ihnen die Lösungen mitzuteilen. Aber es war meist meine Lösung, eine klare Lösung. Aber nicht ihr Weg! Und ich habe gut daran getan, meinen Mund zu halten – in weiterer Folge haben sie ihren Weg gefunden.

Ich hatte genauso klare Augenblicke, wo es mir wie Schuppen von den Augen fiel, wie sehr sie Halt braucht und dass sie es nicht genug zeigen konnte oder kann. Eines Tages war sie bei mir zu Hause, sie kam zu Fuß oder mit dem Fahrrad – ich weiß es nicht mehr. Wir haben zwei Hunde, Oskar fing mit seinem tiefen, lauten Bellen an, Sarah hat sich erschreckt und fiel um – sie konnte sich nicht mehr halten, ihre Bewegungsreaktion war eine Schreckstarre. Sie weinte bitterlich, Oskar heulte mit ihr.

Aber es ist auch schön, wie dieser Sonnenschein aus sich herauswachsen kann: Trotz großer Bewegungseinschränkungen schafft sie es, geistig alle aufzufangen, in sich zu ruhen, ihren Weg zu finden, und darauf bin ich stolz. Es ist unglaublich beeindruckend, wie sie ihre Umgebung, ihre Freund*innen faszinieren kann. Sarah ist ein wertvoller Teil in meinem Leben geworden und nimmt einen speziellen Platz in meinem Herzen ein – weit weg von jeglicher beruflichen Professionalität.

Schön, dass es dich gibt!

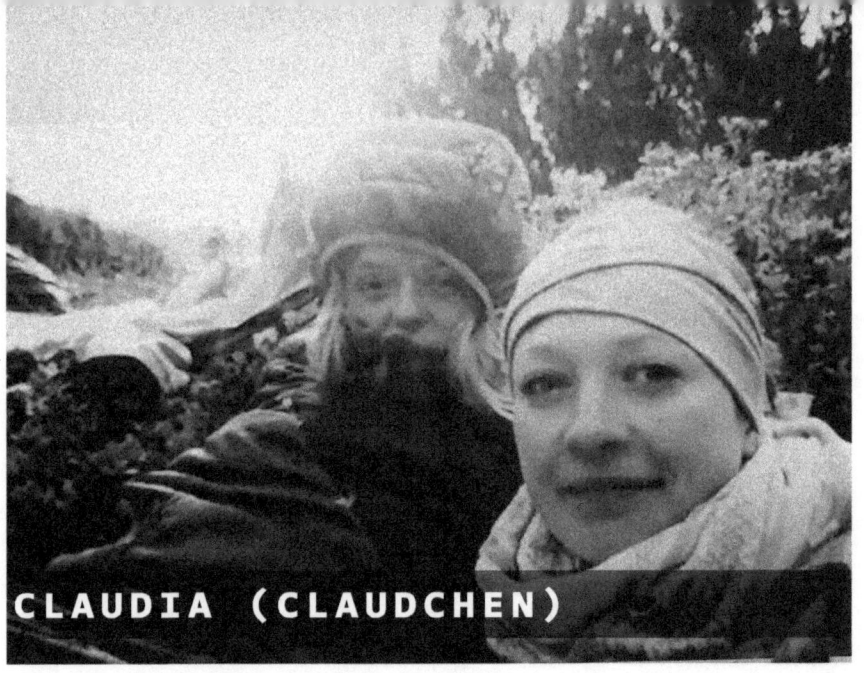

CLAUDIA (CLAUDCHEN)

ALTER --- Die Wahrheit hält niemand für möglich.
BERUF --- Rumhupfen
UNSER BEZIEHUNGSSTATUS --- Herzrasen
WIE LANGE KENNEN WIR UNS --- Anfang vom Master
WIE HABEN WIR UNS KENNENGELERNT --- Du wolltest mit mir ein Referat machen, ich aber nicht mit dir.
WAS WAREN DEINE ERSTEN WORTE ZU MIR --- I hab´ voi de guade Idee!
WARUM ICH DICH IN MEINEM LEBEN NICHT VERMISSEN WILL --- Du hast wirklich immer die tollsten Ideen, bist eine wahre Energiebombe und suchst Lösungen, wo andere schon lang aufgegeben haben. Du hast den Mut, dich immer wieder neu zu erfinden.
DEINE REAKTION AUF MEINE DIAGNOSE --- Da find´ ma scho was! Blumen! Blumen sind ein Teil der Lösung.
EINE SCHÖNE ERINNERUNG AN UNS --- gemeinsam unter der Dusche, ein Hoppala nach dem anderen, wir am Boden vor Lachen.

Claudia

Liebe Sarah, vielen Dank, dass du an mich denkst und mir mit deinen Fragen zu wunderbaren Gedanken verholfen hast.

„Wie ist es für dich, mich mit meiner Erkrankung zu begleiten?"

Wie es für mich ist, dich mit deiner Erkrankung zu begleiten ... nicht anders, als dich mit Schnupfen oder Gipsfuß, bei einer Trennung oder einem Strafzettelärgernis zu begleiten. Du bist meine Freundin und ich freu mich, wenn wir zusammen Zeit verbringen können. Manchmal ist es schwieriger, sich zu treffen, und manchmal nicht. Wenn ich mal ein Wort dafür gebrauchen darf: Es ist normal – wobei: Ich verstehe, dass es eine nicht so alltägliche Situation darstellt und ich möchte diese Krankheit oder die Auswirkungen, die sie hat, auch nicht als normal einstufen.

„Was bedeutet es für dich, mich in meinem Sterbeprozess zu begleiten?"

Ich begleite dich in deinem Leben! Es bedeutet mir viel, gemeinsam mit dir zu gehen. Seit ich dich kenne, erleben wir wunderbare Momente. Du bist ein faszinierender Mensch für mich und ich freue mich immer, wenn wir gemeinsam Zeit verbringen. Die Zeit mir dir fühlt sich manchmal spürbar begrenzt an. Ich würde dich gerne wieder öfter sehen und etwas mit dir unternehmen. Einerseits verändern sich durch Umzug und andere Gegebenheiten im Leben ständig Verhältnisse und es wird manchmal schwieriger oder einfacher, sich öfter zu sehen. Durch Veränderungen in meinem und deinem

Leben sehen wir uns manchmal nicht so oft, wie wir es gerne hätten – aber Gott sei Dank gibt es ja die neuen Medien. Dennoch hat sich durch diese Krankheit viel geändert, wobei wir auch kein Mitspracherecht hatten, wann sich was verändert. Veränderungen finden ja ständig statt. Einige sind einschneidender für uns als andere und subjektiv gravierend. Irgendwie kann ich dazu nur sagen, dass du ja da bist und ich mit dir Kontakt halte, so gut es uns möglich ist ... weil ich froh bin, dass du da bist!

„Welche Emotionen und Gefühle rufen unsere gemeinsamen Erfahrungen in dir hervor?"

Alle – mit Freude kann ich diese Frage beantworten, dass ich mit dir schon alle emotionalen Zustände und Gefühle teilen durfte. Deine Krankheit hat uns schon zu Gesprächen veranlasst, die in unserem Alter und vor allem bei der Allgemeinheit der Menschen in dem Ausmaß nicht stattfinden. Nicht weil ich jemandem abspreche, Fragen über das Leben zu stellen, sondern weil so wenige Menschen diese Krankheit haben oder Menschen mit dieser Krankheit kennen.

Ich habe mich schon gefragt, ob ich das nicht mit dem nötigen Ernst sehe oder ob das eine Art Selbstschutz ist. Vielleicht könnte man auch denken, dass es mir egal ist oder dass es für mich einfach so normal ist, weil ich diese Krankheit nicht so ernst nehme, wie sie ist – nach derzeitigem medizinischem Wissensstand sehr ernst. Kann ja aber trotzdem noch alles heilen. Im Moment ist es so, dass bestimmte Dinge nicht mehr möglich sind und sich ständig etwas verändert. Diese innerlichen Prozesse, zwischen denen es dich herumschleudert und mit denen du zu kämpfen und zu tanzen hast, bekommen wir nicht mit. Ich liege jetzt gerade hier mit einem Gipsfuß und habe Hochs und Tiefs, die im Kopf plötzlich da sind. Über so etwas haben wir auch schon oft gesprochen und du bist dahingehend einer der stärksten Menschen, die ich kenne. Auch wenn wir beide unterschiedliche Lebenswirklichkeiten erleben, fühlt es sich so an, als wärst du ein ganz normaler Teil meines Lebens. Trotz unserer unterschiedlichen Lebenswirklichkeiten haben wir Freudenausbrüche, Glücksmomente, Herausforderungen und Probleme. Nur, dass sich diese oft gravierend, aber manchmal einfach auch gar nicht unterscheiden. Du schenkst mir und deinem Umfeld mit deiner liebenswerten Art einen Zugang zu dir. Jeder, der dich kennt, weiß, dass es nicht schwierig ist, dich gern zu haben. Und dann bist du auch noch so schlau ...

Mittlerweile habe ich keinen Gipsfuß mehr – ein paar Zeilen warten und schon ist alles wieder in Ordnung. Vielleicht dauert es bei dir einfach nur ein bisschen länger, bis wir wieder gemeinsam nebeneinander im Park spazieren gehen, schwimmen oder wieder mal auf einen Klettersteig huschen – wir werden sehen. Jetzt bist du ja schon immer wieder jeden Tag ein Stück weiter unterwegs auf den Beinen, das freut mich sehr!

„Welchen Einfluss nimmt dies alles auf dein Leben?"

In einer für mich bedeutenden Phase der Veränderung meines Lebens fand gerade für dich eine noch viel bedeutendere Phase statt. Sowohl die Gespräche und Gedanken als auch die Unternehmungen, die wir gemacht haben, nehmen Einfluss auf mein Leben. All unsere Erfahrungen machen uns zu den Menschen, die wir sind, und ich bin froh, dass ich Teil deines Lebens sein darf und du Teil meines Lebens bist. Ich freue mich darauf, dich bald wieder zu treffen und gemeinsam mit dir – bei einem wundervollen Kaffee die Sonne genießend – den Hummeln beim Brummeln zuzuhören.

Viele Bussis!

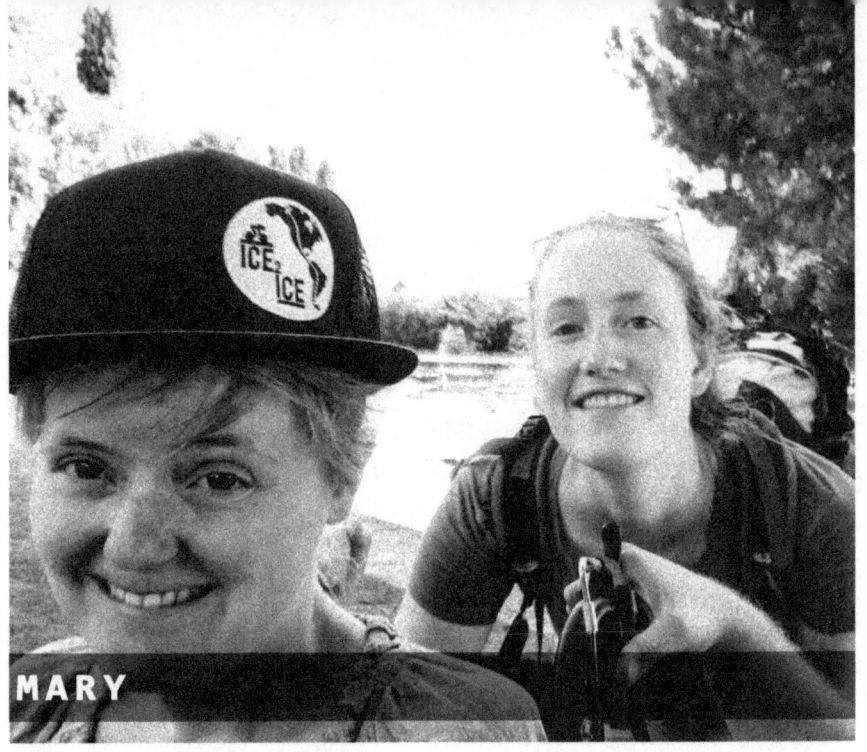

ALTER --- C14-Methode würde bei uns zum selben Ergebnis kommen
BERUF --- Chemie-Lebensmittel-Technik-Fachberaterin
UNSER BEZIEHUNGSSTATUS --- immer noch verliebt
WIE LANGE KENNEN WIR UNS --- Wir konnten schon laufen.
WIE HABEN WIR UNS KENNENGELERNT --- Spielgruppe
WAS WAREN DEINE ERSTEN WORTE ZU MIR --- Wie gefällt dir meine lila Latzhose?
WARUM ICH DICH IN MEINEM LEBEN NICHT VERMISSEN WILL --- Dein gutes Herz ist unbeschreiblich und deine Geduld mit mir scheint unermüdlich.
DEINE REAKTION AUF MEINE DIAGNOSE --- (Du warst die einzige, die wusste, was ALS ist.) Du bist so stark.
EINE SCHÖNE ERINNERUNG AN UNS --- als du gemeinsam mit mir nach Wien gezogen bist und jeden Tag bei mir auf dem Boden geschlafen hast

Mary

Das Niederschreiben meiner Gefühlswelt zu Sarah und der Krankheit habe ich erst einmal vor mich hergeschoben. Bestimmt nicht, weil es mir nicht wichtig ist. Es ist eher so, dass ich unschöne Dinge gerne gedanklich und dann auch praktisch umgehe. Ebenso weiß ich jetzt schon, dass ich dieses Buch und vor allem den Teil, den Sarah schreibt, so lange wie möglich nicht lesen werde, weil ich davor Angst habe. Ich möchte nicht, dass die Wirklichkeit so ist, wie sie ist. Ich will es einfach nicht. Ich würde mit Sarah gerne die Dinge tun, die ich mit anderen lieben Menschen auch so gerne tue. Und ich hätte sie gerne so unbeschwert wie damals. Die harte Realität ist, dass es so nicht mehr geht, und das tut einfach weh.

Diagnose 2016

Als Sarah die Diagnose ALS schriftlich in der Hand hatte, trafen Caro, sie und ich uns nur ein bis zwei Tage später in München zum Cocktailtrinken. Ich hatte irgendeine Prüfung davor abgelegt und ihr als Erstes davon erzählt. Der ganze Abend lief so weiter, ohne dass sich Sarah auch nur das Geringste hat anmerken lassen. Ich bin mir ziemlich sicher, Caro und ich berichteten von irgendwelchen Problemchen – im Nachhinein ist mir unbegreiflich, wie sie es geschafft hat, sich nichts anmerken zu lassen – die Diagnose frisch in der Hand. Sie war gefühlt so drauf wie immer. Als ich irgendwann erfuhr, dass sie die Diagnose ALS nur kurze Zeit davor bekommen hatte, konnte ich nicht fassen, über welche schwachsinnigen Probleme wir uns unterhalten hatten. Ich habe mich sehr schlecht gefühlt.

Sarah erzählte mir von ihrer Diagnose mehrere Monate nichts. Sie war in Wien, ich in München – beide am Schreiben der Masterarbeit fürs Studium. Irgendwann rief sie mich am Lehrstuhl an. Ich weiß nicht mehr, wie sie das gesagt hat, aber der Inhalt war: Ich habe ALS diagnostiziert bekommen. Weißt du, was das ist? Ich wusste es. Ich dachte mir, das kann jetzt nicht wahr sein. Nach dem Telefonat konnte ich nicht mehr arbeiten und bin weinend nach Hause gegangen. Irgendwann rief ich Caro an, weil ich nicht wusste, wie oder was ich tun sollte mit dieser Nachricht.

Ich habe mich während des gesamten Krankheitsverlaufs sehr schwergetan, mit ihr über die Krankheit zu sprechen. Zum einen war ich mir oft nicht sicher, ob gerade der richtige Zeitpunkt dafür ist – also: Möchte sie darüber sprechen oder nicht? Zum anderen konnte und kann ich einfach keine aufmunternden Worte aussprechen, weil ich selbst wenig Hoffnung sah und sehe. Da bin ich zu rational veranlagt. Oft ging ich nach einem Besuch oder Treffen nach Hause und hatte ein schlechtes Gewissen, denn ich hätte die Krankheit wohl ansprechen sollen. Wie es ihr damit geht, was sie bewegt. Oft habe ich es nicht getan. Ich hatte häufig das Gefühl, die Art und Weise, wie Lukas, Joni und Felix mit ihr und der Krankheit umgingen, taugt ihr am meisten. In deren Anwesenheit kam und komme ich mir im Umgang mit Sarah oft unbeholfen vor.

Freundschaft

Sarah und ich kennen uns schon seit der Spielegruppe im Kindergarten. Ein Bild, das wohl zu Sarahs viertem oder fünftem Geburtstag gemacht wurde, zeugt von unserer frühen Freundschaft: Darauf bin ich zu sehen – mit meiner berühmt-berüchtigten lila Latzhose. Seit der achten oder neunten Klasse auf dem Gymnasium waren wir dann enger befreundet. Sarah und ich sind in manchen Dingen extrem unterschiedlich, in vielen Dingen aber auch sehr ähnlich. Vermutlich hat beides dazu geführt, dass wir gut miteinander klarkommen. Was Sarah besonders macht, ist ihre Art, mit Menschen umzugehen: Ich kenne keinen Menschen, der auf andere Menschen so eine

Ausstrahlung und Wirkung hat wie Sarah. Es ist schwer zu beschreiben, vielleicht trifft es der Begriff „hohe soziale Intelligenz" am besten. Ihre Art zieht Menschen einfach an. Wer Sarah kennt, weiß, was ich meine. Ich habe sie oft darum beneidet.

Während unserer Studienzeit haben wir recht weit auseinander gewohnt und uns selten gesehen. Interessant ist schon, dass wir beide unabhängig voneinander gleiche Vorlieben (Skitouren, Bergsteigen) entwickelten und uns auch mit ähnlichen Menschen angefreundet haben.

Urlaub in Dienten am Hochkönig, Sommer 2017

In Dienten konnte Sarah schon keine Bergtouren mehr mitgehen. Im Oktober 2016 war das noch möglich. Wahnsinn, wie schnell die Krankheit fortschritt. Ich erinnere mich, wie sie sich am Treppengeländer nach oben und unten hangelte. Der eine Fuß arbeitete noch gut, auf den anderen war schon kein Verlass mehr. Mir persönlich hat in diesem Urlaub das Gespräch mit ihren Wiener Freund*innen sehr gutgetan. Gleichzeitig wurde mir durch die Gespräche bewusst, dass ich in entscheidenden Situationen nicht für sie da war.

Besuch in der Schweizer Klinik, 2017

Für ein Wochenende war ich mit Sarah in einer alternativmedizinischen Schweizer Klinik im Tessin. Für mich waren die zwei Tage total unwirklich: Viele Menschen mit allesamt unheilbaren Krankheiten waren konzentriert zur Behandlung in einer Klinik. Wir unterhielten uns länger mit einer jungen Frau, die auf elektromagnetische Strahlung hypersensibel reagierte – für mich ist das eine psychische Erkrankung und sie jemand, der eigentlich eine psychische Behandlung bräuchte. Ihre Symptome haben mich fasziniert, aber gleichzeitig auch sauer gemacht: Wie kann man sich selbst so einschränken, obwohl man eigentlich kerngesund ist? Und sich dann vor jemanden wie Sarah stellen und sein Leid klagen?

Urlaub in Malcesine, 2018

Im Sommer 2018 verbrachten Joni, Felix, Lukas, Sarah und ich eine Woche in Malcesine. Ein paar Augenblicke sind mir in besonderer Erinnerung geblieben. Einmal der Moment, als Sarah und ich vor dem Haus nebeneinander auf dem Liegestuhl lagen. Sie übersetzte mir den Text zu „Bella Ciao" und die Packungsbeschreibung der Pan-di-Stelle-Kekse. Das hört sich total banal an, aber in diesem Moment vergaß ich ihre Krankheit komplett und in meinem Kopf war alles so leicht. Das steht beispielhaft für die Augenblicke, in denen ich ihre Krankheit total vergesse und das dumpfe Gefühl in meinem Kopf einfach nicht da ist. Das Gefühl holt mich spätestens dann wieder ein, wenn Sarah beim Aufsetzen, Zudecken oder Ähnlichem Hilfe braucht.

Das Haus war direkt am See gelegen und daher saßen wir jeden Tag zusammen am Steg. Irgendwann hat mich eine Deutsche angesprochen und gefragt, ob Sarah meine Schwester sei. Ich fand das total rührend. Die Frau war emotional so berührt von Sarah und uns vieren, dass sie mir viel von sich selbst erzählte – unter anderem wie schlecht sie sich fühle, weil sie sich oft über ihr eigenes Leben beklage. Der Frau kamen die gleichen Gedanken, die auch ich oft habe: Wie kann man sich nur über irgendetwas in seinem Leben beklagen angesichts der Tatsache, dass Sarah ALS hat?

In dem Urlaub sah ich Sarahs Katheter auch das erste Mal. Das war für mich ein Schock. Ich versuche ja immer, Sarah als Nicht-Kranke zu sehen. Aber dieser Katheter zeigte mir wieder klar, wie schlimm die Krankheit ist und wie schnell sie bei Sarah fortschreitet.

Einstellung zum Leben

Auf der Weihnachtsfeier meiner Arbeit war eine selbsternannte „Glücksbotschafterin", die uns das Einmaleins des Glücks beizubringen hatte. Ein Arbeitskollege äußerte, dass er wohl nie wieder glücklich sein könne, da seine Tochter bei der von ihm getrennt lebenden Mutter aufwachse. Während der

Veranstaltung musste ich so ziemlich immer an Sarah denken. Ich hätte gerne gesehen, wie speziell dieser Kollege wohl reagiert hätte, wäre statt dieser Glücksbotschafterin Sarah dort gesessen und hätte mit leiser Stimme einen Schwank aus ihrem Repertoire an „lustigen" Geschichten aus dem Leben mit ihrer Krankheit erzählt: wie sie mit Radhelm duschte, weil sie es nicht geschafft hat, den Helm zu öffnen, wie sie einmal ohne Schlafsack schlief, weil sie den Zippverschluss nicht aufbekam, oder mit Kiffen versucht, ihre Krämpfe erträglicher zu machen. Ich bin mir sicher, das hätte ihm und allen anderen wirklich gutgetan.

Ich denke oft über den Sinn und Unsinn der täglichen Arbeitswelt nach. Mir persönlich erscheint vieles Arbeiten in Anbetracht der Tatsache, dass diese Zeit für einen Besuch von Sarah viel wertvoller genutzt werden könnte, unsinnig und falsch. Irgendwie auch egoistisch. Wie kann man so viel Zeit in der Arbeit verbringen angesichts der Tatsache, dass man in der gleichen Zeit einer zum Sterben verurteilten Freundin zumindest für ein paar Stunden zur Seite stehen kann? Auch die schleichende Ausgrenzung eines Menschen aus der Gesellschaft, sobald dieser nicht mehr „normal" handlungsfähig ist, beschäftigt mich viel.

Ein Spruch von Franz Kafka hängt bei mir am Kühlschrank: „Verbringe nicht die Zeit mit der Suche nach einem Hindernis – vielleicht ist keines da." Den Spruch hat Sarah mir mal auf ein Geschenkpapier geschrieben – passt leider zu mir. Ich versuche, die Hindernisse in meinem Kopf aktiv anzugehen. Kostet mich oft Kraft, aber Angst ist der schlechteste Ratgeber. Krass ist, wie viel Angst Sarah haben muss. Hindernisse und Ängste bringt die Krankheit zur Genüge mit. Gefühlt war und ist Sarahs Antwort darauf: „Leck mich am Arsch, ich mach's trotzdem." Wenn man weiß, wie Sarah teils körperlich unterwegs war und was sie trotzdem noch geschafft hat, ist das wirklich ein Wahnsinn.

Für mich ist Sarah definitiv zu einem Vorbild geworden. Ich kann mir nicht vorstellen, dass ich ihre Krankheit so wie sie gemeistert hätte. Trotzdem scheint sie in sich zu ruhen und das Leben mit der Krankheit weitgehend zu akzeptieren. Ich frage mich wirklich, wie man das innerlich schaffen kann. Insgesamt bin ich, wenn ich mein näheres Umfeld betrachte, selbst von Schicksalsschlägen verschont geblieben. Ich frage mich, was wohl noch auf mich zukommen wird und wie ich damit dann umgehen werde. Ich hoffe, ich kann da annähernd mit Sarah mithalten.

Ehrlich gesagt, könnte ich Sarahs Wunsch zu sterben verstehen. Ich an ihrer Stelle hätte diesen Sterbewunsch ziemlich sicher und würde von der Gesellschaft erwarten, dass mir ermöglicht wird, mein Leben mit fremder Hilfe zu beenden. Gleichzeitig hoffe ich sehr, dass Sarah diesen Wunsch nicht hat: Ich habe sie einfach so unendlich gern und schätze sie wahnsinnig.

Trizi

Wie es für mich ist, Sarah mit ihrer Erkrankung zu begleiten

Sarah trat im Frühjahr 2016 bei einem Athletiktraining-Kurs der USI Wien in mein Leben und ich war von Anfang an von ihrem Witz und ihrem sympathischen Wesen beeindruckt. Als ich sie einige Wochen später, im August, kurz vor dem Start des Fadensteiglaufs zufällig traf und sie von Weitem begeistert „TRIZI!", meinen Spitznamen aus meiner Kindheit, rief, schloss ich sie vollends in mein Herz.

Soweit ich weiß, hatte Sarah zu diesem Zeitpunkt bereits die Diagnose ALS erhalten. Somit kenne ich Sarah nur „mit ihrer Erkrankung". Ich setze diese Worte unter Anführungszeichen, weil für mich der Mensch, meine Freundin, im Vordergrund steht – auch wenn sich seit unserer ersten Begegnung einiges, langsam aber doch, verändert hat. Das gemeinsame „Hoppeln", wie wir das Athletiktraining nannten, wurde schleichend weniger, bis es irgendwann endete. Zunehmend konnten wir gemeinsame Sport-Urlaube nicht so umsetzen, wie wir sie Monate zuvor geplant hatten. Wir haben improvisiert, miteinander geredet und gemeinsam gelacht – das half immer. Ich glaube, das gemeinsame Lachen half, die Betroffenheit und Traurigkeit in Schach zu halten.

Manchmal, wenn ich Sarah aufgrund von Krankenhaus-Aufenthalten in der Schweiz oder Deutschland länger nicht sah und es in der Zwischenzeit zu einer körperlichen Veränderung kam, welche sie in ihrem freien Handeln einschränkte, stimmte mich das traurig. Die Angst, dass sie zeitlich nahe sterben könnte, trat dann stärker in den Vordergrund. So kam es vor, dass ich nach einem Treffen mit ihr sprachlos zu Hause auf dem Küchenboden

TRIZI

ALTER --- jung geblieben
BERUF --- eigentlich Floristin
UNSER BEZIEHUNGSSTATUS --- Bienchen und Blümchen
WIE LANGE KENNEN WIR UNS --- kurz nach der Diagnose
WIE HABEN WIR UNS KENNENGELERNT --- Michi hat uns ins Schwitzen gebracht.
WAS WAREN DEINE ERSTEN WORTE ZU MIR --- Tut dir auch alles weh?
WARUM ICH DICH IN MEINEM LEBEN NICHT VERMISSEN WILL --- Dein Lachen erhellt meine Welt!
DEINE REAKTION AUF MEINE DIAGNOSE --- Das nervt ja volle Mietzi.
EINE SCHÖNE ERINNERUNG AN UNS --- unsere ersten Spaziergänge nach den Trainings, voller Tiefsinnigkeit

saß, vor mich hinstarrte, weinte. Aber als ich ab Sommer 2018 – Sarah brauchte zu dieser Zeit bereits deutlich mehr Hilfe in ihrem Alltag als im Winter zuvor – einige Monate in Sarahs Wohngemeinschaft lebte und sie öfter als zuvor sah, ging es mir mit dieser Angst besser.

Was es für mich bedeutet, Sarah in ihrem Sterbeprozess zu begleiten

In meiner Familie gab es drei Suizide, weshalb die Auseinandersetzung mit dem Sterben und dem Tod von Menschen für mich bereits im Kindesalter begann. Als ich mich über Sarahs Krankheit informierte, war ich zutiefst betroffen und ich sah mich mit einer Art des Sterbens konfrontiert, die für mich gänzlich neu war. Immer wieder hinterfrage ich die Angst vor meinem eigenen körperlichen Verfall und der Vergänglichkeit des eigenen Lebens. Gleichzeitig stärkt diese Konfrontation meinen Lebenswillen sowie die Lust und auch den Mut, das Leben nach meinen Wünschen und Vorstellungen zu gestalten.

Wenn ich an Sarah denke, denke ich nie an das Wort „Sterbeprozess". Vielleicht, weil Sarah viel mehr damit beschäftigt ist, zu leben als zu sterben. Ich erlebe sie nicht als jemanden, der sich der Krankheit und ihrem Verlauf einfach ergibt. Vielmehr plant Sarah ihr Leben unaufhörlich und lebt. Die Krankheit ist ein Teil von ihrem Leben, und somit auch von meinem Leben, geworden. Ich begleite Sarah nicht in ihrem Sterbeprozess, sondern in ihrem Leben. Dazu gehört auch, dass wir neben Plaudereien über Müsliriegel und Beziehungsprobleme manchmal über das Sterben sprechen.

Welche Emotionen und Gefühle unsere gemeinsamen Erfahrungen in mir hervorrufen und welchen Einfluss dies alles auf mein Leben nimmt

Solange Sarah nur geringfügig körperlich eingeschränkt war, bestanden unsere gemeinsamen Erfahrungen überwiegend im sportlichen Bereich, wobei wir neben aufgeschlossenen Gesprächen unglaublich viel Spaß miteinander hatten. Ich nahm aus jeder Begegnung mit ihr Leichtigkeit mit. Als Sarahs körperliche Einschränkungen zunahmen, überfiel mich manchmal das Gefühl der Ohnmacht und eine Angst, ihr aus Unachtsamkeit Schaden zuzufügen, beispielsweise weil ich sie beim gemeinsamen Gehen nicht fest genug halte und sie dadurch fallen könnte. Über diese Gefühle sowohl mit Sarah als auch mit gemeinsamen Freund*innen zu reden, half mir wieder, lockerer zu werden.

Intensiv waren für mich Situationen, in denen ich Sarah zu essen und trinken gab, sie duschte oder für das Zubettgehen fertig machte. Diese körperliche Nähe habe ich zuvor noch nie so intensiv in einer Freundschaft wahrgenommen.

All diese Erfahrungen haben mich in den letzten Jahren etwas geduldiger, demütiger und vielleicht ein wenig verständnisvoller werden lassen.

Lisi

Es war einmal ...

... eine Zeit, als eine Gruppe junger Menschen zwischen zwanzig und dreißig vollkommen unbekümmert die Zuckerseite ihres Lebens genossen hatte. Einziger „Stress" derer, die noch studierten, waren vielleicht Prüfungen an der Uni oder Abgaben und jener, die arbeiteten, manche Fristen und Termine. Ansonsten drehte sich unsere Welt darum, wie wohl das Wetter am nächsten freien Tag wird und wo wohl die besten Bedingungen zum Powdern oder die flowigsten Trails sind. Ein Leben, das – global gesehen – nicht viele leben dürfen.

In den letzten zwei Jahren hat sich unser Cliquenleben massiv verändert. Zunächst kam die unfassbare Diagnose ALS, dann kam gleich für drei Leute der Gruppe die große freudige Veränderung durch neues kleines Leben ... doch alles der Reihe nach.

Im Frühjahr 2016 wollte ich eigentlich mit Sari Mountainbiken gehen, doch sie klagte über Schmerzen in der Hand. Damals führte sie es auf einen Sturz mit dem Bike im Herbst zuvor zurück. Wir gingen daraufhin laufen, denn „irgendwas" geht immer. Es war ein wunderschöner ausgedehnter Lauf im Wienerwald mit viel Plauderei. Rückblickend war es die letzte gemeinsame unbekümmerte sportliche Aktivität. Wir hatten uns damals einige Monate nicht gesehen, wahrscheinlich ist es mir deshalb so stark aufgefallen, denn ihre rechte Hand war bereits sehr verändert. Der Nachmittag mit Sari und besonders ihre Hand beschäftigten mich so sehr, dass ich am Abend meinen Eltern davon erzählte. Meine Mutter meinte damals, das klinge nach einem neurologischen Problem. Woraufhin mein

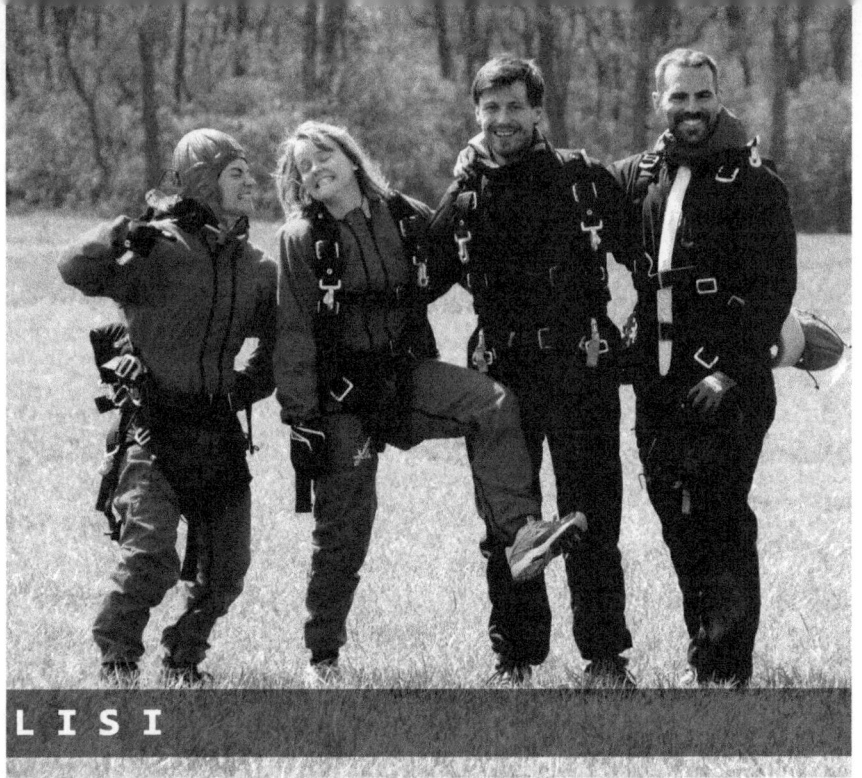

LISI

ALTER --- ein paar Jahre voraus
BERUF --- Lehrerin
UNSER BEZIEHUNGSSTATUS --- Sonnenschein
WIE LANGE KENNEN WIR UNS --- seit Tömmerchens 30er
WIE HABEN WIR UNS KENNENGELERNT --- Auf der dazugehörigen Party, die einzige auf der wir je gemeinsam waren
WAS WAREN DEINE ERSTEN WORTE ZU MIR --- Ich hab mich immer gefragt, wie die Frau ist, die zum Luki passt. Jetzt weiß ich's.
WARUM ICH DICH IN MEINEM LEBEN NICHT VERMISSEN WILL --- Du hast den Mut, die Welt zu verändern.
DEINE REAKTION AUF MEINE DIAGNOSE --- Wir kommen nach Bayern.
EINE SCHÖNE ERINNERUNG AN UNS --- gemeinsam auf unseren Feuerblitzen uns gegenseitig anfeuern

Vater vorschlug, ich solle mich doch an einen befreundeten Neurologen wenden. Ich telefonierte noch am Abend mit Sari. Sie erzählte mir zwar, dass sie bereits bei einem Neurologen war, dieser habe sie jedoch lediglich zu einem Chirurgen geschickt, welcher vorgeschlagen hatte, sie am Ellbogen zu operieren. Doch vor der OP eine zweite Meinung einzuholen, schade jedenfalls nicht. Sari machte also einen Termin bei besagtem Neurologen aus. Ich glaube, sie ahnte bereits beim ersten Treffen, dass es weit schlimmer ist, als all ihre bisherigen Befürchtungen. Die schriftliche Diagnose ALS veränderte alles!

Sari war bald immer seltener in Wien, immer häufiger in München oder der Schweiz bei diversen Untersuchungen, Tests und Behandlungen. Im darauffolgenden Sommer 2016 kam Sari spontan zu uns nach Puchberg am Schneeberg. Wir verbrachten einen wunderschönen unglaublich windstillen Tag am Berg. Einzig beim Abstieg fiel bereits auf, dass sie sich sehr auf ihre Beine konzentrieren, sie quasi bewusst „ansteuern" musste. Meist konnte sie sich halten, doch einmal stürzte sie. Ich konnte sie nicht auffangen, es ging zu schnell. Sari nahm es sportlich, lachte, rappelte sich auf und ging ohne Angst weiter.

Im Herbst 2016 feierte Sari mit einer bunten Freundesrunde aus allen Lebensbereichen auf einer Hütte in Südtirol ihren 25. Geburtstag. Eigentlich hätte sie gern ihren 30er dort gefeiert. Doch angesichts der Diagnose feierten wir bereits das Vierteljahrhundert von Sari rauschend! Es war ein wunderschönes intensives Fest mit gutem Essen, gemütlichem Lagerfeuer und natürlich auch Action in den Bergen. Während sie in Südtirol noch von der Hütte bis fast zum Gipfel eines nahen Berges aufstieg, konnte sie einige Monate später am Neujahrstag, als wir einen Ausflug zur Hohen Wand machten, nur noch wenige Meter mit Unterstützung gehen.

Im darauffolgenden Frühling kam für mich eine große Veränderung: Ich wurde schwanger. Während mein Bauch immer kugeliger wurde, wurde auch mein Bewegungshorizont eingeschränkter. Als ich Sari von meiner Schwangerschaft und den damit einhergehenden Veränderungen erzählte, meinte sie mit einem verschmitzten Lächeln, dass ihr, abgesehen vom Kugelbauch, vieles sehr bekannt vorkomme. Irgendwie freute mich der

Gedanke, dass es uns gerade irgendwie gleich ging, doch gleichzeitig breitete sich ein viel größeres Gefühl von Wehmut in mir aus. Denn schon damals war uns beiden vollkommen klar, dass mein Zustand lediglich von kurzer Dauer ist, Saris „Zustand" sich jedoch immer mehr verschlimmern wird – wie schnell und wie viel Zeit ihr noch bleibt, ist nicht gewiss. Es gibt zwar Berichte von Spontanheilungen und lange Zeit haben wir uns an diese wenigen Hoffnungsschimmer geklammert, doch mit fortschreitendem Krankheitsverlauf scheint auch dieser Wunschgedanke immer mehr zu verblassen bzw. die Zeit ein unbezwingbarer Gegenspieler zu sein.

Veränderung

Sari verschlug es nach ihrem Schulabschluss nach Wien. Ihre bayerische Herkunft konnte sie damals nicht leugnen, außer sie blieb stumm. Doch das fiel ihr damals nicht ein, denn um einen frechen, pointierten Spruch war sie nie verlegen. Wien wurde ihre zweite Heimat. Sie war lange darum bemüht, in Wien zu bleiben, ihr Leben, so gut es ging, hier weiterzuleben. Dank vieler Freund*innen funktionierte das lange sehr gut. Für viele uns banal erscheinende Dinge, wie den Wohnungsschlüssel umzudrehen, wurden Lösungen gefunden, bis auch diese Lösungen nicht mehr funktionierten. Schlussendlich verlagerte sie ihren Hauptwohnsitz wieder nach Bayern. Ihr Elternhaus war bereits für Sari behindertengerecht adaptiert worden. Unsere letzte intensive gemeinsame Zeit waren drei gemeinsame Tage ebendort. Die damalige liebevolle Pflege durch ihre Mutter funktionierte wirklich gut, dennoch war eine gewisse Müdigkeit bei ihrer Mutter und große Traurigkeit bei Sari zu spüren. Der Alltag stellt Sari und ihr Umfeld vor immer größere Herausforderungen. Mittlerweile lernt unsere Tochter Dinge, die Sari bereits nicht mehr kann, wie den Löffel zu ihrem Mund führen oder das Gewicht auf den eigenen Beinen halten. Saris Körper wird in einer unerträglichen Geschwindigkeit schwächer und schwächer, parallel dazu versteht es Sari immer besser, ihre Gedanken zu steuern. Sari gibt nicht auf: An ihrem Körper kann sie nur noch ihre Physiotherapeut*innen arbeiten lassen, doch die Macht über ihren Geist zu bewahren, nicht zu verzweifeln und nicht daran zu zerbrechen, ist übermenschlich!

Zeit

Mein Wunsch, mit Sari Zeit zu verbringen, hat sich seit ihrer Erkrankung noch deutlich intensiviert. Zeit hat in ihrer Gegenwart eine vollkommen andere Bedeutung. Früher haben wir gleich nach einem sportlichen Abenteuer Pläne für unser Wiedersehen geschmiedet. Diese Kontinuität gibt es nicht mehr. Mittlerweile ist es schon sehr lange her, dass wir das letzte Mal eine kleine Miniskitour gemacht haben oder eine kleine Runde mit dem Rad gefahren sind. Damals hat ein sehr guter gemeinsamer Freund für Sari die Bremsen so umgebaut, dass sie mit ihrer noch stärkeren Hand beide Bremsen gleichzeitig betätigen konnte. Mittlerweile schmerzt jeder Abschied und geht Hand in Hand mit dem Wunsch nach einem schnellen Wiedersehen. Derzeit habe ich die Befürchtung, dass Saris Stimme bald ganz versiegen könnte. Dieser Gedanke macht jedes Wort so unglaublich kostbar – nicht nur, weil sie das Sprechen unglaublich viel Kraft kostet und man ihr die Arbeit des Aussprechens gerne abnehmen würde. Ich habe Angst vor dem Tag, an dem ich nicht mehr verstehen kann, was sie mir sagen möchte. Ich bin zwar guter Dinge, dass es ihr die moderne Technik ermöglicht, auch dann noch sprechen zu können, doch de facto ist es ein weiterer Schritt in die Abhängigkeit und Isolation. Ich verstehe Saris Wunsch nach einem Ende dieses Lebens, gleichzeitig habe ich Angst vor dem Zeitpunkt des endgültigen Loslassens. Alle, die bisher vor mir gegangen sind, starben an Altersschwäche oder sind plötzlich und ohne Vorankündigung gegangen. Doch ein langsamer früher Tod ist wohl die grausamste Kombination und größte Prüfung. Zu gerne wäre ich Sari eine größere Stütze und Begleitung. Leider haben wir im vergangenen Jahr so wenig Zeit wie noch nie zuvor miteinander verbracht. Das liegt sicher auch an meiner neuen Rolle als Mutter, gleichzeitig bringt die Anwesenheit meiner Tochter eine gewisse Leichtigkeit in unsere Treffen. Sie bringt uns zum Lachen und lenkt uns ein wenig von unseren schweren Themen ab.

Wunsch

Mein größter Wunsch ist Saris Spontanheilung, dass sie wieder die Kontrolle über ihren Körper hat. Doch dieser baut derzeit sehr schnell ab. Ihr Alltag wird immer beschwerlicher, ihre Pflege anstrengender. Mit fortschreitender Krankheit kommt in Sari der Wunsch auf, alles so einfach wie möglich zu halten. Notgedrungen hat sich ihr Leben in vielen Bereichen sehr vereinfacht. Während wir teils von einem Termin zum anderen hetzen und auf dem Weg noch diverse Nachrichten versenden und E-Mails beantworten, wird Saris Alltag von ihrer Krankheit und der damit einhergehenden Bewegungsunfähigkeit bestimmt. Trotzdem oder gerade wegen ihres unglaublichen Schicksals arbeitet sie hart und schafft Dinge, die viele – nach medizinischen Kriterien – gesunde Menschen nicht schaffen. Sari: Ich bewundere dich, wie du an deinem Schicksal, an einer der schlimmsten, wenn nicht der schlimmsten Krankheit zu leiden, nicht zerbrichst, sondern ganz im Gegenteil einen beispiellosen Tatendrang entwickelst. Danke, dass du „du bist"!

Psyche & Schmerzen

Das Schwere am Verabschieden vom bisherigen Leben ist, dass man es jeden Tag von Neuem tun muss. Jeden Tag die gleiche grausame Wahrheit, der es die Stirn zu bieten gilt. Ungleich zu den meisten Verabschiedungen ist hier kein Verlass darauf, dass es einfacher wird, sondern eher schwerer, von Tag zu Tag. Möchte man zumindest meinen. Das Leben, wie ich es kannte, verschwindet schleichend, aber trotzdem mit einer Wucht, die mich jedes Mal aufs Neue in die Knie zwingt. Die Auswirkungen sind so markant, dass sie nicht einfach mit einem Schulterzucken abgeschüttelt werden können. Zu Beginn mussten hier und da mal eine Jacke oder Schuhe für mich zugemacht, dann mein Essen für mich gekocht und meine Haare für mich gekämmt werden. Irgendwann musste ich dann gefüttert werden und mittlerweile kann ich nur noch meinen augengesteuerten PC ohne Hilfe verwenden. Das sind zunächst „nur" körperliche Veränderungen und in der Theorie wusste ich, was auf mich zukommen würde. Die Theorie kann aber kaum auf die Gefühle vorbereiten, welche die Praxis dann zu bieten hat. Die Schmerzen, die mit den Veränderungen einhergehen, sind enorm – nicht nur physisch, sondern auch seelisch.

Die Erkrankung zeichnet ein relativ genaues Bild meiner Zukunft vor und dies beeinflusst alle Gedanken. Die Lebenserwartung wird drastisch verkürzt, selbst wenn eine genaue Prognose nicht getroffen werden kann. Die eigene Einschätzung, was lebenswert nun bedeutet, muss neu geordnet werden. Und so stellte ich mir unter anderem die Frage, was ich – solange ich noch eigenständig und mobil war – mit meinem Leben anfangen wollte. Die Zelte abreißen und die Welt bereisen? Kinder kriegen? Alles von Grund auf ändern? Mich zurückziehen? Zum damaligen Zeitpunkt beschloss ich sehr schnell für mich: Ich mag mein Leben! Ich bin zufrieden, wie ich es führe.

Ich muss keine Weltreise machen. Ich mag meine Zuhause in Bayern und Wien. Ich liebe es zwar, unterwegs zu sein, aber genauso gerne komme ich an und bleibe, wo ich bin. Reisen bekommen für mich ihren Wert durch die Begegnungen mit Natur und Mensch. Eine Weltreise wäre mir zu viel gewesen: zu wenig Möglichkeiten, die wichtigsten Menschen in meinem Leben zu sehen; zu wenig Geborgenheit. Trotzdem sollten wir uns auf viele Abenteuer in anderen Ländern begeben. Und so sollte auch meine bisher längste Reise kommen: zwei Monate, sieben Freund*innen, unbeschreibliche Erlebnisse.

Ich habe mich immer irgendwann mit eigenen Kindern gesehen, aber welche im Angesicht des Todes zu bekommen und Luki allein mit der Verantwortung zu lassen, erschien mir egoistisch. Er hätte mir diesen Wunsch erfüllt, obwohl für ihn Kinder zum damaligen Zeitpunkt ferne Zukunftsmusik waren. Wir entschieden uns gemeinsam dagegen. Ich hielt für mich fest: Ich möchte Zeit mit den Menschen verbringen, die ich liebe. Ich will meine Masterarbeit fertigschreiben. Ich will so viel Zeit wie möglich in der Natur verbringen. Ich hatte Glück und durfte mein Leben größtenteils so leben, wie es mir gefiel.

Würde ich im jetzigen Moment tot umfallen, ich würde zufrieden sterben. Ich will, aber muss nichts erreichen. Ich hatte ein spannendes Leben, eine grandiose Kindheit, eine ausgiebige Pubertät und eine atemberaubende Studienzeit. Erleben möchte ich aber sehr wohl noch einiges. Obwohl ich jederzeit bereit bin zu sterben, möchte ich leben. Eine wahrlich dankbare Ausgangssituation.

So entschied ich, nicht großartig was zu verändern. Die Veränderungen kommen ohnehin von allein. Wie sehr sich mein Verhalten trotz der gleichbleibenden Lebensumstände veränderte, kann ich schwer beurteilen. Wir alle wandeln uns mit unseren Erfahrungen, die wir machen. Kein Mensch ist heute der, der er gestern war. Wir sind die Summe unserer Erfahrungen. Sie machen uns zu den Menschen, die wir sind. Und eine Information wie „Sie haben ALS" hat solch weitreichende Auswirkungen. Das bringt bereits

Veränderungen mit sich, wenn noch keine markanten körperlichen Einschränkungen vorhanden sind. Manchmal kann das Umfeld die Veränderungen annehmen, manchmal passen die Lebenswelten nicht mehr zusammen. Freundschaft bedeutet für mich, dies aushalten zu können oder vielleicht sogar einen Teil des Weges mitzugehen. Mit der Therapie in der Schweiz kamen automatisch Veränderungen meiner Lebensweise und spiegelten sich auch in meinem Verhalten wider. Ich hörte auf, Alkohol zu trinken, und stellte die Ernährung radikal um. Zumindest der Teil mit der Ernährung fiel mir schwer, aber es war meine Form des Kampfes, gemeinsam mit meinem Körper einen Weg aus dieser Erkrankung zu finden. Ich akzeptierte kaum Kritik an diesen Veränderungen. Ich wollte diesen Weg gehen und nicht darüber diskutieren, inwieweit dies nun sinnvoll oder vernünftig sei. Das hatte bestimmt auch Einfluss auf meine Art, anderen gegenüberzutreten, selbst wenn es für mich nicht wirklich merkbar war. Heute spüre ich Änderungen meiner Ansichten und Haltungen zum Leben viel deutlicher. Es ist gewissermaßen eine Verschiebung des Bewusstseins. Die Perspektive wandert immer mehr nach innen und lässt mich die Außenwelt umso aufmerksamer erfahren. Dinge, die ich jetzt für mich lerne, durchdenke ich sehr bewusst. Meine Erkrankung nehme ich sowieso als intensiven Bildungsprozess wahr. Bildung aus einer Krise.

Die Psychiaterin und Sterbeforscherin Elisabeth Kübler-Ross untergliederte den Prozess des Sterbens in fünf, nicht chronologisch aufeinander folgende Phasen, die von der sterbenden Person durchlaufen werden. Sie sind gleichzeitig auch Phasen des Trauerns. Zu Beginn kommt es demnach zu einer Art Abwehrreaktion: ein Es-einfach-nicht-Wahrhabenwollen. Nicht akzeptieren, dass das gerade wirklich passiert und es keine Option auf Heilung gibt. Gerne wird die neue Realität auch geleugnet. Meine Flucht nach vorne, in die Schweiz, war sicher auch eine Form des Nicht-Wahrhabenwollens. Lösungen suchen und sich nicht dem vordefinierten Schicksal ergeben. Ich setzte mich zwar intensiv mit der Krankheit und ihren Folgen auseinander und lernte auch schnell zu akzeptieren, dass sie meinen Tod zur Folge haben würde. Die Hoffnung auf Heilung habe ich aber bis heute nicht aufgegeben. Das kann man sicher als Form des *Leugnens* interpretieren. Darüber bin ich mir bewusst, möchte es aber auch nicht ändern. Ich klammere mich heute nicht mehr an jeden Strohhalm, den mir alternative Heilmethoden bieten, aber ich werde mich dem auch nicht verwehren, wenn es mir sinnvoll erscheint. Ich will an Wunder glauben – wo bliebe sonst der Spaß am Leben. Dies ist aber auch ein denkbar gewöhnliches Verhalten. Die Hoffnung begleitet oft durch alle fünf Phasen.

Etwa ein halbes Jahr nach meiner Diagnose nahm Luki mit drei seiner Freunde an einem Mountainbike-Rennen im Salzkammergut teil. Sie sind eine Gruppe von Verrückten, die sich an die waghalsigsten Orte begeben, um Abenteuer zu suchen. Bisher haben sie noch immer eines gefunden. Sie nennen sich die worst conditions riders – kurz: WCR. Eines der Mitglieder, Flotschi, entwarf eigens für mich ein Logo: Berge, die von einem Kettenblatt umsäumt werden. Worte, die Mut machen, in sich tragend.

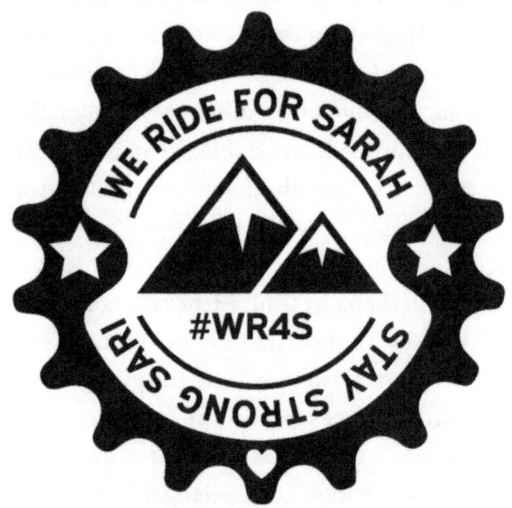

Alle vier trugen dieses Logo bei diesem Rennen und ihre Autos beklebten sie auch damit. Mich rührt es noch heute zu Tränen. Jeden Tag sehe ich das Logo auf meinem Rollstuhl kleben und es erinnert mich an meine Hoffnung, aber auch daran, dass ich nicht alleine bin und es sich zu kämpfen lohnt. Flotschi hat einfach ein Gespür dafür, mir die Hand zu reichen, wenn ich wirklich nicht mehr kann, und erträgt auch meine Tränen, wenn er weiß, dass Aufheiterung für den Moment nicht die richtige Medizin ist.

Auf die Leugnung folgt die Phase der *Wut*. Wut auf die Welt, die Menschen, die leben dürfen, und die Frage „Warum ich?", die das Blut zum Kochen bringt. Der Zorn kann sich gegen andere, aber auch gegen sich selbst richten. Das gehört allerdings nicht zu meinen Stärken. Wut oder Zorn empfinde ich äußerst selten. Ich bin gerne mal genervt, aber das natürlich immer gerechtfertigt. Vor allem, wenn nicht sofort verstanden wird, was ich denn nun schon wieder will, übertreibe ich in meiner Reaktion. Das gehört allerdings zu meinen Eigenarten und war noch nie anders. In solchen Momenten kann ich einfach nicht verstehen, wie jemand anders denken kann als ich. Ein wirklich toller Charakterzug. Die Krankheit lehrt mich dahingehend, mehr Geduld zu haben. Mit mir und mit anderen. Das gelingt mal besser, mal schlechter. Mein Freund Udo hat mir beigebracht, diese Form des Scheiterns entspannt anzunehmen und jeden Tag aufs Neue mein Bestes zu geben. So beobachte ich meine ungeduldige Weinerlichkeit manchmal sogar amüsiert.

Diese Krankheit bietet wahrlich ein Feuerwerk an Herausforderungen und glaubt man, nun wirklich alles gesehen und erlebt zu haben, startet eine neue Rakete und überrascht mit ihrem Funkenspiel an einem unerwarteten Ort. Diese Explosionen lösen in mir häufig den Wunsch nach Ruhe aus. Nicht nur von der Krankheit, sondern auch einfach von der Welt. Ich habe schon immer viel Zeit für mich gebraucht. In meiner Studienzeit kam es gerne mal vor, dass ich für ein paar Tage von der Bildfläche verschwand. Manchmal nutzte ich die Zeit, um Sport zu machen, manchmal nahm ich meine mit Sternen verzierte Kaffeetasse und setzte mich in den gegenüberliegenden Park unter einen Baum oder ich saß in meiner Wohnung und sah die weiße Wand an. Manchmal stundenlang. Einfach nur die weiße Wand. Ich träumte vor mich hin und nahm mir Zeit, meinen Gedanken Raum zu geben. Unsere Leben werden immer schneller. Medien beschleunigen viele Prozesse und gleichzeitig werden die Tage voller, die Begegnungen kürzer, Stille wird selten. Davon musste ich immer wieder Abstand nehmen. In solchen Phasen wollte ich auch nicht gestört werden. Die Krankheit bringt eine neue Form der Ruhe. Ich muss sie viel mehr einfordern, weil ich eben doch immer jemanden in meiner Nähe brauche. Ich kann nicht mehr einfach gehen, wenn es mir zu viel wird. Ich kann nicht das Handy abdrehen und damit von der Bildfläche verschwinden. Ich kann nicht in den Wald, auf einen Berg oder in den Park abhauen. Ich muss in meinem gelben Ohrensessel sitzen bleiben und meine Freiheit hier finden. Das kann mitunter schon meine wütende Seite hervorrufen und die spiegelt sich vor allem in Zornesblicken. Das hat für mich gar nicht so viel mit der Krankheit an sich oder dem Sterbeprozess zu tun, sondern eben viel mehr mit meinem schon immer vorhandenen Bedürfnis nach Einsamkeit.

Auf andere wütend zu sein, weil sie Möglichkeiten haben, die sie in meinen Augen vielleicht nicht genügend wertschätzen, ist für mich keinen Gedanken wert. Damit würde ich mir anmaßen, zu wissen, wie es sich richtig lebt. Das muss jeder Mensch für sich selbst herausfinden. Würden wir alle denselben Weg gehen, es wäre ein ziemlicher Trampelpfad. Die eine benutzt am liebsten einen geteerten Fußweg, der andere einen Forstweg und wieder eine andere hüpft am liebsten über Stock und Stein. Das ist das Wunderbare am Leben. Es gibt viele Wege, die wir gehen oder auch rollen können. Keiner davon ist besser oder schlechter. Die Bewertung des Weges treffen nur wir selbst. Auf mich selbst wütend zu sein, weil ich mein Leben vorher eventuell hätte mehr ausschöpfen können oder weil ich Dinge gemacht habe, die ich heute bereue, trifft mich bisher nicht. Natürlich hätte ich noch mehr erleben können und natürlich habe ich Fehler gemacht, aber all das macht mich zu dem Menschen, der ich bin. Reue habe ich vor der Erkrankung schon hier und da empfunden. Vor allem in Situationen, in denen ich meinen eigenen Vorteil über den Nachteil anderer gestellt habe. Im Vordergrund stand dabei meine eigene Freude. Im Nachhinein war es beschämende Reue, die sich in mir breitmachte. Scham ist für mich eng verknüpft mit Reue, aber nur im aktiven Handeln. Schämen kann ich mich nämlich auch für eine unabsichtliche Handlung. Bereuen macht da allerdings keinen Sinn. Wichtig ist nur, dass man aus diesen Handlungen lernt. Scham und Reue sind zum Glück sehr strenge Lehrmeisterinnen. Meine Freundin Jana und ich haben dahingehend viel miteinander durchlebt. Wir lernten uns in der Pubertät kennen und lieben. Wir verbrachten jede freie Minute zusammen. Niemandem habe ich je so viel anvertraut wie ihr. Immer war sie für mich da, immer hatte sie Verständnis, immer war es auch lustig. Der Spaß am Leben stand im Vordergrund. Wir waren aber auch auf der Suche nach uns selbst und wussten nicht wirklich, was wir finden wollten. In einer Zeit, in der man sich selbst immer wieder neu erfindet, Grenzen bewusst überschreitet, um zu provozieren, war sie selbstsicher und trat anderen ohne Angst entgegen. Ich hatte nicht viele Vorbilder im Leben, aber sie war eines davon. Ich hätte viel dafür gegeben, zu sein wie sie. Sie war für mich der Inbegriff von Selbstbewusstsein und ihre Wirkung auf ihr Umfeld war phänomenal. Heute wissen wir beide zu schätzen, unsere beschämendste Zeit gemeinsam erlebt zu haben. Sie verbindet uns, und obwohl wir beide sehr unterschiedliche Lebenswege eingeschlagen haben, halten uns unsere lustig-peinlichen Erinnerungen beständig zusammen. Deswegen kann ich die Scham auch loslassen und mir selbst den einen oder anderen fabrizierten Schwachsinn verzeihen. Diese Entscheidungen von damals führten dazu, dass wir uns bedingungslos vertrauen und ich vor einem Jahr an Janas Seite vor den Traualtar rollen durfte. Dieses Jahr darf ich miterleben, dass ihr erstes Kind auf die Welt kommt. Wie soll ich da unsere pubertäre Vergangenheit bereuen? Wir können eben immer nur im Moment entscheiden. Vergangene Erfahrungen und der Einbezug zukünftiger Pläne oder Wünsche beeinflussen unsere Entscheidung. Freilich kann man es im Nachhinein schon vorher besser gewusst haben, aber es ändert nichts an der Entscheidung. Die Entscheidung hatte ihren Grund. Man kann daraus lernen, aber die Vergangenheit bereuen oder gar auf sich selbst oder andere deswegen wütend sein, fühlt sich für mich nicht richtig an. Letztlich ist es mir schon immer wichtig gewesen, Situationen, die ich nicht ändern kann, anzunehmen und mich nicht in einem Ärger darüber zu verfangen. Ein Grundsatz meiner Mama ist: „Glücklich ist, wer vergisst, was nicht mehr zu ändern ist." Ein Grundsatz, der viele Sorgen verpuffen lässt. Für mich ist das Einzige, was wir nicht mehr ändern können, die Vergangenheit. Auf alles andere können wir – mal mehr, mal weniger – Einfluss nehmen. In meinem Fall sagen viele Ärzt*innen: „Das weiß man ganz sicher, da ist nichts zu ändern." Damit mögen sie recht haben, aber für mich ist es auch nur eine Perspektive. Was kommt, das kommt. Und wenn es der Tod ist, dann sag ich freundlich „Willkommen".

Davor werde ich mein Leben und damit auch meinen Krankheitsverlauf, soweit ich kann, positiv beeinflussen und mich nicht in einer Wut auf vermeintliche Ungerechtigkeiten verlieren.

In der dritten Phase kommt es nach Kübler-Ross zu *Verhandlungen*. Verhandeln darüber, dass man, wenn man sich „richtig" verhält, gewisse Dinge noch erleben darf. Diese Ereignisse liegen häufig in einer fernen Zukunft, bei der es unrealistisch ist, dass diese noch erreicht wird. Verhandelt habe ich darüber mit noch niemandem. Nicht mit meinem Arzt, nicht mit Gott. Vorsicht walten lassen, weil ich etwas unbedingt erleben möchte, schon. Selbst, wenn das eigentlich nichts bringt. Ich habe nämlich noch kein Muster dieser Krankheit erkennen können, wo und warum sie wann zuschlägt. Ich hatte und habe viele Pläne. Je näher ich in der Zukunft liegenden Ereignissen komme, umso größer wird eine innerlich wabernde Angst, dass sich die Krankheit so schnell verschlimmern könnte, dass die Umsetzung meiner Pläne nicht mehr möglich wäre. In mir kommt dann eine hoffend-bittende Stimme zum Vorschein. Ich versuche, mich meinen Ängsten dann immer ganz klar zu stellen, sie in der Konfrontation loszulassen und wieder in den Moment zu kommen. Würden diese Ängste überhand gewinnen, ich würde wahrscheinlich keine Pläne mehr machen. Ich möchte auch gar nicht erst darüber verhandeln, ob ich etwas noch tun darf. Was ich gleich machen kann, versuche ich auch sofort umzusetzen, und was geplant werden muss, wird vorbereitet, dann aber wieder der Moment genossen. Es ist in Ordnung, wenn manche Dinge nie passieren.

In Bezug auf die Krankheit bedeutet mein Lernprozess für mich, es annehmen zu können, wenn ein Moment schön ist. Nicht in der Vergangenheit hängen bleiben und loslassen, was nicht ist. Wirklich den Moment leben. Auch wenn dieser Moment früher vielleicht anders möglich gewesen wäre und in dieser Form vielleicht nie wieder möglich ist. Zum Beispiel, wenn mich Tobi und Jeff auf meine Lieblingshütte schieben und ziehen oder ich in der Früh meinen Kaffee trinke. Dann habe ich die Wahl, die Dinge genau so zu genießen, wie sie sind, oder ich kann daran verzweifeln, dass es mal anders war. Ich kann sehen, was ist. Nämlich, mit zwei wundervollen Menschen an einem traumhaften Ort zu sein und meinen Kaffee aus einem Strohhalm zu genießen.

Oder ich kann mich darüber ärgern, dass ich nicht mehr aus eigener Kraft auf den Berg komme, die zwei nötige, mich an- und auszuziehen, oder meine Kaffeetasse nicht mehr in den Händen halten und zum Mund führen kann. Ich kann mich ärgern, weil ich meine kleine, blaue, mit bunten Schmetterlingen versehene Espresso-Maschine nicht mehr aufdrehen, nicht mehr die Kaffeebohnen frisch mahlen, nicht mehr die Milch aufschäumen und in diese wunderschöne Tasse füllen kann. Ja, über all das kann ich mich ärgern. Oder eben auch nicht. Diese Wahlmöglichkeiten habe ich noch. Darüber entscheide ich selbstbestimmt. Je nachdem, wie ich mich entscheide, kann ich Glück empfinden und fühle mich der Krankheit nicht hilflos ausgeliefert. Das funktioniert natürlich nicht immer. Normalerweise habe ich es sehr gut im Griff, Momente als das zu nehmen, was sie sind: nämlich das Jetzt! Nicht an das Davor oder Danach denkend. Es ist sonst unmöglich, zu genießen.

Jedoch gab es ein Erlebnis, in dem es so einfach und schwer in einem war, nur im Moment zu bleiben, wie nie zuvor. Mit meinem Freund Jeff. Uns verbindet eine siebenjährige Freundschaft und er hatte von Anfang an einen besonderen Platz in meinem Herzen. Bei ihm fiel es mir unendlich schwer, nicht daran zu denken, dass es vielleicht das letzte Mal war, dass wir uns sehen. Jedoch war es auch wahnsinnig einfach, die Momente mit ihm voll und ganz zu genießen. Jeff lebt eigentlich in Amerika. Kennengelernt haben wir uns über unseren gemeinsamen Freund Tobi. Die zwei waren gemeinsam in einem Baseball-Verein. Tobi stellte mir Jeff bei einem Baseball-Festival vor, auf das ich spontan mitgekommen war. Seitdem sehen Jeff und ich uns etwa alle zwei Jahre immer an besonderen Orten, ob Portugal, Spanien, Paris oder eben Attnang-Puchheim beim Baseball. Eigentlich konnte der Ort sein, wo er wollte, die Besonderheit war davon unabhängig. Diesmal trafen wir uns allerdings an meinem Lieblingsort in Südtirol. Auf der kleinen Hütte am Anfang der Dolomiten, von der aus ich ein Jahr zuvor mit Luki meinen letzten Gipfel erklommen hatte. Aus dieser Gegend stammt auch mein Papa und für ihn und mich ist dieser Ort der schönste. Dort oben waren wir schon seit meiner frühen Kindheit gewesen und ich kehre immer gerne dorthin zurück. Barrierefrei ist es dort oben auf 2.000 Höhenmetern natürlich eher weniger. Tobi und Jeff waren trotzdem bereit, mich mit dem Rollstuhl erst eine Stunde über

Stock und Stein nach oben zu ziehen, mich auf der Hütte über steile Treppen aufs Klo zu tragen, mich zu füttern, umzuziehen und ins Bett zu legen. Nicht viele Menschen trauen sich so etwas zu und auch ich überlege mir sehr genau, mit wem so etwas vorstellbar ist. Tobi kenne ich seit den ersten Monaten in Wien. Er war damals noch Benjis Mitbewohner, über den wir uns kennenlernten, und gemeinsam mit Julia waren wir vier ein eingeschworenes Team mit mittlerweile unzähligen Erinnerungen in unseren Rucksäcken. Tobi und ich zeichnen uns schon immer durch eine besonders unkomplizierte Beziehung zueinander aus. Auch wenn wir uns länger nicht sehen, nehmen wir uns, wie wir sind. Tobi ist Spezialist darin, die Welt unkompliziert zu betrachten. Selten verzweifelt er an schwierigen Situationen. Immer findet er das Gute. Seine Lösungen sind häufig unkonventionell und kreativ. Seine Lebenseinstellung pragmatisch und daran orientiert, das Schönste aus jeder Situation zu machen. Es geht ihm darum, das Leben zu leben, und nicht darum, es zu planen. Gerne verbrachte ich Zeit im Haus seiner Eltern in Tirol, noch lieber begaben wir uns auf gemeinsame Reisen. Eben auch mit Jeff. Jeff hatte ich kurz vor Beginn meiner Krankheit zum letzten Mal gesehen. Eigentlich hatte ich ihn bereits ein Jahr zuvor besuchen wollen. Mit meinem Papa und Luki war ich in Kanada unterwegs gewesen und die letzten Tage der Reise wollte ich alleine zu Jeff in die USA fliegen. Der Urlaub davor war ein Traum gewesen, die Wildnis raubte uns allen den Atem, allerdings wurde auch klar – ich konnte unmöglich zu Jeff fliegen. Zu groß waren die Einschränkungen. Zu riskant war eine Reise alleine. Schweren Herzens ergab ich mich der Vernunft und sagte ihm ab. Ein Jahr später saß ich nun bereits im Rollstuhl und konnte kaum mehr ein Wort verständlich auf Englisch über meine Lippen bringen. Ihn in diesem Zustand wiederzusehen, machte mich etwas nervös. Es ist schwer abzuschätzen, wie mir nahestehende Menschen auf diese Veränderungen reagieren und auch wie ich selbst darauf reagiere, ihnen wieder unter die Augen zu treten. Einer meiner unkontrollierbaren Heulanfälle wäre nicht meine erste Wahl für eine Reaktion. Als ich ihn jedoch wiedersah, war ich einfach nur dankbar und glücklich. Es sind Momente wie diese, die mein Leben so schön machen. Nähe zu Menschen, die im Herzen tief verankert sind. Die zwei machten unseren Ausflug so unkompliziert wie möglich und keine Sekunde musste ich mich unwohl fühlen. Wieder einmal wurden die Grenzen des Machbaren verschoben und alles war anders und doch wie immer. Wir drei gingen miteinander um wie auch schon die Jahre davor. Wie selbstverständlich gingen sie auf meine neuen Bedürfnisse ein. Ich genoss die Tage bis ins Unerschöpfliche, auf der Heimfahrt schien mich die Unbeschwertheit aber schier zu erdrücken. Ich fürchtete mich so sehr davor, mich wahrscheinlich für immer von meinem geliebten Freund verabschieden zu müssen. Nie wieder von ihm zum Lachen gebracht werden, nie wieder sein wissendes Grinsen sehen, weil ihm klar war, wie gerne ich ihn in manchen Momenten aufs Korn genommen hätte, nie wieder seine Sorgen nehmende Nähe spüren. „Nie wieder" ist eine verdammt unendliche Zeitangabe und der Abschied war dann wirklich die Hölle. Ich hatte bisher jedes Mal bei den Verabschiedungen von ihm geweint. Jetzt war es pure Verzweiflung. Trotzdem trug das Ganze etwas Schönes in sich: Die letzten Tage hatten wir drei uns deutlich unsere Wertschätzung füreinander gezeigt und uns somit eines der größten Geschenke dieser Welt gemacht. Ein Grund, dankbar zu sein, aber Momente müssen auch einfach scheiße sein dürfen. Und so brauchte ich einige Zeit, um diesen Abschied zu verarbeiten. Irgendwann wich die Verzweiflung, den nächsten Schritt machte dann Luki. Auf meine Tränen bot er an, wir könnten Jeff in Amerika besuchen.

Diese Reise war mir unheimlich wichtig, trotzdem half es nichts, darüber zu verhandeln, ob ich sie würde antreten können oder nicht. Das Schicksal, Gott oder eben einfach das Leben würden darüber entscheiden. Zum Glück – verhandeln ist nämlich nicht meine Stärke.

Nur drei Monate später sollten wir es in die Tat umsetzen. Zwei Monate würden wir durch die USA reisen in einem Wohnmobil mit sechs Freund*innen. Es sollte jedoch auch Lukis und mein letztes gemeinsames Abenteuer werden.

Irgendwann kommt es im Sterbeverlauf zu *depressiven* Phasen. Mal intensiv und wirklich schmerzvoll, mal schleichend, dafür alles umnebelnd. Diese Form der Trauer um sich selbst und die eigenen Verluste ist für mich notwendig, um Platz für Akzeptanz zu machen. Im Großen wie im Kleinen. Der

Verlust von Kleinigkeiten wie alleine die Zähne putzen zu können muss genauso betrauert werden wie der bevorstehende Verlust des Lebens. Das eine fällt vielleicht leichter loszulassen, das andere schwerer. Ich tue mich zum Beispiel bei den kleinen Feinheiten schwerer als beim großen Ganzen. Die Trauer anzunehmen und auch wieder zu überwinden, ist fordernd. Die Schmerzen haben nämlich viele Gesichter. Ich habe am Anfang im Zusammenhang mit ALS immer von einem schmerzfreien Sterben gelesen. Es stimmt: Das Grundprinzip dieser Krankheit, das Absterben der Motoneuronen und der damit einhergehende Verlust der Muskeln ist heimlich, leise und würde wohl nicht auffallen, wenn die Folgen nicht so drastisch wären. Die sekundären Folgen sind allerdings alles andere als schmerzfrei. Zu Beginn waren es vor allem die Krämpfe, die mir schlaflose Nächte bescherten und immer noch bescheren. Irgendwann krallen sich die Finger und ihre Nägel in die Handflächen – unmöglich, sie wieder zu öffnen. Dann verschwinden die Muskeln so weit, dass die Knochen im Gelenk reiben. Das kann unheimlich wehtun und kaum eine Position verschafft Linderung. Ich hatte zum Beispiel immer einen sehr bequemen Hintern und jetzt ist selbst das Sitzen auf Kissen unbequem hart. Liegt wahrscheinlich auch daran, dass mein Tag zum größten Teil aus Sitzen besteht. Und das ist erst der Anfang. Ich bin erst am Anfang von dem, was kommt. Die Nächte werden kürzer, weil jede Bewegung nur unter Anstrengung funktioniert. Zu lange in einer Position zu verharren, führt aber zu Schmerzen. Die Tage werden länger, weil sie nicht mehr so gestaltet werden können, wie man es sich immer wünschen würde.

Die Herausforderungen für Körper und Psyche nehmen ungeahnte Dimensionen an. Zum Glück hatte und habe ich immer Menschen an meiner Seite, die vorausschauend beobachten. So ließ Professor Lorenzl bereits seit Januar 2018 immer wieder das Gespräch in Richtung Setzen einer Magensonde laufen. Am Anfang nur beiläufig, dann mit Fragen, ob ich es überhaupt wolle, und nach einem halben Jahr der homöopathischen Vorbereitung empfahl er sie mit Nachdruck. Für mich war das eigentlich keine Option, aber informiert hatte ich mich diesbezüglich überhaupt nicht. In meiner Vorstellung bedeutete diese Sonde nicht viel mehr als Einschränkungen meiner Freiheiten. Ich stellte sie mir pflegeintensiv und im Alltag störend vor. So verneinte ich immer wieder, wenn er mich danach fragte, oder vertagte es auf Herbst. Als wir dann mal wieder einen Lungenfunktionstest machten und meine Werte eher an eine Luftmatratze, die ein Loch hat, erinnerten, wurde er ernster. Bei noch schlechterer Lungenfunktion würde eine OP zu riskant werden und ungewollt verhungern verkaufte er mir als nicht allzu rosige Aussicht. Ein Termin war schnell gefunden und die Messer wurden gewetzt. Ich hatte allerdings immer noch nicht wirklich eine Vorstellung davon, was eine Magensonde bedeutete. Einzige Sorge: Darf ich dann noch essen? Ja, durfte ich. Puh! Sonst wäre ich schneller davongerollt, als er „verhungern" hätte sagen können.

Für eine Magensonde wird ein kleines Loch in die Bauchdecke geschnitten und ein Schlauch direkt in den Magen gelegt. Die Länge des Schlauchs ist abhängig vom Körpervolumen. Ich komme auf lächerliche drei Zentimeter. Der Verschluss, etwas über dem Bauchnabel, sieht aus wie bei einem Schlauchboot. Wenn ich nicht gerade im Bikini herumrolle, ist es für niemanden ersichtlich. Joni und Felix überlegen seitdem, welche Auswirkungen es hätte, wenn man mich an einen Helium-Kompressor anschließen würde. Ob ich wohl fliegen könnte? Mich würde auch nicht wundern, wenn sie mal Wasser mit Wodka verwechseln. Natürlich alles im Sinne der Forschung.

Der Eingriff dauerte eine halbe Stunde und verlief problemlos. Die Nachwirkungen waren dafür ein Feuerwerk aus Schmerzen. Ich erwachte bereits mit höllischen Schmerzen aus der Narkose. Die ersten Schmerzmittel schlugen nicht an. Ein besorgtes Gesicht nach dem anderen tauchte an meiner Bettkante auf. Zu viele Schmerzmittel wollten sie mir nicht geben, es bestand die Gefahr, dass meine Atmung dadurch zu flach werden würde. Trotzdem brauchte ich ein stärkeres Mittel. Ich war kaum imstande, die Schmerzen auszuhalten. Sobald die Mittel anschlugen, schlief ich erschöpft ein. Aufgeweckt wurde ich wieder von Schmerzen. Das Spiel sollte sich ein paar Tage so fortsetzen. Die erste Nacht wachte ich unter Tränen auf. Ich wollte um Hilfe klingeln. Die erlösende Glocke lag jedoch hinter mir. Für Drehungen brauchte ich bereits alle mir zur Verfügung stehenden Kräfte. Ich versuchte es und zuckte unter lautem Stöhnen wieder zurück. Keine Chance, dass ich mich unter diesen Qualen drehen konnte. Nur: Die Alternative war, den Rest der Nacht die kaum auszuhaltenden Schmerzen zu ertragen. Ich wusste nicht weiter und wimmerte so vor mich hin. Zum ersten Mal empfand ich Selbstmitleid. Mitleid mit meinem Körper, der nur das Beste für mich wollte. Mitleid mit meiner Seele, die doch eigentlich schon geschlagen genug war. Mitleid ist für mich ein Zeichen von Ohnmacht und Bewertung eines Zustands. Merke ich, dass jemand Mitleid mit mir hat, wende ich mich ab. Damit kann ich kaum umgehen. Vor allem, wenn es sich auf meine Gesamtsituation bezieht. Es bedeutet nämlich, dass mein Gegenüber mein Leben als nicht lebenswert oder selbstbestimmt wahrnimmt. Das ist natürlich einer*s jeden Recht, aber es widerspricht meinem Selbstbild zu sehr. Mitgefühl ja, Mitleid nein. Aber nachdem ich so hilflos, überhaupt nicht mehr selbstbestimmt vor mich hin weinte, war es Mitleid mit mir und meinem Körper. Auch diese Nacht ging vorüber und in den frühen Morgenstunden kamen die rettenden Mittelchen. Prof. Lorenzl verbrachte viel Zeit an meinem Bett und kümmerte sich darum, dass mir geholfen wurde – so gut eben möglich. Er hörte mir zu und beantwortete auch die Fragen, bei denen die meisten anderen geschluckt oder mir gesagt hätten, darüber möchten sie mit mir nicht sprechen. Nie schockierte ich ihn oder brachte ihn ansatzweise in Verlegenheit. Kein wertender Blick, einfach nur Wertschätzung und Unterstützung für die Erhaltung meiner Selbstbestimmtheit. Und Lachen. Kein Treffen verging ohne Lachen. Er war imstande, zu jedem Zeitpunkt meine Sprache zu sprechen.

Luki war auch immer an meiner Seite, bis ein Anruf aus Wien kam. Sein Vater hatte einen Schlaganfall gehabt. Ein weiterer Schlag in den emotionalen Abgrund. Ruhe war für Luki wohl nicht vorgesehen auf seinem momentanen Lebensweg. Sein Vater hat sich mittlerweile zum Glück wieder komplett davon erholt, aber Lukis emotionale Schutzmauern waren in dem Moment, als es passierte, höher denn je. Die Monate danach erlebte ich ihn so wütend und aggressiv wie nie zuvor. Vor allem gegen sich selbst. Er war wohl in Phase zwei der Trauer angekommen. Nach dem Anruf machte er sich sofort auf den Weg zu seiner Familie. Ich war im Krankenhaus gut aufgehoben und so konnte er zumindest dahingehend beruhigt fahren. Claudia, Noni und Trizi waren ohnehin auf dem Weg nach Bayern. Sie wollten sich eine Woche um mich kümmern. Eigentlich hatten wir vorgehabt, ein bisschen durch Österreich und Südtirol zu tingeln, aber nach der OP war Zuhause und die ruhige bayerische Landluft die beste Medizin. Die drei holen mich aus der Klinik ab und kümmerten sich um alles. Noni schlief neben mir, um mir zweimal die Nacht Schmerzmittel zu spritzen, übernahm meine Pflege, obwohl sie dies noch nie zuvor gemacht hatte. Bisher waren unsere Ausflüge zu ihren Eltern gegangen, wo sie mich auf ein Island-Pony setzte und wir danach den Frieden im Garten ihrer Eltern genossen. Es waren immer schwerelose Tage gewesen. Jedoch waren wir dabei noch nie in die Verlegenheit gekommen, dass sie mich pflegen musste. Noni ist eine unheimlich reflektierte und feinfühlige Person, und dass sie sich vielleicht auch manchmal unsicher war, ließ sie mich nie spüren. Sie war mein sicherer Hafen in dieser schmerzvollen Zeit. Trizi backte einen Kuchen nach dem anderen, schließlich sollte ich so viele Kalorien wie möglich zu mir nehmen. Diese Aufgabe wurde also sehr ernst genommen. Trizi war ein paar Wochen zuvor zu Michi und mir in die WG gezogen. Trizi und ich hatten uns in jeweils schweren Phasen unseres Lebens kennengelernt. Sie hatte es trotzdem häufig geschafft, den Raum mit ihrem Strahlen zu erleuchten. Mit Claudia waren wir bereits auf zwei von Michis Sport-Camps in Dienten am Hochkönig gewesen. Dort lernten wir auch Noni kennen. Die drei lenkten mich erfolgreich davon ab, dass es eigentlich auch eine enorme Veränderung ist, auf einmal einen direkten Zugang in den Magen zu haben. Sie machten es mir einfach, die Veränderung anzunehmen und als Freiheit zu empfinden. Nicht mehr Tausende Minischlucke, um auf einen lächerlichen halben Liter zu kommen. Grausige Medikamente einfach spritzen. Die Erleichterung sehen, nicht die Abhängigkeit. Die künstliche Nahrung fand ich allerdings grausig. Da habe ich mein Leben lang auf eine gesunde, natürliche Ernährung geachtet und dann soll ich mir nun eine Mischung aus Milchpulver, Konservierungsmittel und anderem Schund einverleiben? Sicher nicht! Die Sondennahrung kann man zum Glück auch selbst machen. Einzig flüssig genug muss sie sein. Ein Jahr ist seit der OP vergangen. Ich nutze die Sonde zum Glück immer noch nur für die Flüssigkeitszufuhr. Nahrung nehme ich noch über den Mund zu mir. Zwar ist nicht mehr alles möglich, aber ich freue mich über jeden Bissen. Salat ist zum Beispiel ein unmögliches Unterfangen. Spaghetti sind dafür wunderbar. Mein italienisches Herz macht deswegen Freudensprünge.

Die Schmerzen haben aber auch noch ein anderes Gesicht. Diese Form von Schmerz kann einem gefühlt wirklich das Herz zerreißen. Es sind die Schmerzen, wenn klar wird, was die Krankheit alles imstande ist zu nehmen. Sie gleicht einer Raupe Nimmersatt und verschlingt alles, was ihr unterkommt. Das Ergebnis ist leider kein farbenfroher Schmetterling. Irgendwann raubt sie dann auch den Lebensmut, und die Dunkelheit schließt sich wie eine eisige Kälte um alles. Wie von einer Flutwelle erfasst, wirbelte ich in dieser Zeit durch mein Leben, ohne oben von unten unterscheiden zu können. Diese Phase sollte sich über ein halbes Jahr ziehen. Bereits zuvor waren immer wieder Löcher vor mir aufgetaucht, in die ich fiel. Bisher hatte ich mich aus eigener Kraft aufrichten können und war wieder hinausgeklettert. Es waren Zeiten, in denen es ruhig um mich wurde und ich mich mit neuen Lebenssituationen konfrontiert sah. Es war immer eine notwendige Trauer, um die Neuheiten annehmen zu können. Ich hatte auch in der tiefsten Verzweiflung immer Vertrauen darauf, wieder Licht zu finden. Schließlich heißt es nicht umsonst: Wer suchet, der findet. Wenn man allerdings nicht mehr suchen möchte oder kann, dann müssen es andere zeigen.

Im Oktober 2018 starteten wir unser Abenteuer Richtung USA. Luki hatte eine logistische Meisterleistung vollbracht und die Ankunft unserer Freund*innen so koordiniert, dass alle zwei Wochen jemand in unseren Tour-Bus springen würde und jemand anderer die Heimreise antreten konnte. Wir zwei würden von Denver aus starten und kurz vor Weihnachten in Los Angeles unsere Reise beenden. Unseren ersten Stopp würden wir in Lincoln, Nebraska, einlegen. Bei Jeff. Bis zum Treffen mit Jeff waren wir unter uns – das waren zwei Tage. Luki hatte von der Arbeit für vier Monate frei bekommen und der österreichische Staat gewährte ihm eine Hospiz-Karenz. Das bedeutete, er bekam Arbeitslosengeld ohne Auflagen, damit er seine Zeit komplett mir widmen konnte. Dieses Modell ermöglicht es Angehörigen Sterbender, Zeit mit dem geliebten Menschen zu verbringen, ohne sich auch noch um die berufliche Zukunft sorgen zu müssen. Dafür waren wir beide unendlich dankbar. Hier macht der Begriff „Sozialstaat" wirklich Sinn. Luki sorgte sich trotzdem, aber mehr darum, wie unsere Situation seine Karriere zukünftig beeinflussen würde. Er wollte seine Pläne, die er schon lange vor mir gehabt hatte, weiterverfolgen und nicht meiner Erkrankung unterordnen. Das war auch gut so. Allerdings sah ich seine Wünsche skeptisch. Hatte ihn doch genau diese Arbeit vor einem Jahr komplett ausgelaugt. Und natürlich gab es für mich schönere Vorstellungen, als ihn – wenn überhaupt – nur noch einmal die Woche zu Gesicht zu bekommen. So entfernten sich unsere Wünsche immer weiter voneinander. Ich versuchte, ihn in seiner Karriere zu unterstützen, aber ihm war bewusst, dass ich seinen Weg dahingehend schon immer hinterfragt hatte. Seinen Ehrgeiz, seine Zielstrebigkeit und seinen Mut, Projekte in die Tat umzusetzen, habe ich immer bewundert. Seine Tendenz, eigene Grenzen nicht zu erkennen, bereitete mir dafür Sorgen. Nachdem er vermutete, was meine Meinung zu seinen neuen Bestrebungen war, schloss er mich entschieden aus seinem Leben aus und suchte Menschen, die ihn bedingungslos unterstützen. Ich sehe mich zwar nicht so, als hätte ich sein Leben wirklich eingeschränkt, zumindest nicht darin, Dinge zu tun, die er liebt. Aber ich kann die Augen nicht davor verschließen, dass er es so empfand. Das Einzige, was zählte, war seine Wahrnehmung – seine gefühlte Realität.

Die letzten zehn Tage in Amerika überschritten meine Schmerzgrenze dann bei Weitem. Körperlich und psychisch. Das hatte ich kommen sehen und trotzdem keinen Weg gefunden, dies zu umgehen. Luki war bereits in den ersten Tagen an seiner Belastungsgrenze. Sobald wir auf unsere Mitreisenden trafen, wurde es besser. Sie übernahmen das Kochen, das Mich-Füttern und andere Kleinigkeiten wie mich aus dem und in das Auto heben. Trotzdem wollte ich die letzten zehn gemeinsamen Tage umgehen. Mir fiel immer wieder auf, wie unterschiedlich unsere Wahrnehmung der Zeit war. Waren wir insgesamt zwölf Tage alleine, redete er von drei Wochen, ich von zehn Tagen. Ein klares Zeichen, dass sich für ihn die Welt mit mir zu langsam drehte und sie sich für mich nicht langsam genug drehen konnte, wenn ich Zeit mit ihm verbrachte. Ich wollte für ihn früher abreisen, er für mich länger bleiben. Er setzte sich durch, wir litten beide. Es war gut gemeint, aber Dinge nur für jemand anderen zu tun und nicht auch für sich selbst, hat selten einen positiven Effekt. Für mich bedeutet, anderen zu helfen, sich selbst etwas Gutes zu tun. Nur dann ist es eine Sache, die aus ganzem Herzen geschieht. Wenn kein eigener Mehrwert für die helfende Person erkennbar ist, wie Freude, dann wird es Selbstaufgabe. Ich hatte die Hoffnung, er würde die Zeit mit mir als Bereicherung wahrnehmen können, aber das war egoistisch gedacht. Ich verschloss am Ende meine Augen davor, dass das Einzige, was unsere Situation für Luki noch mit einer Bereicherung gemein hatte, die ersten zwei Buchstaben waren: Belastung war nun in den emotionalen Vordergrund gerückt. Diese Realität war zu schmerzvoll. Ich konnte mich davon nicht distanzieren und nahm es persönlich. Ich hatte ihn in die Erschöpfung getrieben und war nicht imstande, es zu ändern. Ich war ein Unmensch, der vorgab, jemanden zu lieben, und ihn nur quälte. Ich sehnte den Tod herbei wie nie zuvor.

Ich hatte panische Angst vor der Zukunft und spürte bereits, dass Luki nicht mehr in ihr sein würde. Ich hoffte, würde ich ihm zusichern, bald zu sterben, er würde es nicht wollen. Die Verzweiflung zeigte ihr hässlichstes Gesicht. Ich schlief drei Nächte gar nicht mehr, schrie vor Schmerzen in die Dunkelheit der Nacht hinein. So grausam ich mich fühlte, so gerne mochte ich den Menschen, der neben mir im Auto saß. Mit ihm hatte ich gelernt, wie schön eine Beziehung sein konnte, wenn beide sich gleich gernhatten. Ich genoss die Zeiten mit ihm alleine, war aber auch gerne räumlich getrennt von ihm. So sehr Luki andere Frauen liebte, so wenig ich seinem Idealbild einer Frau entsprach, so sehr vertraute ich seinen Gefühlen für mich. Er hatte eine Art, bei der ich mich für nichts zu schämen brauchte, selbst wenn ich meine tiefste Verletzlichkeit nach außen kehrte. Er gab mir das Gefühl, ein wunderschöner Mensch zu sein, eine wahre Heldin auf dem Fahrrad, selbst wenn ich im Tempo einer Turbo-Schnecke den Berg hinunterkroch. Es beeindruckte mich immer wieder, wie bedingungslos er seine Freund*innen über alles stellte. Er war bei jedem Arzttermin an meiner Seite, vernachlässigte aber die anderen dabei nicht. Er war in Gruppen immer der gern gesehene Entertainer, während ich noch unsicher beobachtend daneben saß. Ich war dafür sein Maß der Dinge für zwischenmenschliche Feinfühligkeit. Wir näherten unser Weltbild im Laufe der Zeit immer mehr aneinander an. Wir diskutierten emotional über soziale Gerechtigkeit und politische Entscheidungen. Wir hielten es aus, anderer Meinung zu sein. Wir liebten die Familie der*s jeweils anderen. Wir hatten eine starke Basis unserer Beziehung errichtet. Aber nicht stark genug. Zu keinem Zeitpunkt mangelte es an Wertschätzung für die*den andere*n. Auch nicht in den letzten Wochen unserer Beziehung. Ob nun Lukis Liebe für mich wegen der Krankheit verschwunden war oder ob es auch so ein Ablaufdatum für uns gegeben hätte, spielt keine Rolle. Es war passiert und im Optimalfall bleibt bei beiden Dankbarkeit für eine gemeinsame Vergangenheit. So behalte ich auch unsere letzte Zeit in den Staaten nicht nur mit Schmerzen verbunden im Kopf. Immer wieder schafften wir es, uns zum Lachen zu bringen. Sahen Wunder der Tierwelt und tauchten ein in amerikanische Leitbilder, die auch unsere europäische Kultur heute maßgeblich prägen. Wir verabschiedeten uns vom Land der unendlichen Möglichkeiten in meine Welt der Begrenztheit. So fühlte sie sich zumindest zu diesem Zeitpunkt an. Mit dem Jahreswechsel fand unsere Beziehung dann endgültig ihr Ende, ich zog bei Michi aus und die Suche nach Pflegekräften begann. Konnte ich in Amerika noch meine Hände verwenden und alleine stehen, verlor ich diese Fähigkeiten zurück in der Heimat komplett. Es waren zu viele Veränderungen auf einmal und ich brach in mir zusammen.

Meine Freundin Lotti war in dieser Zeit beständig an meiner Seite. Sie trocknete Tränen, führte endlose Gespräche über Zweifel am Leben und den Sinn, so etwas überhaupt noch ertragen zu müssen. Wo war der Sinn dahinter? Ich hatte den Menschen verloren, dem ich am meisten vertraute. Den Menschen, dem ich meinen letzten Augenaufschlag schenken wollte. Den Menschen, der der Krankheit ihre Grausamkeit genommen hatte. Warum ein gebrochenes Herz zu heilen versuchen, wenn es ohnehin bald aufhören würde zu schlagen? Ich würde mir so viel Leid ersparen, wenn ich dem jetzt ein Ende setzen würde. Warum Gefahr laufen, noch jemanden in so eine Verzweiflung zu treiben wie Luki? War ich überhaupt noch mehr als eine Belastung – finanziell und psychisch? Begleitet wurden diese Gedanken aber immer davon, was ich Luki damit antun würde, würde ich jetzt mein Leben beenden. Lotti ertrug mit einer Engelsgeduld diese Trauer, die mich eingenommen hatte. Sie brachte mich zum Lachen, lenkte mich in den richtigen Momenten ab. Weinte mit mir. Gab mir zu verstehen, dass sie an keinem Ort lieber war als an meiner Seite. Wir kennen uns seit den ersten Monaten im Studium. Ihr damaliger Freund Berni war mit Benji mein erster

Kontakt in Wien. Gemeinsam waren die zwei auch mit in die Staaten gekommen. Ich hatte mich so gefreut, die beiden auch in meinem Expeditionsteam zu wissen. Manchmal bereitete es mir mehr Freude, die Begeisterung der beiden für alles, was wir zu Gesicht bekamen, zu beobachten, als meine Aufmerksamkeit selbst auf die Wunderwelt zu richten. Lotti und ich hatten schon viele Höhen und Tiefen gemeinsam durchgestanden, uns voneinander entfernt und die Ruhe gehabt, uns wieder zu finden. Sie kann sich mit so viel Liebe Sachen widmen, wie ich es kaum von jemand anderem kenne. Ich hatte das Glück, dass sie in dieser Verzweiflung ihre ganze bedingungslose Herzlichkeit mir zukommen ließ. Sie nahm meine Hand und hielt sie auf dem Weg aus dem Strudel der Ängste, Schmerzen und Trauer.

Um diese Dunkelheit zu überwinden, musste ich neu lernen, mir zu verzeihen. Ich habe zu keinem Zeitpunkt mein Verhalten bereut, weil ich wusste, ich hätte nicht anders gekonnt. Ich würde wahrscheinlich auch heute ähnliche Entscheidungen treffen. Das erschwert das Verzeihen, weil man sich die Reaktion einer*eines anderen vorwirft, nicht aber das eigene Verhalten. In dieser Zeit traten neue Menschen in mein Leben, die mir maßgeblich bei der Neusortierung meiner Gedanken helfen sollten. Barbara, meine Therapeutin, und Udo, den ich über die Arbeit an diesem Buch kennenlernte. Es war keine Diskussion nötig, damit mir klar wurde, dass professionelle Hilfe sinnvoll wäre. Ich hatte auch schon zu Beginn der Erkrankung einen Psychologen aufgesucht. Einen ganz wundervollen noch dazu: Georg Fraberger. Wir hatten ein Jahr in einem Chor gesungen, und als ich ihn kurz nach der Diagnose anrief, nahm er sich sofort Zeit. Ich habe es geliebt, zu ihm zu gehen, selbst wenn ich nur vier Mal bei ihm war. Er hatte einfach eine wundervolle Ausstrahlung und Ansätze, die mich nachhaltig zum Lachen brachten. „Du musst lernen, es zu genießen, wenn dir jemand den Hintern abwischt!" Gut, so weit bin ich auch heute noch nicht, aber damit trifft er meine Lebenseinstellung ganz gut. Warum nicht das Schöne in der Scheiße sehen? Mit meiner neuen Therapeutin lerne ich vor allem, mit meiner Energie zu arbeiten. Wir machen viele Übungen, die an Meditation erinnern und meinen Fokus auf mich konzentrieren. Vor allem in den ersten Wochen nach den ganzen Neuheiten nutzte ich das zum Einschlafen. Vom nächtlichen Gedankenkarussell-Fahren wurde mir ohnehin nur übel. Barbara ist Palliativ-Psychologin und begleitet viele Menschen auf ihrem letzten Lebensweg, aber auch viele Angehörige. So kann ich viel von ihr lernen, auch über die Psyche meiner Begleiter*innen.

Bei Udo war es eine komplett unerwartete Hilfe. Ohne es zu beabsichtigen, ließ er mich die Wunder dieser Welt wiedersehen. Er nahm mich mit auf eine Reise: Gemeinsam würden wir über 1.000 Kilometer einen Jakobsweg wandern. Er mit seinen Füßen, ich in Gedanken dabei. Jeden Abend traf ein Brief von ihm ein, der unendlich viel Hoffnung auf Leben in sich trug. Ich sah die Welt durch seine Augen und sie war schön. So frei von Bewertungen und voll Humor. Ich konnte meine Welt vergessen und ein wenig Unbeschwertheit genießen. Es war der Anfang. Udo zeigte mir dahingehend noch ganz andere Perspektiven auf. Ich war der Meinung gewesen, würde ich mich selbst nicht aufgeben, würden es auch andere nicht tun. Dieses Weltbild war nun zerstört. Aber im Endeffekt kann ich immer nur Impulse geben. Ich kann die Empfindungen meiner Mitmenschen nur bedingt auffangen. Wie sagt mein Papa immer so schön: „Der Empfänger macht die Botschaft." Ich kann viel tun, um die Botschaft meiner Intention entsprechend abzusenden. Das Ergebnis bestimme aber nicht mehr ich. Es bildet sich in der*m Empfänger*in basierend auf vielen Faktoren. Meine Reaktion obliegt dann wieder mir. Für mich bedeutet das, die Menschen ziehen zu lassen, die meine Situation als Belastung empfinden, und sie nicht mit einem schlechten Gewissen davonzuschicken.

Die schönen Momente wurden wieder mehr. Benji und Stephan besuchten mich öfter in Bayern und machten Ausflüge mit mir. Die zwei waren Balsam für meine Seele. Mein Bruder, der schon immer mein Held gewesen war, besuchte mich noch öfter mit seiner wundervollen kleinen Familie. Michi organisierte mir einen Ort, an den ich kommen konnte, wenn ich Wien besuchen wollte. Bei seinem Freund Axi. Es ist unbeschreiblich, wie dieser und seine unheimlich liebe Familie mich aufnahmen, als wäre ich schon immer da gewesen. Auch heute noch kann ich es kaum glauben, wie wahnsinnig nett Menschen sein können. Den Abschluss bei meinem Weg aus dem Tunnel machte dann der Besuch bei Thoha. Er ließ mich durchs heilsame Meer treiben, überlegte sich eine Überraschung nach der anderen, ohne überhaupt zu wissen, wie schlecht es mir ging, tauchte mit mir zu den Riffhaien und war einfach da. Nach dem Urlaub waren die Wunden verheilt, die mir ein Pfleger vorher unabsichtlich zugefügt hatte. Ich konnte wieder aufrecht sitzen, und ich konnte akzeptieren, dass mein Leben nun anders weitergehen würde. Natürlich verschwinden die Schmerzen nicht einfach, aber man lernt, damit zu leben. Die Krankheit lehrt, loszulassen, neue Wege zu denken und sie zu gehen. Es werden noch viele Tiefen und Abstürze kommen. Das habe ich bereits akzeptiert.

Das *Akzeptieren* ist auch die fünfte und letzte Phase. Akzeptieren, dass man früher gehen muss als gedacht. Akzeptieren, dass das Leben zu Ende geht – mein Leben geht zu Ende. Für mich heißt das in diesem Fall, akzeptieren, dass ich weniger Einfluss, aber auch weniger Verantwortung habe als gedacht. Der Tod kommt, wann er eben kommt. Ich muss nicht darüber verhandeln. Es ist in Ordnung, manchmal daran zu verzweifeln, und vielleicht sollte ich mir auch manchmal erlauben, wirklich wütend auf diese Krankheit zu sein. Mal sehen. Wie gesagt – die Krankheit ist ein Bildungsprozess und ich kann noch sehr viel lernen. Vielleicht sehe ich die Welt in einem halben Jahr schon ganz anders. Diese fünf Phasen zu kennen, hilft etwas, einzuordnen, was man gerade durchmacht. Dieses Modell von Kübler-Ross ist nicht als streng nacheinander folgend zu sehen, sondern eben als Prozess, der sich immer wieder wiederholen kann und dessen Teile ineinander übergehen oder sich auch überspringen können. Das ist höchst individuell. Ich betrachte diese Beschreibung wie das Meer, das auf die Brandung trifft. Manche Wellen prallen mit einer unglaublichen Wucht an den Felsen, andere schwappen sanft dagegen und manche kommen gar nicht an. Alle sind Teil des großen Ganzen und tragen so viel Leben in sich. Jede Welle nimmt Einfluss auf den Felsen, ohne es zu wollen. Manche kommen wieder, aber sie erscheinen in einem anderen Licht. Das eine oder andere Wassermolekül, das Teil einer großen Welle war, verdampft einfach und bleibt trotzdem Teil der Geschichte. Der wundervollen Geschichte des Lebens.

Und für diejenigen, die es noch nicht wussten: Saltwater heals everything!

Luki

Kurz über mich und diesen Text

Hallo, mein Name ist Lukas. Ich bin Saris Exfreund und war mit ihr von Februar 2014 bis Jänner 2019 in einer Beziehung. In diesem Text darf ich euch meine Erfahrungen durch die schwere Erkrankung von Sari erzählen. Die folgenden Kapitel sind nach Themen geordnet und daher nicht chronologisch. Damit ihr euch zurechtfindet, möchte ich dennoch eine kurze Chronologie der Ereignisse geben, damit ihr beim Lesen der Kapitel auf diese Chronologie zurückgreifen könnt.

Der folgende Text beginnt im Jahr 2016 mit dem Kapitel „Die Diagnose" und die darauffolgenden medizinischen Ereignisse im Kapitel „Zwischen Hoffnung und Realität". Im Jahr 2016 wohnte ich getrennt von Sari, da ich meinen ersten Job bei einer Unternehmensberatung in Frankfurt am Main angefangen hatte. Die Auswirkungen des Krankheitsverlaufes und die dadurch notwendige Pflege im Zeitraum von Anfang 2017 bis Ende 2018 beschreibe ich primär im Kapitel „Sari gibt nicht auf und lebt" und „Freund und Pfleger sein". In diesen Zeitraum fallen auch die großen Reisen nach Island (2017), Kanada (2017) und in die USA (2018). Im Jahr 2017 kehrte ich auch nach Wien zurück und konnte einen Großteil der Pflege für Sari bis Ende 2018 übernehmen.

Im Kapitel „Das härteste Gespräch meines Lebens" beschreibe ich unsere Trennung im Jänner 2019, für welche ich verantwortlich bin. Im März 2019 war mein erster Arbeitstag nach der großen USA-Reise, wofür ich von November 2018 bis inklusive Februar 2019 in Karenz war. Dieser erste Arbeitstag hatte jedoch einen anderen Ausgang, als man normalerweise erwartet.

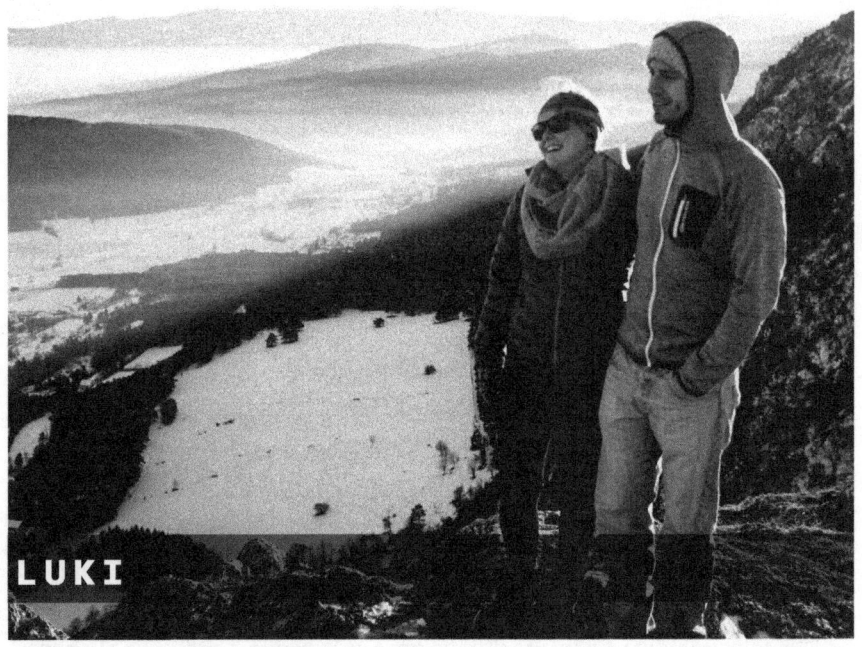

LUKI

ALTER --- immer im besten
BERUF --- Unternehmensberater
UNSER BEZIEHUNGSSTATUS --- die Liebe meines Lebens ... bis jetzt!
WIE LANGE KENNEN WIR UNS --- immer schon, viel zu lange
WIE HABEN WIR UNS KENNENGELERNT --- im Rausch, der Gefühle
WAS WAREN DEINE ERSTEN WORTE ZU MIR --- Hey Caro, was machst du hier? Ich hab dich doch grad noch drinnen gesehen.
WARUM ICH DICH IN MEINEM LEBEN NICHT VERMISSEN WILL --- Mit dir waren auch die dunkelsten Stunden lustig.
DEINE REAKTION AUF MEINE DIAGNOSE --- Alles wird gut!
EINE SCHÖNE ERINNERUNG AN UNS --- als wir uns mit einer Currywurst gemeinsam von Frankfurt verabschiedet haben

Dieser Ausgang ist auf den Zeitraum von 2016 bis März 2019 zurückzuführen. Dies beschreibe ich im Kapitel „Der Zusammenbruch". Hier beschreibe ich auch Bestandteile meines Lebens außerhalb von Sari und meiner Beziehung, die für dieses Kapitel von Relevanz sind. Im abschließenden Kapitel „Bedeutung" fasse ich die für mich wichtigsten Erkenntnisse zusammen und wie diese mein Leben beeinflusst haben.

Ich wünsche eine interessante Leseerfahrung aus einer nicht alltäglichen und recht herausfordernden Situation für einen unter 30-jährigen Wiener.

Die Diagnose

Es war ein normaler Arbeitstag. Ich saß in einem Meeting in Frankfurt und wir diskutierten eine Projektaufgabe, als ich die wohl folgenreichste Nachricht meines Lebens von Sari erhielt: „Diagnose: ALS". Ich las unbekümmert in Wikipedia nach, und nachdem ich die wichtigsten Informationen verarbeitet hatte, bildete sich eine ganz klare Botschaft in meinem Hirn: FUCK!

> „Die amyotrophe Lateralsklerose ist nicht heilbar. Der Schwerpunkt der Therapie liegt auf einer Linderung der Symptome und psychologischen Betreuung ... Der Tod tritt häufig infolge von Lungenentzündung ein ..."

Sari, meine Freundin, hat gerade ihr Todesurteil übermittelt bekommen. Sie sitzt allein in ihrer Wohnung in Wien und ich hock in einem scheiß Meetingraum in Frankfurt. Nicht so toll!

Ich dachte ein Jahr lang, dass Saris neurologische Probleme an der Hand auf einen Fahrradsturz und eingezwickte Nerven zurückzuführen wären, welche man mit einem einfachen chirurgischen Eingriff lösen könnte. ALS ist ein etwas anderes Kaliber. Ich antwortete per Nachricht „Wir machen das schon" und fuhr schnellstmöglich nach Bayern, da Sari auf dem Weg zu ihren Eltern war.

Wie man sich dabei als Freund fühlt? Jubel und Freude waren jedenfalls nicht dabei. Ich wollte für Sari da sein und helfen. Ich habe einfach gesagt

„okay, das ist eher orsch ... aber wir machen das schon". Und dann bin ich in ein unvorhersehbares Abenteuer gestartet, um für Sari da zu sein!

Sari wäre nicht Sari, wenn ihre Situation nicht noch eine spezielle Würzung hätte. Ich glaube, jede*r stimmt zu, dass die Diagnose ALS mit 24 Jahren eine*n im Leben deutlich ins Schlingern bringen kann. Doch das Leben hatte für Sari anscheinend schon Trainingseinheiten vorgesehen. Mit 18 Jahren eine Brustoperation wegen eines Knotens. Und im Jahr, als wir zusammenkamen, wurde Sari mit 22 Jahren die halbe Schilddrüse entfernt, da sich die Schilddrüse überlegt hatte, so groß wie ein Muffin werden zu wollen. Gott sei Dank ein gutartiger Muffin. Sari hatte somit schon „Erfahrung" mit potenziell tödlichen Krankheiten. Nach diesen zwei Erlebnissen fragte sie sich, was wohl als Nächstes kommen würde. Und aller guten Dinge sind drei ... ALS ... Jackpot! Sari hatte eigentlich auf einen Hirntumor getippt. Na ja, man liegt bekanntlich nicht immer richtig.

Wenn ich versuche, all das in meinem Hirn zu verarbeiten, und in Erinnerung an Saris Reaktionen, die ich miterleben durfte und über die ich folgend auch schreiben werde, dann komme ich immer wieder zu einer Erkenntnis: Sari ist der stärkste Mensch, den ich kenne.

Zwischen Hoffnung und Realität
(Ärzt*innenbesuche, Schweiz, Alternativmedizin)

In den Folgewochen nach der Erstdiagnose absolvierten wir mehrere Ärzt*innenbesuche, um weitere Meinungen einzuholen. Sari musste dabei immer wieder die wohl härtesten Momente zwischen Hoffnung und Realität durchmachen. Gespräch mit den Ärzt*innen, Untersuchung, Warten im Wartezimmer und dann zur Diagnosebesprechung. Ich kam mir vor wie in einem Film. Man sitzt vor den Ärzt*innen und hat innerlich eine unvorstellbare Anspannung. Bestätigt die*der Ärzt*in diesen Schicksalsschlag oder erlöst sie*er Sari von dieser Höllendiagnose? Leider war der Inhalt dieser Ärzt*innenbesuche immer: „Frau Braun, leider müssen wir Ihnen die Diagnose ALS bestätigen."

In diesen Momenten schien sich die Welt zu verlangsamen und die gesamte Brutalität dieses Satzes auf Sari einzuschlagen. Man konnte nichts anderes tun, als Sari die Hand zu halten, sie zu umarmen und da zu sein. Denn die Ärzt*innen bestätigten Sari, dass ALS sie schrittweise zu einem Pflegefall machen wird und die Krankheit auch noch tödlich ist. Diese Momente kann man in einem Wort zusammenfassen: ORSCH! Als weitere zusätzliche Würzung der Situation kam die Erkenntnis, dass Sari als Frau und mit 24 Jahren eine ziemlich massive statistische Ausreißerin ist ... die Wahrscheinlichkeit ist geringer als ein Lottogewinn ... toll!

Wenn man merkt, dass Fachärzt*innen bei diesen Gesprächen offensichtlich emotional mitgenommen sind, wird die Intensität und Außergewöhnlichkeit dieses Moments verstärkt. Das finde ich gut, denn es bedeutet, dass nur eine geringe Anzahl von Menschen mit dieser Situation konfrontiert ist.

Mit den Worten „tödliche Krankheit" schwingt unausweichlich die Frage „Wie lange noch?" mit. Wenn man Ärzt*innen mit dieser Frage konfrontierte, kam unisono die Rückmeldung, dass man es im Falle von Sari nicht sagen könne, da hier eben die statistische Erfahrung fehle. Dadurch erzeugt das Gehirn Fragestellungen, die ich tendenziell in die Kategorie fundamental einreihen würde. Macht das Leben in Saris zukünftigem Zustand Freude? Wünscht man ihr, dass sie als Pflegefall lange lebt oder dass es schnell vorbeigeht? Was wünscht man sich selbst und anderen Angehörigen?

Was ich mich allerdings nie intensiv gefragt habe: Was ist der Sinn des Lebens? Das war und ist für mich klar: ein glückliches Leben führen und sich darüber freuen, auf der Welt zu sein. Bewusst ist mir natürlich, dass es nicht leicht herauszufinden ist, was einen glücklich macht. Ich habe mich auch nie gefragt: Warum hat es Sari erwischt? Diese Frage habe ich für mich relativ rational und kalt beantwortet. Die Wahrscheinlichkeit bestimmter Ereignisse schlägt in beide Richtungen: Glück und Pech. Sari hat leider die medizinische Orschkarte gezogen. Ein Bestandteil dieser Karte ist, dass die Medizin aktuell zu wenig über die Krankheit ALS weiß und man von Therapie oder Heilungsmöglichkeiten noch weit weg ist. Wir waren somit mit folgender Tatsache konfrontiert:

Sari hat eine tödliche Krankheit. Die Medizin kann nicht wirklich was machen. Man möchte es nicht wahrhaben und sucht nach Hilfe. Wer bietet diese Hilfe an? ALTERNATIVMEDIZIN! Ich stand den alternativmedizinischen Maßnahmen mit einer kritischen Grundhaltung gegenüber. Der geniale behandelnde Arzt von Sari sagte ihr, dass er es menschlich nachvollziehen kann, wenn sie Alternativmedizin aus Hoffnungsgründen ausprobiert. Jedoch bat er eindringlich darum, ohne Abklärung mit ihm keine medizinischen Experimente (zum Beispiel Stammzellenbehandlung) durchzuführen oder sich in Schulden zu stürzen. Denn trotz jeglichen Hoffnungsschimmers, der durch Alternativmediziner*innen erzeugt wird, muss man sich eins klar machen: Die Wahrscheinlichkeit, dass die Alternativmedizin diese Krankheit heilt, ist eher als gering einzustufen. Und wenn man sich dann noch in ein finanzielles Fiasko stürzt, hat man und/ oder die Angehörigen eine große Sorge mehr. Ich würde nach unseren Erfahrungen jeder*m Fremden in einer ähnlichen Situation abraten, Alternativmedizin auszuprobieren – vor allem, ohne die medizinischen Auswirkungen abzuklären und wenn sie mit hohen Kosten verbunden ist. Was die Alternativmedizin geleistet hat, war Ablenkung durch einen „Behandlungsplan". Sari und wir Angehörigen hatten eine To-do-Liste, die wir abarbeiten konnten. Die Wirkung auf Saris Gesundheit war bestenfalls neutral und es kostete Geld.

Zugegebenermaßen hatten die Therapien auch humoristische Bestandteile, wie Darmspülungen mit Kaffee ... was ich natürlich mitausprobiert habe ... obwohl ich eigentlich sonst nur Kakao trinke! Aber auch weniger spaßige Bestandteile wie eine reine Rohkosternährung ... was ich nur äußerst selten mitausprobiert habe. Ich kann Menschen in ähnlichen Situationen nur raten, ihr Geld dafür zu verwenden, der*dem Betroffenen schöne Momente zu ermöglichen. Zeit und schöne Erlebnisse zu finanzieren, sind aus meiner Sicht wertvoller, als Geld für hoffnungserzeugende Alternativmedizin auszugeben. ABER: Man kann es niemandem vorwerfen, wenn jemand diese hoffnungserzeugenden Angebote annimmt. Denn in der Situation um Leben und Tod ist Hoffnung ein mächtiges Gefühl.

Sari gibt nicht auf und lebt

Alkohol, Drogen oder Selbstmord. Jede*r hätte Sari verstanden, wenn sie nach dieser Diagnose gesagt hätte: „Okay. Das ist doch ein relativ klares Zeichen. Ich scheiß drauf! Schnaps, Heroin und dann bitte ab in die Schweiz!"

Ich wurde öfter gefragt, wie ich als Freund zu dieser Fragestellung mit der unumkehrbaren Konsequenz des Todes stünde. Wie würde ich reagieren, wenn Sari sich für Selbstmord entschiede? Habe ich Sari in eine Richtung beeinflusst? Habe ich als Freund oder Angehöriger ein Recht, mitzubestimmen?

Wir haben über dieses Thema gesprochen und Sari hat sich klar für das Leben entschieden. Obwohl ich Saris Freund war, sah ich mich dennoch nicht in der Lage, mit Sari darüber zu diskutieren, sie durch meine Meinung in eine bestimmte Richtung zu lenken. Obwohl ich Sari so nahestand wie wahrscheinlich wenige andere und die Situation live und mit voller Wucht miterlebte, konnte ich mich nicht in sie reinversetzen, um zu versuchen, die Frage aus ihrer Sicht zu beantworten.

Ich konnte mich nicht nur nicht in Sari hineinversetzen, ich sah mich auch persönlich nicht im Recht, Sari hier irgendwie zu beeinflussen. Sari hat leider diese Krankheit. Sari muss diese scheiß Situation ausbaden. Natürlich sind auch Angehörige davon betroffen und es ist keine leichte Situation. Dennoch muss ich die direkten Konsequenzen dieser Krankheit nicht am eigenen Körper erleben und in meinem Kopf verarbeiten. Diese Konsequenzen trägt nur Sari. Diese Konsequenzen sind so elementar und lebensverändernd, dass ich jede Entscheidung von Sari hingenommen hätte. Hätte sie mit voller Überzeugung und nach mehrmaligem Durchdenken gesagt: „Lukas, ich möchte so nicht mehr leben", dann hätte ich es akzeptiert und nicht dagegen agiert.

Die Krankheit löst jedoch ein „Problem": längere Planung. Denn sie verläuft in unvorhersagbaren Stufen und stellt Sari immer vor neue Herausforderungen ... oder, wie wir es genannt haben, „Überraschungen dieser tollen Krankheit". Man lernt somit, äußerst flexibel und situationsangepasst zu leben. Daraus ergibt sich jedoch auch die Tatsache, dass sich Sari die elementare Frage „Möchte ich mit dieser Diagnose weiterleben?" nicht nur einmal gestellt hat, sondern durch neue Einschränkungen immer wieder damit konfrontiert wurde. Das erste große, von außen erkennbare Symbol des Krankheitsverlaufs war der Rollstuhl. So lange wie möglich wurde er hinausgezögert, denn es war klar, sobald er einmal da war, würde er nicht mehr verschwinden. Es kam jedoch der Zeitpunkt, an dem der fehlende Rollstuhl das alltägliche Leben von Sari sehr beeinträchtigte, da der Bewegungsradius aufgrund des nicht extrem schnellen Gehtempos doch sehr eingeschränkt war. Sari hat dann entschieden, dass ein Rollstuhl notwendig ist. Doch sobald sie sich dafür entschieden hatte und der Rolli da war, hat Sari sofort das Beste aus der Situation gemacht und die Vorteile wertgeschätzt. Wir konnten wieder Ausflüge mit längeren Strecken machen und so den Bewegungsradius und die Aktivitätsmöglichkeiten ausbauen. Der Mitarbeiter des Elektro-Rollis wurde von Sari mit völlig neuen Fragen konfrontiert, nämlich ob man diesen auch abseits der Straße fahren und Berge erklimmen kann.

Genau bei diesen Momenten und Fragen tritt Saris große Stärke zutage. Nämlich zu unterscheiden, was man beeinflussen kann und was nicht. Und dann mit voller Energie aus einer unveränderlichen, negativen Situation das Maximum an positiven Erlebnissen rauszuholen. In solchen Situationen wurde mir eines ganz klar: Es kann im Leben viel Schlimmes passieren, genauso wie viel Gutes passieren kann. Das muss man hinnehmen und akzeptieren. Nur wenn man in negativen Situationen, die von externen Umständen vorgegeben sind, nicht versucht, Glücksmomente zu erleben, dann hat man schlicht und einfach keine Glücksmomente. Sari hat mir gezeigt, dass man immer versuchen sollte, Glück zu empfinden. Denn ansonsten hat man einfach keine Glücksgefühle, dann ist einfach alles negativ. Das ist zwar leichter, da man dafür nichts tun muss ... nur glücklich wird man davon nicht. Und Glücklichsein ist einfach schön! Jeder Moment, wo Sari gelacht und sich gefreut hat, ist jeden Einsatz von ihr und anderen wert. Von diesen Momenten gab und gibt es Gott sei Dank viele!

Im Jahr 2017, ein Jahr nach der Diagnose, machten wir uns auf den Weg zu zwei großen Abenteuern. Drei Wochen Island mit Freunden und drei Wochen Kanada/Alaska mit Saris Papa. Und im Jahr 2018 dann die große 12.000 Kilometer USA-Reise mit Camper und Freund*innen. Großartige

Reisen mit großartigen Erlebnissen und Sari Brown als Kämpferin! Die Reisen waren für Sari kein Wellnessurlaub. In Island haben wir immer im Zelt geschlafen und das Wetter ist dort bekanntlich nicht sehr karibisch. Durch den Krankheitsverlauf hat die Kälte und Nässe Sari deutlich mehr zugesetzt als früher.

Wir hatten unfassbar tolle Erlebnisse und sahen die unterschiedlichsten Landschaften der USA. Natürlich musste auch ein Las-Vegas-Besuch dabei sein. Der liebe Joni hatte dabei seinen Viva-Las-Vegas-Moment: Als er komplett glücklich nach einem großartigen Abend im Casino gerade Richtung Hotel ging, blieb ein Auto neben ihm stehen. Joni fragte sich, ob er ihnen helfen könne. Aber die zwei Autofahrer brauchten gar keine Hilfe. Stattdessen haben sie Joni um sein Handy und Geldbörsl gebeten. Und ihm eine Waffe an den Kopf gehalten. VIVA LAS VEGAS! Als wir am nächsten Tag bei der Polizei waren und dort erklärten, dass wir die Polizei nicht angerufen hätten, fragten diese Joni: „Don't you have a police in Germany?" Wir antworteten, in Deutschland gebe es schon eine Polizei, wir hätten aber gedacht, in Vegas sei es normal, mit einer Waffe überfallen zu werden, und es sei ja nichts Schlimmeres passiert. Daraufhin schauten uns die Polizist*innen mit einem aussagekräftigen Gesichtsausdruck an. Sie meinten dann diplomatisch: „No, it is not normal to get robbed with a gun at your head!" Zum Abschluss bekamen wir dann sogar einen original Las Vegas Police Department Patch geschenkt. Es ist immer wieder toll, kulturelle Unterschiede kennenzulernen! Das Geschenk der Polizist*innen überraschte uns. Sari meinte, dass es sicher wegen ihr gewesen wäre, da sie Mitleid gehabt hätten. Das kann gut sein. Es gab oft Situationen, wo ich den Eindruck hatte, dass die Leute Sari ein bisschen wie ein Kind behandelten. Die wenigsten Fremden glaubten auch, dass wir ein Paar sind. Einmal war Sari meine Schwester und einmal sogar meine Tochter. Die meisten Leute waren sich beim Aufeinandertreffen mit Sari einfach unsicher, wie sie sich verhalten sollen. Sie wissen nicht, wie man mit dieser Situation umgeht. Aber eigentlich hatte dieses Verhalten der Menschen etwas Schönes und Positives an sich und Sari konnte darüber lachen ... und immerhin konnte Joni auf der restlichen Reise „Officer Joni" sein. Toll!

Joni war einer von sechs Freund*innen, die uns abschnittsweise begleiteten. Wir fuhren mit einem Wohnmobil insgesamt 12.000 Kilometer von Denver, Colorado, und endeten in der absoluten Verkehrshölle von Los Angeles. Es war eine geniale Reise, für mich aber auch etwas anstrengend. Sari benötigte 24 Stunden Pflege am Tag, wir fuhren viel mit dem Auto, machten Ausflüge und verköstigten uns im Wohnmobil. Joni und alle anderen Freund*innen haben mich im Reisealltag sehr unterstützt, da sie gekocht und Sari beim Essen geholfen haben. Sari war wieder extrem tapfer, da im Wohnmobil nicht sehr viel Platz war und es nicht auf pflegebedürftige Personen ausgerichtet war. Duschen und aufs WC gehen ging zwar, aber es war relativ aufwendig. Leider hat Sari gegen Ende der Reise im Wohnmobil schlecht geschlafen und konnte dadurch oft nicht durchschlafen.

Sari hat nie über irgendwas gesudert, sondern war einfach glücklich, dass sie das alles erleben durfte! Einer der für mich imposantesten und Augen öffnenden Aussagen von Sari war folgende: Natürlich ist die Krankheit schrecklich. Dennoch bin ich mir bewusst, dass ich trotz allem unfassbares Glück innerhalb dieses Schicksalsschlags habe. Ich bin in einer wohlbehütenden und liebenden Familie geboren. Ich habe ein geniales soziales Umfeld mit vielen intensiven Freundschaften, die mir großartige Erlebnisse bieten, und ich darf in Bayern und Wien (der großartigsten Stadt der Welt; Anm. des Autors) leben!

Ich möchte hiermit meine große Dankbarkeit gegenüber unserem Sozialsystem aussprechen, da mir dieses ermöglichte, dass ich Sari in die USA begleiten konnte. Meine Firma hat mich ohne Probleme freigestellt, auch dafür bin ich sehr dankbar! Nun wusste ich jedoch nicht, wie ich es organisieren kann, dass ich in der Karenzzeit versichert bin und zumindest ein gewisses Einkommen pro Monat habe, um meine laufenden Kosten zu decken. Ich hatte schon überlegt, ob ich, statt in Karenz zu gehen, nicht kündigen sollte – davor hätte ich meinen Arbeitgeber allerdings um einen neuen Vertrag mit Beginn nach der Reise gebeten und gleichzeitig versucht, mit dem AMS für die Reisedauer eine Ausnahmeregelung aus humanen Gründen zu vereinbaren, damit ich nicht laufend zu Terminen in Wien müsste, um versichert zu sein und Arbeitslosengeld zu erhalten. Dann stieß ich per Zufall auf die neu eingeführte „Pflegehospizkarenz". Diese Karenzform ist dafür da, dass Arbeitnehmer*innen Zeit mit einer*m todkranken Angehörigen verbringen können. Während dieser Zeit ist man versichert und bekommt Karenzgeld in Höhe des Arbeitslosengeldes! Als ich dies mit einem Mitarbeiter des Sozialministeriums abgeklärt und mit minimalem bürokratischem Aufwand abgewickelt hatte, bedankte ich mich mehrmals aus tiefstem Herzen bei ihm. Ich habe hier das erste Mal ganz bewusst erfahren, was für ein Geschenk es ist, in Österreich zu leben. Danke an alle Politiker*innen, Beamt*innen und Menschen unserer Gesellschaft, die so ein humanes soziales Netz erschaffen haben. Ich hatte wirklich das Gefühl, dass man bei uns in Extremsituationen nicht allein gelassen wird. Darauf können wir als Österreicher*innen stolz sein, denn so was ist keine Selbstverständlichkeit!

Zum Abschluss dieses Kapitels darf noch erwähnt werden, dass Sari neben diesen Reisen zusätzlich dieses Buchprojekt initiiert und umgesetzt hat, bei dem karitativen Verein Racing4Charity von Michi Strasser mitgeholfen hat und für jede*n, die*der sie um Rat fragt, als Lebensberaterin fungiert. Nicht umsonst gibt es den Spitznamen „Sarah Reflexion Braun".

Freund und Pfleger sein

Nach der Erstdiagnose und weiteren Ärzt*innenbesuchen im Sommer 2016 wechselte ich Anfang 2017 den Job, wodurch ich zumindest am Wochenende in Wien sein konnte und unter der Woche in Frankfurt war. Ich habe es nicht ausgehalten, dass Sari in Wien war und ich von Frankfurt aus zuhören musste, welche körperlichen Überraschungen die Krankheit Sari lieferte. Langsam, aber sicher machte sich der fortschreitende Muskelabbau bemerkbar und Sari musste aus ihrer Wohnung ausziehen, da sie die Wohnungstür nicht mehr öffnen konnte. Michi bot ihr daraufhin an, dass sie zu ihm ziehen könne, da er oft zu Hause war und ein Zimmer frei hatte. Dafür bin ich Michi unendlich dankbar! Für mich war die räumliche Trennung auch unter der Woche bald jedoch nicht mehr erträglich, wodurch ich im neuen Job kündigte und Anfang April wieder in Wien war. Eine der besten Entscheidungen meines Lebens!

Ich konnte für Sari da sein und fühlte mich auch selber viel wohler, da mein ganzes soziales Umfeld in Wien ist. Außerdem ist es einfach nicht richtig, die lebenswerteste Stadt der Welt zu verlassen. Es kann ja dann nur schlechter werden, vor allem wenn man auch noch Wiener ist. Ich fand in Wien einen neuen Job, der jedoch erst im Oktober 2017 begann. Also genug Zeit für Erlebnisse mit Sari. Wenn Sari in Wien war, war ich fast immer bei ihr in der WG. Wenn Sari in Bayern oder der Schweiz war, versuchte ich, sie so oft wie möglich zu besuchen. Wir machten Pläne für den Sommer, die in den zwei genialen Reisen nach Island und Kanada mündeten.

In dieser Zeit ab April 2017 gab es immer wieder Schübe der Krankheit, wodurch Sari mehr Unterstützung im Alltag benötigte. Begonnen hat es mit alltäglichen Kleinigkeiten wie Schuhe und Gewand anziehen, einkaufen gehen und Essen kochen. Uns war bewusst, dass dies jedoch nur die Anfänge des Unterstützungsbedarfs waren, und wir erkannten, dass ich eine neue Rolle übernahm: Ich war nun Freund und Pfleger.

Sari und ich sprachen über diese Situation und als Sarah Reflexion Braun traf sie sofort den kritischen Punkt. Die Rolle des Pflegers kann die Rolle des Freundes dominieren und gefährden. Wir waren uns dieses Risikos bewusst und beschlossen, dass ich ab einem gewissen Zeitpunkt aus der Rolle des Pflegers raus sollte.

Ein „Vorteil" von ALS ist die Unplanbarkeit. Die Krankheit verläuft in Schüben und es ist immer eine Überraschung, welche Neuerungen sie für Sari zu bieten hat. Gefühlt beschleunigte sich die Krankheit nach der Diagnose ab Sommer 2016. Anfänglich brauchte Sari nur punktuell für einzelne Tätigkeiten Unterstützung, wie anziehen oder einkaufen. Dabei konnte Sari mehrere Stunden allein sein, solange man für alle Bedürfnisse wie beispielsweise Essen und Trinken vorgesorgt hatte. Die Situation verschlechterte sich in Schüben mit der Tatsache, dass Sari ab Mitte 2018 eine 24-Stunden-Betreuung benötigte. Ich hatte das Glück, dass ich meiner Arbeit den Großteil der Zeit von zu Hause aus nachgehen konnte, wodurch ich gleichzeitig arbeiten und für Sari da sein konnte.

Wenn mich Leute fragten, wie es ist, Sari zu pflegen, hatte ich eine makabre, aber leider treffende Beschreibung: „Es ist wie ein XXL-Baby zu haben, nur, dass es leider umgekehrt ist wie bei einem Baby und Sari körperliche Tätigkeiten verlernt, statt selbstständiger zu werden." Neben Tätigkeiten wie anziehen, beim Essen helfen oder tragen gab es natürlich sehr intime Tätigkeiten wie duschen, Körperhygiene und aufs Klo gehen.

All das war für mich jedoch absolut kein Problem. Ich bin alles andere als haglich[10] und das Schamgefühl ist bei mir auch nicht sehr ausgeprägt. Davon kann Sari ein Lied singen, als sie mir meinen Hintern ausduschen durfte, weil dort ein zentimetergroßes Loch prangte, wo kurz zuvor eine Riesen-Eiterblase chirurgisch entfernt worden war. Das sind Momente, die eine Beziehung spannend machen. Beim Roten Kreuz war ich außerdem mehrere Jahre als Sanitäter tätig und habe schon oft Menschen aus unangenehmen, intimen Situationen herausgeholfen. Und meine Zeit als Bestattungsmitarbeiter hat meine makabre, humoristische Seite sicherlich auch geprägt. Sonst bin ich auch eher ein Mensch, der gerne lacht und sich selbst nicht zu ernst nimmt.

Daher habe ich alles, was notwendig war, einfach gemacht und konnte Sari somit helfen. Was jedoch noch viel wichtiger als die rein physische Pflegetätigkeit war, war der Umstand, dass ich die Pflege oft humoristisch durchgeführt und kommentiert habe, sodass Sari dabei gelacht hat. Und nichts war besser, als wenn Sari lachen konnte. Natürlich war es nicht leicht, handwerklich richtig zu pflegen. Ich hatte schließlich keine Pflegeausbildung und so machte ich anfänglich viele Fehler, die mir sehr leidtaten. Aber mit der Zeit kam ich in Übung und entwickelte eigene Techniken, um Sari bestmöglich zu unterstützen. Diese physische Komponente des Pflegens ist nicht zu unterschätzen.

Neben der physischen, handwerklichen Ebene des Pflegens gibt es natürlich auch die emotionale Ebene. Immerhin habe ich meine Freundin intensiv gepflegt und hautnah miterlebt, wie Sari, ein junger, lebensfroher Mensch, durch eine Krankheit ihre körperlichen Fähigkeiten verliert und einen wahrscheinlich viel zu frühen Tod sterben wird. Ich wurde immer

---

10 „haglich" ist Wiener Mundart und bedeutet, dass man empfindlich, heikel, wählerisch oder schwer zu befriedigen ist.

wieder gefragt, wie es mir dabei emotional ging. Es ging mir zum überwiegenden Großteil gut. Ich war live dabei und es gab immer was zu tun. Ich hatte selten Momente, wo ich schockiert oder stark traurig war. Einer dieser Momente war, als ich Sari in Island aus dem Zelt geholfen habe und wir bei Nieselregen und Kälte zum WC gegangen sind. Ich habe über das Wetter gesudert und gemeint, es wäre genial, wenn das Wetter schön wäre. Daraufhin hat mich Sari angeschaut und gesagt: „Einmal noch Abenteuer." Dieser Satz hat mich tief berührt. Mir wurde klar, wie unwichtig es war, dass es gerade regnete. Und wie genial es war, dass wir unter diesen Umständen in Island sein konnten.

Natürlich ist die Situation grundsätzlich negativ. Könnte ich zaubern, würde ich Sari heilen und die Pflege dadurch nicht notwendig machen. Ich habe mich früher immer gefragt, wie es Menschen bei solchen extremen Schicksalsschlägen geht. Ich habe mir vorgestellt, dass sie in solchen Situationen immer traurig, niedergedrückt sind und eine dunkle Wolke über ihnen schwebt. Aber so war es für mich nicht. Mir ging es emotional gut. Die Situation ist, wie sie ist, und ich habe mein Bestes gegeben, um zu helfen. Denn trotz der Traurigkeit der Situation kann man schlicht und einfach nicht dauernd traurig sein. So wie man auch nicht durchgehend lachen und fröhlich sein kann. Man lernt, mit der Situation umzugehen und durch sie zu lernen. Natürlich gab es immer wieder Momente, wo mich die Emotion gepackt hat. Meistens in Verbindung mit traurigen Liedern oder dem einen oder anderen Glaserl zu viel Wein. Momente also, wo ich zu unserem Alltag etwas Abstand und mein Hirn Zeit zur Verarbeitung hatte. Der Alltag war jedoch keine Tragödie, sondern eine zwar anstrengende, aber schöne und positive Zeit. Wenn mich jemand gefragt hat, wie ich diese Situation emotional aushalte, dann war der Grund für mich klar: Ich bin ein glücklicher und positiver Mensch! Ich mag mein Leben! Ich habe ein tolles soziales Umfeld und viele Dinge im Leben, die mir Spaß und Glück bereiten. Ich konnte für Sari in einer Extremsituation da sein und die Möglichkeit, ihr zu helfen, hat mir emotional gutgetan. Jemand anderem zu helfen und sie glücklich zu machen, hat mich selber zufrieden und glücklich gemacht. Zusätzlich konnte ich auch mein Leben so weiterführen, wie es mir gefiel. Natürlich anders als vor der Krankheit. Denn ab einem gewissen Zeitpunkt konnte und wollte ich Sari nicht mehr allein lassen, da mir das Risiko zu hoch war, dass ihr etwas passiert und sie dann hilflos ist. In den Zeiten, wo Sari jedoch woanders war, beispielsweise bei ihren Eltern oder in Behandlung, ging ich meinen Hobbys intensiv nach und umgab mich mit meiner Familie und Freund*innen.

Mir ging es zwar emotional gut, dennoch war ich mir der Intensität unserer Lage bewusst und ging daher Anfang 2017 einige Male zu einer Psychologin, um mir auch von professioneller Seite Ratschläge und Feedback zu holen. In solch einer Lage ist es gar nicht so einfach, eine*n passende*n Psycholog*in zu finden. Denn die Außergewöhnlichkeit und Heftigkeit unserer Situation ist auch für Psycholog*innen nicht alltäglich. Ich brauchte eine*n Psycholog*in, die*der mit solchen Extremsituationen Erfahrung hatte und mir adäquat helfen konnte. Hier war es ähnlich wie mit den Ärzt*innen bei der Diagnose. „Normale" Neurolog*innen, die sich nicht auf ALS spezialisiert hatten, waren von der Dramatik der Situation oft selbst mitgenommen. Dadurch entstand bei mir so etwas wie Mitleid mit den Ärzt*innen. Nur: Das ist nicht gerade etwas, was man in dieser Situation braucht. Man braucht eine*n Ärzt*in oder eine*n Psycholog*in, die*der in dieser „Liga" mitspielt und einfühlsam unterstützen kann, ohne selbst davon emotional mitgenommen zu sein.

Meine Psychologin hat mir vor allem durch eine Sache geholfen: Sie hat meine Erzählungen gut zusammengefasst und die Problematik auf den Punkt gebracht. Dadurch half sie mir, meinen Kopf zu sortieren. Darüber hinaus hat sie einen Satz gesagt, der sich leider als wahr herausstellen sollte: „Herr Holzer, ich mache mir bei Ihnen keine großen Sorgen, dass Sie für eine Depression anfällig sind. Durch Ihre charakterliche Grundstruktur, Ihr soziales Umfeld und Ihren aktiven Lebensstil machen Sie schon genau das, was man einem Depressiven als Therapie mitgeben würde. Sie sind eher der klassische Burnout-Kandidat, passen Sie also auf sich auf!" Im Nachhinein klingt es fast wie eine Prophezeiung.

Sari und ich haben die Rolle der*des Pflegebedürftigen und der*des Pflegenden öfters diskutiert – basierend auf unseren Erfahrungen, aber unabhängig von unserer spezifischen Situation. Wir waren überzeugt, dass dies für jegliche Pflegekonstellation gilt, vor allem in der Angehörigenpflege. Die Pflegerolle tendiert dazu, dominierend zu sein, und je intensiver die Pflege wird, desto mehr überstrahlt sie die anderen Rollen wie Angehörige*r, wie Freund*in, Eltern, Kind etc. Die Pflegesituation ist grundsätzlich nicht wünschenswert, da sie immer mit einer gesundheitlichen Beeinträchtigung einhergeht. Die zu pflegende Person will meist nicht gepflegt werden und die*der Pflegende will meist nicht pflegen. Ausnahmen bestätigen die Regel. Hierbei gibt es Komponenten, die Konfliktpotenzial erzeugen: die Dominanz der Pfleger*innenrolle, die grundsätzliche Negativität und Unfreiwilligkeit der Situation. Dazu kommt, dass pflegende Angehörige meist keine spezifische Ausbildung, keine jobbedingte emotionale Distanz zur pflegebedürftigen Person und keinen Arbeitnehmer*innenschutz mit gesetzlichen Ruhe- und Erholungszeiten haben. Durch diesen Mix besteht das Risiko der Überbelastung der pflegenden Angehörigen und/oder der Bildung von Aggression zwischen Pflegebedürftiger*m und Pfleger*in. Wenn Aggressionen und Überforderungen aufkommen und diese nicht thematisiert und gelöst werden, dann sind diese Zustände der potenzielle Beginn von Katastrophen in familiären Pflegebeziehungen. Wenn wir gehört hatten, dass eine pflegebedürftige Person durch eine*n pflegende*n Angehörige*n umgebracht wurde, so war das für uns der Extremfall der genannten Risiken. Wir konnten verstehen, warum so etwas geschieht, nur sollte es nie so weit kommen.

Um der Aggressionsbildung vorzubeugen, haben Sari und ich versucht, so gut wie möglich offen über unsere Emotionen zu sprechen. Ein klassisches Beispiel bei uns war, dass Sari sauer und aggressiv wurde, wenn ich sie nicht gleich verstanden hatte. Durch den Krankheitsverlauf werden nämlich auch die Gesichtsmuskeln abgebaut, was zu einer unverständlicheren Aussprache führt. Ich hatte dann zwei Optionen: Nachfragen und des Öfteren eine böse Reaktion erhalten, oder so tun, als ob ich es verstanden hätte, und hoffen, dass Sari nicht darauf kommt. Denn das hätte auch eine böse Reaktion hervorgerufen. Somit habe ich immer gesagt, wenn ich Sari nicht verstanden habe. Wenn Sari dann böse wurde, bin ich oft auch eingeschnappt gewesen, da ich ja versuchte, sie zu verstehen. Ich habe dann immer gesagt, dass es für uns beide besser wäre, wenn ich nachfragte und nicht so tue, als ob ich sie verstanden hätte. Denn das würde zum Großteil der Zeit nicht funktionieren. Die sofortige und aktive Ansprache dieses Problems hat uns beiden geholfen und eine potenziell aggressive Stimmungslage verhindert.

Neben diesen situationsbezogenen Risiken gibt es auch eine zweite Komponente: die energietechnische Überforderung der*des pflegenden Angehörigen. Denn man muss sich vor Augen führen, dass Pflegen eine harte körperliche Arbeit ist. Je intensiver der Pflegebedarf, desto anstrengender wird die Pflege. Am Anfang sind es leichte Unterstützungstätigkeiten, die situationsbezogen auf Nachfragen von Sari notwendig waren. Beispielsweise Schuhe binden oder das Essen schneiden. Im Krankheitsverlauf vergrößerte sich der Bedarf an Unterstützungstätigkeiten, die auch körperlich anstrengend wurden. Vor allem das Tragen von Sari und Ausgleichen der sich abbauenden Muskelkraft und des Gleichgewichtsinns war der physisch intensivste Part. Da ich jung und sportlich aktiv bin, hatte ich nur wenig Probleme mit der rein körperlichen Tätigkeit. Umso größer ist mein Respekt vor älteren pflegenden Angehörigen und beruflichen Krankenpfleger*innen geworden. Denn Pflegen ist körperliche Schwerstarbeit. Je weiter die Krankheit fortgeschritten ist, desto mehr muss man als Pfleger*in auch dauernd bereit sein, etwas zu tun und nicht mehr rein auf Zuruf relativ unregelmäßig und situationsspezifisch zu unterstützen. Diese dauernde Bereitschaft erzeugte in mir eine ständige Angespanntheit, damit ich sofort reagiere, wenn etwas notwendig ist. Hat die*der pflegende Angehörige keine Zeit, um sich zu erholen und sich selbst zu reflektieren, dann steigt das Risiko einer Überforderung stark an.

Das härteste Gespräch meines Lebens

Bevor wir Mitte Oktober 2018 in die USA abreisten, hatte ich die Möglichkeit, nach der Pflegekarenz per März 2019 in eine andere Abteilung zu wechseln. Diese andere Abteilung hängt thematisch mit meinem Start-up zusammen, wodurch ich diesen Themenbereich auch im Konzernumfeld kennenlernen würde. Diese Chance wollte ich unbedingt nutzen, nachdem ich das aufwendige Bewerbungsverfahren hinter mich gebracht hatte. Der Nachteil an dem neuen Job war, dass ich zwar in Wien wohnen, jedoch unter der Woche irgendwo in Europa mit Projekten beschäftigt sein würde. Somit beschlossen wir, dass Sari ab Anfang 2019 eine externe 24-Stunden-Pflege benötigen und ich diese ab dann nicht mehr durchführen würde.

Sobald dies feststand, diskutierten wir während der USA-Reise Saris zukünftige Wohnsituation, da eine externe Pflegekraft noch ein zusätzliches Zimmer bräuchte. Ende 2018 würde Michi von seinem Weltrekord-Abenteuer „ICE2ICE" zurückkommen und seine Wohnung als Arbeits- und Erholungsraum benötigen. Aus diesem Grund sagte Sari, dass sie mit der zusätzlichen Pflegeperson nicht mehr in dieser Wohnung wohnen möchte. Die externe Pflegekraft kommt aus Bayern, würde jedoch mit nach Wien kommen, damit Sari abwechselnd in Wien und Bayern wohnen könnte. Ich überlegte und zählte dann die Optionen, die mir einfielen. Als Basis gab es das Elternhaus in Bayern. Für Wien könnte man eine kleine Wohnung für Sari und ihre Pflegekraft suchen, eine Organisation anfragen, die betreutes oder rollstuhlgerechtes Wohnen anbietet. Dann hat mich Sari auf eine Tatsache aufmerksam gemacht: Ich habe nicht daran gedacht, dass ich aus meiner WG ausziehe, um mit Sari und der Pflegekraft in eine Wohnung in Wien zu ziehen. Das stimmte. An diese Option habe ich nicht gedacht und ich konnte es mir auch nicht vorstellen, als wir darüber sprachen. Dies sei sehr aussagekräftig, meinte Sari.

In der ersten Jänner-Woche war Sari in Wien und ich bei ihr. Sie hat berechtigterweise gefragt, wie wir uns nun ab März mit den neuen Umständen organisieren werden: dass ich einen neuen Job habe und Sari aus der WG mit Michi ausziehen wird. Ich musste mich daraufhin mit der Frage konfrontieren, wie ich mit unserer Beziehung aus einer langfristigen Perspektive umgehe. Darüber nachzudenken hatte ich bisher vermieden. Bisher war es auch nicht nötig gewesen, da immer etwas los war und ich Sari immer unterstützen konnte. Als ich mich mit dieser Frage beschäftigte, wurde mir bewusst, dass sich meine Gefühlslage wohl über einen längeren Zeitraum unbewusst geändert hat. Ich konnte Sari die Beziehungsrolle nicht mehr bieten. Es wäre nicht ehrlich von mir gewesen, wenn ich gesagt hätte, dass es für mich glückbringend wäre, den Großteil der Wochenenden nach einer intensiven Arbeitswoche bei Sari in Bayern oder in Wien zu verbringen. Neben dem Aspekt Zeit und Verantwortungsübernahme eines Freundes war auch der körperliche Aspekt einer Beziehung ein Thema. Es wäre unehrlich gewesen, wenn ich dieses zunehmende Bedürfnis verneint hätte. Mir wurde klar, dass ich gegenüber Sari nicht mehr ehrlich sein könnte. Dazu fühlte ich mich energietechnisch und emotional ausgelaugt. Gefühlt funktionierte ich noch mit meinen letzten Kräften. Für mich fühlte es sich so an, als ob ich an einer Grenze zwischen Fremd- und Selbstschutz angelangt war und eine harte Entscheidung treffen musste. Es fühlte sich wie in einem Bergsteigerfilm an, wenn man eine*n verletzte*n Freund*in zurücklässt, da das Risiko sonst hoch wäre, dass man es selbst nicht schafft. Das waren extrem hart zu verarbeitende Gedanken. Ich beschloss daher, dass ich mit Sari darüber sprechen müsse.

Am Abend, bevor Sari nach Bayern fuhr, habe ich mit Sari dieses härteste Gespräch meines Lebens geführt. Ich habe ihr erklärt, dass ich wegen dieser Gründe nicht mehr ihr Lebenspartner sein konnte. Es war die Hölle. Sari war so unfassbar verletzt und traurig. Ich erklärte ihr, dass ich sie trotzdem sehr lieb habe und nicht aus ihrem Leben verschwinden möchte. Nur die Rolle des Lebenspartners könne ich ihr langfristig nicht mehr bieten. Für Sari war das in diesem Moment natürlich einfach nur Bullshit. Sie war so arm und tat mir unendlich leid. Ich wollte ihr helfen, nur in dieser Situation konnte ich ihr nicht helfen. In dieser Situation war ich es, der ihr unfassbares Leid angetan hatte. Dazu kam noch, dass Sari mich nicht anschreien, herumtoben oder wegrennen konnte. Sie hat mich sogar pflegetechnisch noch gebraucht. Es war einfach die Hölle. Ich war so froh, dass Freundinnen zu Sari gekommen sind, während ich im Wohnzimmer gewartet habe. Einen Punkt kommunizierte ich immer wieder, nämlich dass ich für Sari weiterhin da sein möchte. Aber da ich der Orsch war, der sich getrennt hatte, richtete ich mich natürlich ganz nach Sari. Möchte sie mich weiterhin sehen, dann würde ich mich sehr freuen. Möchte sie das jedoch nicht, weil ihr es einfach nicht guttut, dann hätte ich dies natürlich zu akzeptieren und würde mich gänzlich zurückziehen.

Mir war auch bewusst, dass dieses Gespräch zu dem Zeitpunkt kam, als ich aus der Pflegerolle ging und nun ganz die Rolle des Freundes ausfüllen hätte können. Zu diesem Zeitpunkt trennte ich mich. Ich schaffte es leider nicht anders. Die Überwindung zu diesem Gespräch war für mich riesig, da ich Sari sehr wehtun würde, und das ist normalerweise das Letzte, was ich will. Ich musste das Gespräch aber führen, da ich mich an der Schwelle zwischen zukünftiger Ehrlichkeit und Unehrlichkeit sowie Selbst- vs. Fremdschutz befand. Sari fragte mich während des Gesprächs: „Aha, du bleibst also nur mit mir zusammen, wenn ich bald sterbe?" So hart es ist, lag Sari hier nicht falsch. Hätte es akute Anzeichen dafür gegeben, hätte ich mir die Frage, ob ich sie verlasse, natürlich nicht gestellt. Da es Gott sei Dank keine Anzeichen oder darauf hindeutende ärztliche Aussagen gab, konfrontierte ich mich mit dem Thema unserer Beziehung aus einer langfristigen, grundsätzlichen Perspektive. Mein Bruder fasste es für mich treffend zusammen: extreme Umstände, extreme Ereignisse, extreme Konsequenzen.

Am Tag nach unserem Gespräch wurde Sari dann nach Bayern gebracht und wir blieben in den nächsten Wochen via WhatsApp in Kontakt. Ich versuchte jedoch, wenig zu schreiben, da ich davon ausging, dass Sari meine, wenn auch nur digitale Präsenz nicht guttun würde. Anfang März trafen wir uns dann das erste Mal in Wien. Ich habe mich sehr darauf gefreut und noch mehr freute ich mich, als ich bemerkte, dass Sari mich nicht hasste und sich auch freute, mich zu sehen. Ich hoffte, dass dies der Anfang einer anderen Form von positiver Beziehung zwischen Sari und mir war.

Der Zusammenbruch

Überlastung – ein Begriff, dessen Bedeutung und Konsequenzen für mich erst wirklich klar wurden, als ich die physischen und psychischen Auswirkungen an mir spürte. Anfang März 2019 stieg ich nach der Karenz wieder in die Arbeit ein. Ich klappte meinen Laptop auf und dachte darüber nach, was in der neuen Stelle wohl so auf mich zukäme. Es kam etwas Überraschendes: Statt Mails oder PowerPoint-Folien zu lesen, rannte ich aufs Klo, spie zweimal Magenflüssigkeit aus und begann zu weinen. Sofort stieg in mir ein ganz starkes Gefühl auf, das von innen schrie: kein Stress, keine Verantwortung! Als ich so über dem Klo hing, dachte ich mir, dass mir mein Körper anscheinend etwas mitteilen möchte. Und das mit relativ deutlichen Signalen. Ich telefonierte mit einer Freundin, die meine Lebensumstände kannte und Psychiaterin ist. Sie sagte, ich dürfe diese Zeichen nicht ignorieren. Ich stimmte sofort zu, denn so etwas hatte ich noch nie erlebt. Wenige Minuten nach unserem Telefonat und ihrem Rat ging ich ins Wiener Allgemeine Krankenhaus (AKH) auf die Kriseninterventionsambulanz. Ich wollte wissen, ob ich spinne. Vielleicht sagen mir die Ärzt*innen und Betreuer*innen, dass ich mich zusammenreißen und einfach arbeiten gehen solle. Im AKH erzählte ich, was heute vorgefallen war, erzählte von Sari und was sonst noch in meinem Leben geschehen war. Die zusammengefasste Reaktion der Mitarbeiterin war: „Herr Holzer, Sie sind komplett kaputt. Das ist auch kein Wunder. Sie müssen jetzt sofort die Reißleine ziehen!" Als sie mir dies sagte, stiegen wieder sofort Tränen auf, als ob sie mir einen Spiegel vorhalten würde und ich nicht anders konnte, als der Wahrheit ins Auge zu sehen. Ich wurde zum praktischen Arzt geschickt, dieser schrieb mich sofort krank und dann ging es via Neurologin zum Psychiater. Eine Woche später hatte ich die Diagnose: Burnout.

Ich musste Ruhe geben, mein Stressniveau abbauen, aufarbeiten und mir ermöglichen, dass sich meine Batterie wieder auflädt. Die Therapeut*innen sagten mir, dass mein Akku komplett leer sei und ich jetzt sehr auf mich aufpassen müsse. Wenn der Körper solch deutliche Zeichen schickt, dann ist die Situation keine Kleinigkeit. Wenn ich jetzt nicht aufpasste, stiegen die Risiken für ernste körperliche Probleme und meine langfristige Leistungsfähigkeit würde darunter leiden. Mit 29 Jahren, als aktiver sportlicher Mensch mit vielen unterschiedlichen Interessen wollte ich das auf keinen Fall riskieren. Ich befolgte den therapeutischen Rat und versuchte für mich neuartige Dinge: Ruhe geben und entspannen.

Natürlich hätte ich früher und intensiver auf meinen energietechnischen Haushalt achten und reflektieren müssen, wie es mir geht. Sari hat mich auch immer wieder darauf aufmerksam gemacht. Es gab nur ein paar

Herausforderungen, die mich daran hinderten. Während der Jahre von 2016 bis Anfang 2019 wollte und musste ich einfach funktionieren. Ich wollte für Sari da sein, sie unterstützen und zum Lachen bringen. Ich merkte – und Sari kommunizierte es auch –, dass sie Freude daraus zog, dass ich sie pflegte. Daneben wollte ich aber auch mein „normales" Leben weiterführen, welches aus Ausbildung, Beruf und Freizeit bestand. Im Alter von 27 bis 29 ist man erst am Anfang seines Berufslebens. Ich hatte noch keine stabilen beruflichen Strukturen und meine ersten Löhne erhalten, ohne jedoch ein eigenes finanzielles Sicherheitspolster aufgebaut zu haben.

Wenn ich nun darüber nachdenke, ist es für mich nachvollziehbar, dass ich meinen Körper überfordert hatte.

Begonnen hat es im Jahr 2016. Ich ging für meinen ersten Job in einer Unternehmensberatung Anfang des Jahres nach Frankfurt. Gleichzeitig begann ich, meine Dissertation nebenberuflich als externer Doktorand zu schreiben. Nach der Arbeit ging ich auf die Unibibliothek und schrieb an der Dissertation. Dies funktionierte sehr gut und machte mir Freude. Da man um Frankfurt auch super Mountainbiken kann, hatte ich auch einen sportlichen Ausgleich. Im Juni 2016 kam dann Saris Diagnose. Bis zu meiner Rückkehr nach Wien im April 2017 versuchte ich, so viel Zeit wie möglich mit ihr zu verbringen. Wenn ich in Frankfurt war, schrieb ich neben meiner Arbeit weiterhin an meiner Dissertation. Nach dem Sommer begann ich, bei meiner Firma anzufragen, ob ein Wechsel spätestens per Jänner 2017 möglich wäre. Leider ging das nicht. Ich konnte aber relativ kurzfristig zu einer anderen Unternehmensberatung wechseln, wo ich zumindest jedes Wochenende in Wien wäre. Dies hielt ich emotional, aufgrund des Fortschreitens von Saris Krankheit, jedoch nicht lange aus und kam im April 2017 wieder zurück nach Hause, nach Wien.

Anfang 2017 hatte ich eine Idee für ein Start-up im Mountainbike-Sportbekleidungsbereich. In den ersten Monaten von 2017 arbeitete ich die Idee aus und entwarf ein Konzept. Es fand sich dann in relativ kurzer Zeit ein tolles Team, mit dem wir das Start-up aufbauten, die Produkte entwickelten und im Dezember 2017 mit einer Kickstarter-Kampagne und anschließendem Online-Shop auf den Markt brachten. Im Sommer 2017 machten wir die zwei tollen Reisen nach Island und Kanada. Anschließend begann ich im Oktober 2017 bei einer neuen Unternehmensberatung, wo ich jedoch viel von zu Hause arbeiten konnte. Dadurch konnte ich anfänglich oft – und sobald es pflegetechnisch nötig war 24 Stunden – bei Sari sein. Im Jahr 2017 finalisierte ich meine Dissertation. Ich hatte gegen Ende mit großen bürokratischen Hürden zu kämpfen, konnte sie jedoch im Dezember 2017 abschließen. Sari war Gott sei Dank überall dabei: beim Kick-off-Event für die Kickstarter-Kampagne und der mündlichen Verteidigung der Dissertation.

Im Jahr 2018 arbeitete ich normal weiter bei der Unternehmensberatung, führte das Start-up und kümmerte mich um Sari. Im Jahr 2018 wurde ihr Pflegebedarf immer größer. Ab März/April 2018 war für mich nur mehr eine komplette 24-Stunden-Betreuung vertretbar. Von Mitte Oktober bis Mitte Dezember 2018 gingen Sari und ich dann auf unsere große Reise. Wie schon beschrieben, war die USA-Reise genial und ein großartiges Erlebnis. Energietechnisch hat es mir einiges abverlangt. In den zwei Monaten Reisezeit habe ich umgerechnet knapp acht Monate durchgehend als Pfleger gearbeitet, wenn man die Reisezeit durch eine normale Monatsarbeitszeit dividiert. Natürlich habe ich in der Nacht geschlafen, jedoch war ich immer angespannt, um reagieren zu können, falls Sari in der Nacht etwas brauchte. Im Reiseverlauf war dies auch der Fall, was mir für Sari sehr leidtat, da sie einen erholsamen Schlaf dringend benötigte. Nach der USA-Reise habe ich dann Anfang 2019 das Trennungsgespräch geführt. Ich dachte, dass ich bis März wieder komplett fit für den herausfordernden Job in der Strategieberatung wäre. Falsch gedacht. Burnout.

Ich habe mir zur Aufarbeitung für die Psychotherapie eine Zeitleiste gemalt, in der ich die genannten Ereignisse auf der x-Achse eingetragen habe. Auf der y-Achse habe ich einen Wert von null bis hundert Prozent eingefügt. Ich habe ab 2016 dann mein durchschnittliches Stressniveau eingetragen. Es hat im Jahr 2016 mit Job und gleichzeitiger Dissertation bei einem akzeptablen Niveau zwischen sechzig und achtzig Prozent gelegen. Mit der Diagnose ging der Stress jedoch schlagartig nach oben und blieb wohl seit Mitte 2016 immer um die Hundert-Prozent-Grenze, oft auch darüber. Parallel hierzu hat sich anscheinend meine langfristige Energiekapazität abgebaut, bis sie im März 2019 schließlich bei null angekommen war und mir mein Körper deutliche Signale vermittelt hat. Diesen langfristigen Kapazitätsabbau habe ich jedoch nie bemerkt bzw. bedacht. Ich ging davon aus, dass zwar alles sehr anstrengend sei, ich in der Freizeit durch meine Hobbys jedoch Energie sammeln und Stress abbauen konnte. Unter normalen Umständen wäre das auch so gewesen. Nur war ich seit Mitte 2016 durchgehend an meiner Grenze angelangt und konnte diesen Stress nicht regelmäßig abbauen. Denn auch meine Hobbys waren intensiv. Mountainbike Alpencross, Skitourenwoche in Georgien und Eskalation Partys mit Freund*innen. Alles Dinge, die ich liebte und die mir unfassbar guttaten. Nur brauchten diese Dinge auch viel Energie und erzeugten körperlichen Stress. Ich hatte mir nie Zeit genommen, um einmal nichts zu tun. Ich dachte ja auch, dass ich das nicht bräuchte und innerhalb kürzester Zeit wieder vollkommen regeneriert wäre. Falsch gedacht.

Sofort nachdem ich den Zusammenbruch hatte, fühlte sich mein Alltag komplett anders an. Ich bekam eine starke Erkältung und war knapp drei Wochen ausgeschaltet. Mein Körper hatte sich so eine erste Auszeit mit viel Schlaf erzwungen. Und anders als früher ließ ich alles geschehen. Ich versuchte, aktiv Ruhe zu geben, so komisch das klingt. Da ich vom Typ eher aktiv bin und kein Profi im Flanieren oder Nichtstun, musste ich mich bewusst für Ruhe entscheiden. Handy abdrehen, langsamer gehen, langsam essen, in die Luft schauen, langsam spazieren gehen. Den Alltag so verlangsamen, dass der Körper Stress abbauen kann. In dieser Zeit wollte ich auch absolut keine Verantwortung übernehmen oder irgendetwas tun müssen. Unser Start-up befand sich in einer wichtigen Phase zu Saisonbeginn mit einer neuen Kollektion. Mit größter Mühe und null Lust machte ich, was notwendig war. Hierbei lernte ich auch die enormen Vorteile des Angestelltendaseins kennen. In meiner Firma ging ich in Krankenstand und musste mich um nichts kümmern. Ich habe das sehr zu schätzen gelernt.

Neben der körperlichen Erholung ist die emotionale Aufarbeitung äußerst wichtig. Hierfür ist dieses Buch ideal. Ich schrieb meine Gedanken nieder und konnte sie ordnen.

Ich erkannte, dass in den letzten Jahren sehr viel passiert ist und ich dabei auf einem sehr hohen Stressniveau viel geleistet habe. Ich habe meine Grenzen über einen langen Zeitraum überschritten, ohne für ausreichend Erholung zu sorgen. Dies nehme ich demütig und auch mit Interesse zur Kenntnis. Mir sind mein Zusammenbruch und die Burnout-Diagnose nicht ansatzweise peinlich. Mir ist auch recht klar, dass ich es anders nicht kapiert und nach der Trennung sofort auf ähnlich hohem Stressniveau weitergemacht hätte. Denn die Strategieberatung ist nicht gerade ein Arbeitsumfeld, das für ein ausbalanciertes Leben oder humane Arbeitszeiten bekannt ist. Eine Therapeutin sagte so schön: „Solche Jobs sind einfach ungesund."

Ich lasse jetzt bewusst alle Gefühle zu, die so in mir hochkommen. Wurde ich plötzlich traurig, beobachtete ich, was passiert, und hörte in mich hinein. Ich versuchte nicht, durch Aktivitäten meine Gefühle zu steuern oder zu unterdrücken. Auch eine relativ neue Erfahrung für mich. Eines der intensivsten Gefühle, die ich hatte und habe, ist Mitleid mit Sari. Ihr Schicksal tut mir einfach unfassbar leid. Dieses Gefühl hatte ich fast nie während unserer Beziehung und wenn, dann in viel geringerem Ausmaß. Denn da war die Situation so, wie sie nun mal war, und wir machten das Beste daraus. Es scheint so, dass die jetzige Distanz zwischen Sari und mir solche Gefühle nach außen bringt. Mit der Trennung habe ich eine Entscheidung getroffen und mir war bewusst, dass ich mit den Konsequenzen leben muss. Ich habe Sari sehr wehgetan und kann ihr nicht mehr so wie früher helfen. Das muss und kann ich verantworten. Dennoch tun mir die Konsequenzen für Sari unfassbar leid. Aber auch ihre Familie tut mir sehr leid, da ich diese nun nicht mehr wie bisher unterstützen kann. Die Konsequenzen meines Handelns zu verantworten, ist jedoch ein andauernder Prozess. Die Diskrepanz aus Egoismus und Altruismus erzeugt eine Achterbahnfahrt der Gefühle. Je öfter diese Gefühle und Emotionen hochkommen, desto besser fühlt es sich an. Denn der zweite, dritte und vierte Gefühlsausbruch ist nicht mehr so intensiv wie der erste. Ich kann mit diesen Gefühlen „arbeiten" und komme langsam, aber schrittweise in ein Gleichgewicht, in dem ich wieder normal meinen Alltag verbringe.

Ich machte mir auch klar, dass zum Burnout eine depressive Verstimmung dazugehört. Ich akzeptiere das und lasse es zu. Diese depressive Verstimmung äußerte sich vor allem darin, dass ich keine Lust auf Verantwortung oder zu viel Aktivität hatte. Ich schreibe diesen Text zwei Monate nach dem Zusammenbruch und werde noch circa einen Monat im Krankenstand sein. Im ersten Monat war diese depressive Verstimmung am stärksten, was im Nachhinein auch gut war. Denn dadurch entschleunigte ich auch meinen Alltag, zumindest relativ gesehen. Denn mein Mitbewohner und sehr guter Freund sagte mir, dass er mehr Burnout-Therapie macht als ich. Nach circa eineinhalb Monaten kam die Freude an Tätigkeiten langsam, aber sicher wieder. Dies beruhigt mich sehr, da ich diese Lebensweise mag. Dennoch versuche ich weiterhin, aktiv Ruhe zu geben und nichts zu überstürzen. Denn nach knapp zwei Monaten bin ich sicher noch nicht voll wiederhergestellt und widerstandskräftig.

Bedeutung

Ich habe während meines Krankenstandes Zeit, so viel wie möglich aufzuarbeiten und zu reflektieren. Und ein großer Teil dieser Reflexion steht in diesem Text geschrieben. Wenn ich mir den Text durchlese, glaube ich oft selbst nicht, dass Sari und ich das alles erlebt haben. Einfach komplett org! Dabei haben mich viele Erfahrungen und Handlungen von Sari stark beeinflusst und beeindruckt. Welche Bedeutung diese für meine Sicht auf das Leben haben, möchte ich nun abschließend beschreiben.

Als Wiener geboren zu werden, ist ein unfassbarer Jackpot! Ich durfte erleben, was es heißt, in einem Land zu leben, wo die Mitglieder einer Gesellschaft aufeinander schauen – und zwar organisiert. Unser Sozialstaat fängt Personen in einer schwierigen Lebenssituation auf und nimmt elementare Sorgen. Mir wurde und wird dies immer mehr bewusst. Dieses Bewusstwerden der absoluten Top-Lebensqualität in Wien, Österreich und Europa hat mir eine sehr positive Grundeinstellung zum Leben gegeben. Denn es ist einfach pures Glück, dass ich in der lebenswertesten Stadt der Welt und in der Europäischen Union geboren bin. Ich schätze diesen Zufall immer mehr, bin dankbar und sehr glücklich darüber.

Durch die Erfahrung des Krankheitsverlaufes und die für Sari damit einhergehenden Beeinträchtigungen hat sich in mir auch ein Bewusstsein und eine Dankbarkeit für das Alltägliche und nicht so Alltägliche entwickelt, verbunden mit einer starken Demut. Nicht dauernd zum Arzt müssen und gesund sein. Seinen Alltag ohne fremde Hilfe gestalten können. Sport machen dürfen. Studieren und arbeiten dürfen. Sich in einem Verein engagieren. Ein Eis am Schwedenplatz kaufen. Einen Spritzer beim Heurigen in Ottakring trinken und g'scheit über die Arbeit grantln. Mit der U-Bahn fahren. Seine Familie treffen. Mit Freund*innen ang'soffen beim Würstelstand lachen. Ein Unternehmen gründen können. Mit dem Mountainbike im Wienerwald die Natur genießen – und das in einer Millionenstadt. Auf eine Skitour am Schneeberg gehen und sich bewusst machen, dass ich in Wien Hochquellleitungswasser von hier trinken darf. Ein Alpencross mit Freunden von Innsbruck nach Meran mit unfassbaren Landschaften und genialen Trails. Apres-Ski-Eskalationen nach einem genialen Freeride-Tag in Gastein. Eine Skitourenwoche in Georgien mit Freund*innen. Mit der Bahn von Wien fünfzig Minuten fahren und in einem Nachbarland mit anderer Sprache und Kultur sein. Ich bin unfassbar dankbar und glücklich darüber! Saris große Lebensfreude trotz ihres Schicksalsschlags hat mir noch mehr verdeutlicht, wie dankbar ich für die Rahmenbedingungen meines Lebens sein kann und wie stark ich dafür verantwortlich bin, dass ich in meinem Leben glücklich bin. Denn nahezu jede Situation hat externe Bedingungen, die man nicht beeinflussen kann. Aber innerhalb dieser Bedingungen gibt es immer Möglichkeiten, zu entscheiden, wie man damit umgeht. Oft sind Dinge, die einen glücklich machen und Freude bereiten, mit Anstrengung verbunden. Aber wenn man diese Anstrengung nicht unternimmt, dann erlebt man halt einfach nicht das Glücksgefühl.

Durch den körperlichen Zusammenbruch habe ich eines gelernt: Demut vor dem Thema Anstrengung, Stress, seinem Körper und dessen Kapazitäten. Durch das Überschreiten meiner Grenzen habe ich gelernt, dass ich viel leisten kann, worauf ich auch stolz bin. Gleichzeitig wurde mir klar, dass es einfach Grenzen gibt und man ein ausbalanciertes Leben benötigt, damit man langfristig gesund und leistungsfähig bleibt. Leistungsfähigkeit ist für mich hier nicht negativ konnotiert, sondern ein neutraler Begriff, mit dem ich die Fähigkeit beschreibe, Tätigkeiten auszuüben. Ich beziehe es auf die berufliche sowie private Sphäre. Denn die private Sphäre bedarf genauso einer Leistung. Angefangen vom Aufrechterhalten sozialer Kontakte über das Ausüben von Hobbys bis hin zum Gründen einer Familie. Ich habe gelernt, dass ich in mein Leben einen für mich neuen Aspekt einbauen muss: mir Ruhe gönnen, damit ich mich nach anstrengenden Tätigkeiten erholen, Stresshormone abbauen und ein ausbalanciertes Energieniveau halten kann. Für mich bedeutet dies keine Veränderung meines Lebensstils, denn ich bin mit diesem Leben sehr glücklich und möchte es grundsätzlich so weiterführen. Ich möchte in Zukunft jedoch ein Burnout und dessen Konsequenzen verhindern, indem ich mehr Ruhe in mein Leben integriere.

Mir ist wichtig, zu betonen, dass ich nichts bereue! Auch wenn ich jetzt in einer angeschlagenen Situation bin, die ich ernst nehme, möchte ich die Erfahrungen der letzten Jahre nicht missen. Es waren und sind extreme Erfahrungen, die mich als Persönlichkeit stark reifen ließen und lassen. Große Herausforderungen, die mich über die absolute Energie- und Leistungsgrenze gebracht haben. Manches konnte ich meistern, manches nicht.

Doch das Wichtigste für mich ist, dass ich zumindest eine gewisse Zeit für Sari da sein konnte, ihr Leben bereichert und schöner gemacht habe. Mir ist die aktuelle schwierige Situation lieber als ein Alternativszenario, in dem ich zum Zeitpunkt der Diagnose gegangen wäre. Ich habe für Sari alles gegeben, was ich konnte. Es tut mir leid, dass ich ihr nicht weiter als Partner zur Seite stehen kann. Sari wird immer in meinem Herzen bleiben. Ich hoffe, dass sie mich in einer positiven Erinnerung behält und wir einen neuartigen gemeinsamen Weg vor uns haben.

Tobi

Ich leitete gerade ein Training, als die Nachricht mich erreichte – Diagnose ALS. Der Fokus auf das Training war nicht mehr gegeben. Was bedeutete das alles nun? Ich bin Trainingstherapeut und hatte medizinisch betrachtet eine gewisse Vorstellung, wie Sarahs Leben ab dem Zeitpunkt der Diagnose aussehen wird. Die große Herausforderung war für mich, festzustellen, wie sich die zwischenmenschliche Beziehung entwickeln würde. Damals war dies in unserem gemeinsamen Freundeskreis Thema Nummer eins. Es gab sehr unterschiedliche Ansichten, wie wir Freund*innen reagieren bzw. handeln und kommunizieren sollten. Thematisieren wir die Krankheit, wenn wir Sarah sehen, oder überlassen wir das Thema dem professionellen oder familiären Umfeld? Schweigen wir die Krankheit tot und leben unsere Freundschaft ganz normal weiter? Rückt ihre Krankheit in den Mittelpunkt unserer gemeinsamen Gespräche und Treffen oder läuft die Thematik im Hintergrund mit, ohne dass wir explizit darauf eingehen? Was will Sarah? Fürsorgliche und ernsthafte oder doch humorvolle Kommunikation? Verändert sich nun unsere Freundschaft?

Ich habe für mich persönlich festgestellt, dass sich Freundschaften in einer solchen Extremsituation nicht verändern sollten. Jeder Freund und jede Freundin innerhalb eines Freundeskreises hat in einer Beziehung eine Funktion und man sollte diese nicht aufgeben. Es war anfangs durchaus schwierig, den Status quo der Freundschaft aufrechtzuerhalten, da Sarah aufgrund ihrer Therapien in der Schweiz und häufigeren Heimatbesuchen seltener in Wien war. Auch durch ihren damaligen Freund und dessen Freundeskreis sahen wir uns nicht mehr so oft. Und klar, unsere gemeinsamen Aktivitäten veränderten sich. Plötzlich war es nicht mehr so einfach, auf ein Bier in den

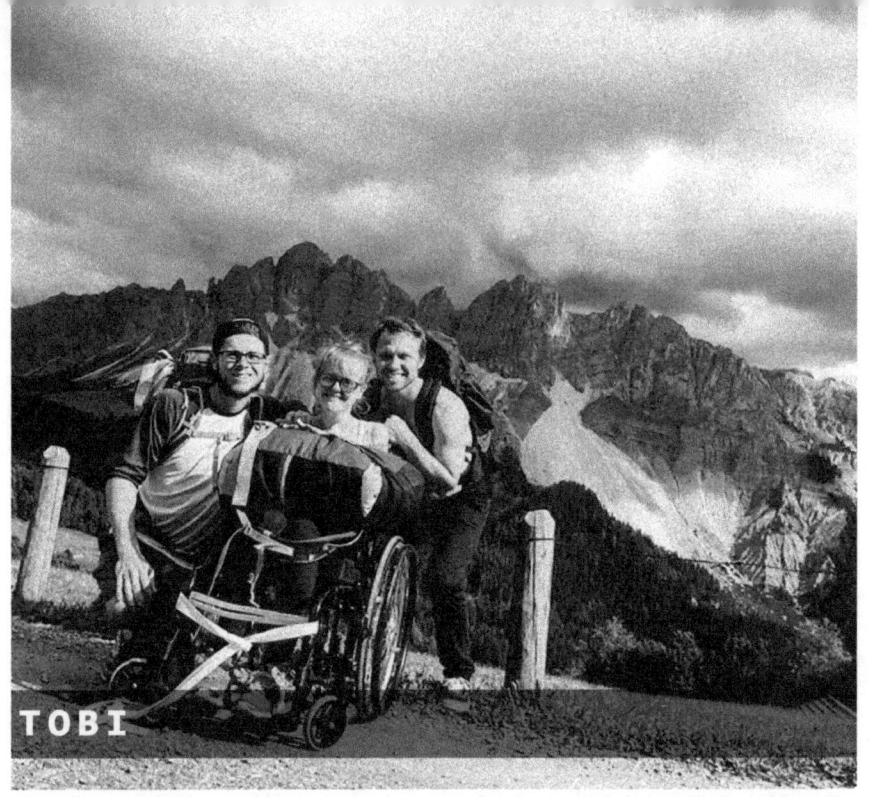

ALTER --- Die Summe aus ihm und seinem Papa ergibt 100.
BERUF --- DJ
UNSER BEZIEHUNGSSTATUS --- Ned unnice!
WIE LANGE KENNEN WIR UNS --- seit den Anfängen in Wien
WIE HABEN WIR UNS KENNENGELERNT --- Mitbewohner von meinem Studienkollegen
WAS WAREN DEINE ERSTEN WORTE ZU MIR --- Soll ich euch den naturalistischen Fehlschluss erklären?
WARUM ICH DICH IN MEINEM LEBEN NICHT VERMISSEN WILL --- Mit dir fühle ich mich nie krank, egal wie lange wir uns nicht sehen – die Zeit steht nicht zwischen uns.
DEINE REAKTION AUF MEINE DIAGNOSE --- Das sucked so balls!
EINE SCHÖNE ERINNERUNG AN UNS --- Die Nacht am Scheffauer – alles war so unkompliziert, einfach und schön.

Park oder ins Kino zu gehen. Ich behaupte trotzdem, dass sich an dem Fundament unserer Freundschaft nichts geändert hat. Die Entwicklung mit neuem Freund und neuem Freundeskreis ist und war für mich eine ganz natürliche und kommt in vielen Freundschaften vor. Wenn wir uns allerdings getroffen haben, war (fast) alles wie früher. Die Krankheit stand nie im Mittelpunkt. Auch die Gespräche über die Krankheit waren immer entspannt und wurden nie zum zentralen Thema. Wir redeten immer über das Hier und Jetzt und wie wir daraus das Beste machen können.

Das Beste aus den gemeinsamen Momenten zu machen – das haben Sarah und ich einfach drauf. Wenn ich mich an unsere Studienzeit in Wien erinnere, hatte ich nie das Gefühl, dass wir etwas besser hätten machen können. Egal ob es Partys bis zum Morgengrauen oder gemütliche Kochabende in ihrer schnuckeligen Wohnung waren. Sarah war immer sehr zielstrebig und wusste während des Studiums (im Vergleich zu mir) genau, was und wohin sie wollte. Wenn wir allerdings gemeinsam unterwegs waren, kam es mir so vor, als ob auch Sarah ihre Zielstrebigkeit zur Seite schieben und frei sein konnte. Freiheit während des Studiums zu erleben ist meiner Meinung nach eine der wichtigsten Erfahrungen unserer Generation. Ich bin froh, dass ich diese Zeit zusammen mit Sarah erleben durfte.

Die schönsten Erinnerungen sind definitiv unsere „Partner in Crime"-Momente. Benji und ich – Juli und Sarah. Die Feiern waren ausgelassen und so intensiv auf zwischenmenschlicher Ebene, dass das Studium zur Nebensache wurde. Und wir wussten, dass wir Freund*innen fürs Leben gefunden haben. Unsere Freundschaft fand im gemeinsamen Urlaub in Spanien und Portugal ihren großen Höhepunkt. Die intensivste gemeinsame Erinnerung war allerdings unser Kurztrip nach Südtirol zusammen mit Jeff. Sarah war motorisch bereits sehr eingeschränkt und brauchte viel Unterstützung. Meine Verbindung zu Sarah war an diesen Tagen stärker als je zuvor. Auch in diesen Tagen führten wir unsere Freundschaft ganz normal weiter – der Schlüssel unserer Verbindung. All diese Erinnerungen machen mich glücklich und ich werde sie mein Leben lang in meinem Herzen tragen.

Sarah ist die erste Person, die mir nahesteht, in meinem Alter ist und in absehbarer Zeit sterben wird. Es ist eine Extremsituation, die mich täglich beschäftigt. Ich wäre vor sechs Jahren auch beinahe gestorben. Die Erfahrungen von damals lassen mich vielleicht ein wenig anders auf Leben und Tod blicken.

Ich bin ein sehr rationaler und pragmatischer Mensch. Daher habe ich mich in letzter Zeit mit der stoischen Philosophie beschäftigt. Epiktet war einer der großen Stoiker und schrieb einige ethische Grundsätze nieder, die ich gut finde. Einer seiner wichtigsten lautet: Der Mensch muss „in seiner Macht Liegendes" und „außerhalb seiner Macht Liegendes" unterscheiden können. Man soll also sein Wollen und Handeln auf diejenigen Bereiche beschränken, die allein dem eigenen Einfluss unterliegen. Man soll nicht versuchen, dem Tod, der Krankheit und den Gesetzen der Natur zu entgehen, sondern nur das meiden, was der Seele schadet. Ereignisse, die der Mensch nicht beeinflussen kann, soll er in Gelassenheit und Zurückhaltung über sich ergehen lassen und sie als Gegebenheiten akzeptieren. In letzter Konsequenz wird ein Mensch, der diesen Grundsatz verinnerlicht hat, nicht verlangen, dass alles so geschieht, wie er es will, sondern sich wünschen, dass alles so geschieht, wie es geschieht. Nur dann wird der Mensch glücklich und kann frei sein. Für mich bedeutet dies vor allem: Konzentriere dich nicht auf die Vergangenheit, sondern lebe im Hier und Jetzt und verändere die Zukunft!

Wenn ich meine Erinnerungen, die mich glücklich machen, mit diesem Grundsatz vereine, kann es mir nur gut gehen. Für immer.

Noni

Mit Sarah zusammen zu sein, bedeutet für mich, neue Lebensmöglichkeiten zu erkennen. Zu erleben, wie sie mit ihren Schicksalsschlägen umgeht und das Leben flexibel gestaltet, zeigt mir Freiheit, vermittelt Freude und gibt mir Energie. Ich erlebe die Notwendigkeit, mit Trauer umzugehen. Sarahs Umgang mit ihrer Krankheit prägt mich. Es zeigt mir Möglichkeiten und Umgangsformen, mit Veränderung umzugehen, die ich auch immer wieder auf eigene Erlebnisse übertrage.

Besonders in drei Aspekten kann ich viel von Sarah lernen ...

Mut, das Leben zu gestalten: eigene Wege gehen und sich nicht von „normalen" Umgangsformen unterkriegen lassen.

Ich erlebe, dass Sarah immer wieder damit konfrontiert ist, ihre eigenen Wege zu gehen und neue Umgangsformen zu finden, die für andere vielleicht nicht mal denkbar wären.

So schreibt Sarah jetzt ein Buch, obwohl sie nicht mehr selbst tippen kann. Eigentlich hätte dies ein Grund sein können, sich von der Idee abbringen zu lassen. Aber nein, für sie geht es immer weiter; sie lässt es zu, eigene Wege zu gehen, die nicht „normal" sind. Und dazu inspiriert Sarah ihr Umfeld – und dabei mich.

Als wir beispielsweise in den USA unterwegs waren, gab es einige Situationen, in denen wir Wanderwege beschritten, die für Menschen mit zwei gesunden Beinen schwer zu bewältigen waren. Aber für uns war es überhaupt kein Grund, nicht zu der großartigen Aussichtsplattform zu gehen.

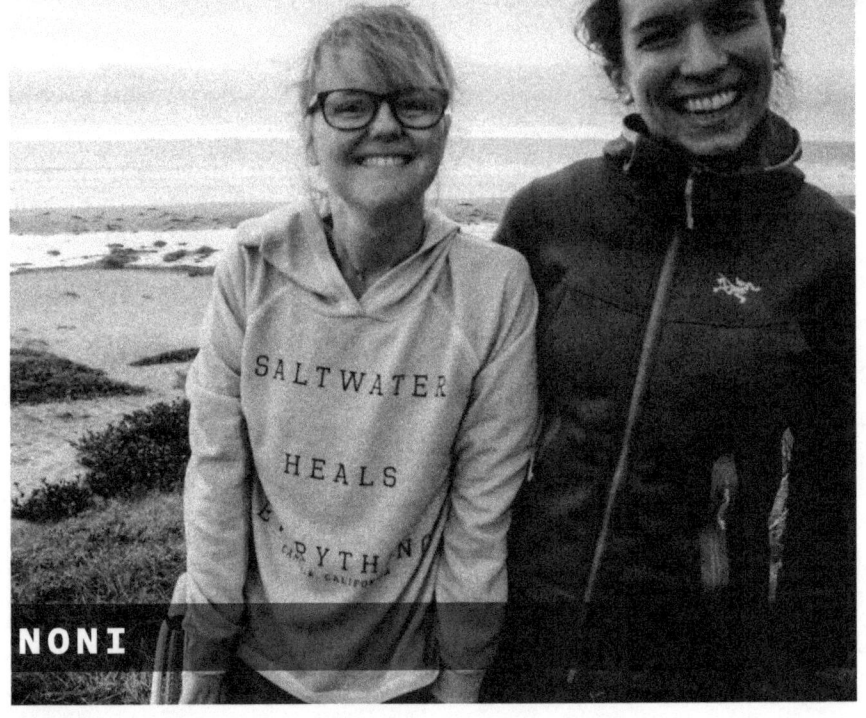

NONI

ALTER --- hat ein paar Wochen vor mir das Licht der Welt erblickt
BERUF --- beforscht Forschung
UNSER BEZIEHUNGSSTATUS --- mein Lichtblick
WIE LANGE KENNEN WIR UNS --- seit meinem Kreuzbandriss
WIE HABEN WIR UNS KENNENGELERNT --- Triathloncamp in Dienten
WAS WAREN DEINE ERSTEN WORTE ZU MIR --- Wie geht´s deinem Knie?
WARUM ICH DICH IN MEINEM LEBEN NICHT VERMISSEN WILL --- Mit dir ist alles einfach, als ob es selbstverständlich wäre. Und wenn ich nicht mehr kann, übernimmst du das Ruder mit einer Ruhe, die mir Kraft gibt.
DEINE REAKTION AUF MEINE DIAGNOSE --- Kann man nur das Beste draus machen.
EINE SCHÖNE ERINNERUNG AN UNS --- gemeinsam unter dem Apfelbaum deiner Eltern sitzen und alles um uns vergessen

Wir, zu dritt oder zu fünft, fanden immer Lösungen. Entweder einer trägt Sarah und die anderen den Rollstuhl, oder alle drei schieben den Rolli gemeinsam über Stock und Stein. Schlussendlich hat es uns zu beeindruckenden Aussichten, Lichtverhältnissen und Momenten verholfen, in denen wir unendlich viel gelacht haben. Dabei erlebe auch ich die Bedeutung, mich nicht unterkriegen zu lassen von scheinbar „normalen" Umgangsformen. Indem ich nach rechts, links und vielleicht auch mal nach hinten schaue, ergeben sich immer neue Möglichkeiten.

Veränderung zuzulassen: Es geht immer weiter, vielleicht ist anders sogar besser?

Seit ich Sarah kenne, war sie immer wieder mit neuen, richtig großen Veränderungen konfrontiert. In ihrem Umgang überrascht sie mich immer wieder mit ihrem Mut, auf neue Situationen zuzugehen und Hürden zu überwinden. Sie schafft es, sich wertschätzend von Vergangenem zu verabschieden und eröffnet sich damit Möglichkeiten, Neues zuzulassen.

Beispielsweise haben äußere Bedingungen Sarah immer wieder dazu gezwungen, ihre Wohnsituation zu ändern. Als ich sie kennenlernte, wohnte sie gerade kurze Zeit bei Michi in der WG. In ihren Erzählungen von ihrer alten eigenen Wohnung haben ihre Augen immer sehr gestrahlt. Ich habe erlebt, dass das Aufgeben der geliebten eigenen Wohnung und Zulassen einer neuen Lebensumgebung bei ihr schlussendlich aber auch bedeutet hat, viele neue lustige Alltagsmomente zu gewinnen. In der Zeit, in der ich in der WG von Sarah und Michi war, haben wir immer alle sehr viel gelacht. Ich bin überzeugt, dass beide dadurch großartige Erlebnisse und Erfahrungen gemacht haben. Jetzt hat sie sich für ihre Besuche in Wien wieder auf eine neue Wohnsituation eingelassen. Wieder bedeutet es ein neues Wien-Erleben. All diese Veränderungen zuzulassen, finde ich großartig und höchst bewundernswert. Ich erlebe, dass es ihr und ihrem Umfeld sehr viel ermöglicht.

Schon sehr früh hätte Sarah aufhören können, Dinge zu erleben. Aber ganz genau das Gleiche gilt auch für mein Leben. Ich sehe, dass jährliches

Älterwerden nicht automatisch heißt, zu leben. Da gehört mehr dazu. Die Beobachtungen, wie Sarah mit ihren Veränderungen umgeht, geben mir Mut, flexibel zu sein, Neues auszuprobieren und Veränderungen furchtloser gegenüberzutreten sowie sie als Chance zu sehen. Vor allem ermutigt es mich, Freude in Veränderungen zu sehen. Ich habe gelernt, zu sehen, dass Gedanken an Bisheriges bleiben und durch Neues auch nicht weggenommen werden können.

Dinge einfach zu tun: Vertrauen in den eigenen Körper haben

Wenn ich mit Sarah Ideen spinne, gibt es keine Fragen wie „Aber was könnte sein, falls ...?", sondern es geht eigentlich immer nach dem Motto „Ja, passt, machen wir das!". Ihre positive Grundhaltung und Furchtlosigkeit zu erleben, ist sehr beeindruckend für mich. Sie scheut nicht davor zurück, Neues auszuprobieren. So entstehen wunderbare Momente, die unglaublich viel Kraft geben.

Ein Beispiel dafür sind unsere Reitausflüge nach Niederösterreich, die wir im letzten Jahr ein paar Mal gemacht haben. Als wir zum ersten Mal reiten waren, war die Krankheit zwar schon vorangeschritten, Sarah ging aber auf das Pferd auf ihren eigenen zwei Beinen zu – es war eine nahezu gewöhnliche Reitstunde. Wenige Wochen später rollten wir mit dem Rollstuhl zum Reitstall. Sarah ließ sich jedoch, trotz mittlerweile recht schwer beweglichen Beinen, nicht davon abhalten, sich auf das Pferd zu setzen. Wir wechselten also den Rollstuhl gegen den Sattel am Islandpferd. Schlussendlich saß Sarah ganze 45 Minuten auf dem Rücken des Pferdes, sie lenkte es ohne Hilfe und ritt selbstständig.

Das zu sehen, bedeutet für mich, zu erkennen, wie wichtig es ist, Vertrauen in Situationen und den eigenen Körper zu haben. Ich persönlich hätte mich vermutlich nicht getraut, das Pferd zu besteigen, obwohl ich seit meiner frühen Kindheit reite. Sarah hingegen hat es einfach probiert. Und daran habe ich dann vor meinem ersten Triathlon in der Halbdistanz gedacht. Allein bei dem Gedanken, 1,9 Kilometer zu schwimmen, sind mir einige

Male Schauer über den Rücken gelaufen. Gleichzeitig wollte ich es schaffen. Da hat mir Sarahs Einstellung geholfen, darauf zu vertrauen, dass mein Körper es schaffen wird. Und so war es dann auch. Die Einstellung, Vertrauen in den eigenen Körper zu haben – so wie Sarah am Pferd –, gab mir bei jedem Kraulzug Stärke. Und so habe ich mein großes, zunächst gefühlt unerreichbares, Ziel erreicht und mich unbeschreiblich intensiv gefreut.

In gemeinsamen Situationen sehe ich Sarah als Freundin, mit der ich besondere Momente habe. Gefühlt kennen wir uns seit einer Ewigkeit, obwohl es noch gar nicht so lange her ist, dass wir uns kennengelernt haben. Zusammen haben wir ganz „normale" Situationen. Im Laufe der Zeit wurden immer mehr Unterstützungsmaßnahmen notwendig, die ich ganz natürlich in die gemeinsame Zeit integriere. Eine Krankheit sehe ich im gemeinsamen Sein nicht. Sarah als Person steht für mich im Vordergrund. Vielmehr geht es mir darum, Dinge zu erleben. Ich unterstütze sie in der Art und Weise, in der sie mich braucht, Zeit und Energie hat. Und sie unterstützt mich. Ich kann ihr von allen Gedanken erzählen, die mir am Herzen liegen. Nach nur wenigen Worten weiß sie, wovon ich spreche, und kann die Situation für gewöhnlich besser als ich einschätzen. Sie hat immer punktgenauen Rat zur Hand und hilft mir, zu entscheiden, welche weiteren Aktionen zu setzen sind.

Dass unser Miteinandersein doch anders ist als mit anderen Freundinnen, erlebe ich vor allem an deren Reaktionen. Für mich ist es selbstverständlich, flexibel auf Sarahs Bedürfnisse einzugehen. Sei es die Unterstützung beim Gehen, sie in das Auto zu heben, Essen zuzubereiten, Tee über die Magensonde zu geben oder am Flughafen einen schlechten Witz nach dem anderen zu erzählen. Wenn ich anderen davon erzähle, reagieren diese oft recht bedrückt.

Das regt mich zum Nachdenken an. Oft bemerke ich erst im Nachhinein, dass es auch für mich wichtig ist, Kanäle zu finden, in denen ich das Erlebte verarbeiten kann. Das ist aber teilweise echt schwer. Denn ich bin eher eine von der Sorte, die lieber verdrängt als darüber nachdenkt oder gar redet. Gleichzeitig kommt es aber doch hin und wieder mal raus. Dann kann es passieren, dass ich in Momenten der Sicherheit losheule. Also habe ich gelernt, über meine Gedanken und Erfahrungen mit Personen zu reden, bei denen ich das Gefühl habe, dass sie mir zuhören. Das ist nicht immer leicht, aber es hilft. Oft denke ich dann daran, wie Sarah mit ihrer Situation umgeht, und tanke Kraft aus ihrer Stärke.

Besonders die drei beschriebenen Aspekte sind es, die ich dann auf mich und meinen Umgang mit ALS übertrage. Ich fokussiere mich auf die schönen gemeinsamen Momente, für die ich sehr dankbar bin, sie mit Sarah erleben zu dürfen, und dass ich sie als Freundin habe. Und ich freue mich auf die nächsten. Gerne trage ich die gemeinsamen Geschichten und Sonnenmomente nach außen.

Jani

Über Gefühle zu schreiben, die man nicht verstehen kann, ist keine meiner Stärken. Das erste Wort, welches mir einfiel, als ich mir Gedanken über ALS machte, war und ist: Angst. ALS ist eine Krankheit, die viel zu viel Besitz von einem ergreift, als dass es zu ertragen wäre.

Der Tag, an dem ich von Sarahs Krankheit erfuhr: Wir schrieben uns Nachrichten, da Sarah an diesem Tag weitere Untersuchungen hatte.
„Was hat der Arzt gesagt?"
„Das erzähle ich dir morgen, wenn wir uns sehen."
„Also gibt es jetzt eine Diagnose?"
„Ja, aber besser, ich sage es dir morgen persönlich."
„Sarah, da stell ich mir jetzt alles Mögliche vor. Sag es einfach, dann ist es raus."
„Der Arzt meint, ich habe ALS."

Das habe ich mir nicht vorgestellt! In dieser Nacht habe ich viel gegoogelt, wenig geschlafen und viel geweint. Ich musste erst mal herausfinden, was ALS genau ist. Am Tag danach habe ich Sari besucht. Als sie mir die Tür öffnet, brechen die Tränen aus mir heraus. Wir liegen uns in den Armen und weinen. Viele Tränen fließen.

Nach diesem Gefühlsausbruch ist alles wie immer: Wir reden, machen Quatsch, amüsieren uns. Da habe ich für mich wohl beschlossen, dass sich die Diagnose noch als falsch erweisen würde. Das habe ich mir circa ein halbes Jahr lang eingeredet. Da sitzt meine Freundin Sari und über ihr schwebt die Diagnose – das passte für mich wirklich nicht zusammen.

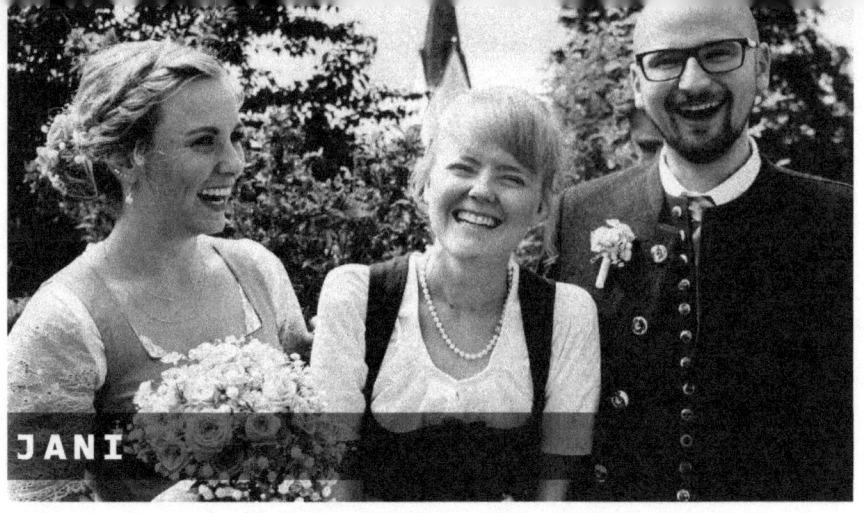

JANI

ALTER --- immer wie ich
BERUF --- Chemielaborantin und Umweltaktivistin
UNSER BEZIEHUNGSSTATUS --- ein Herz und eine Seele
WIE LANGE KENNEN WIR UNS --- seit wir Pickel auf der Nase haben
WIE HABEN WIR UNS KENNENGELERNT --- Wir haben uns auf dem Schulweg beschimpft, weil unsere besten Freundinnen in denselben Jungen verliebt waren – deren Ehre galt es zu verteidigen.
WAS WAREN DEINE ERSTEN WORTE ZU MIR --- Was schaust du so blöd?
WARUM ICH DICH IN MEINEM LEBEN NICHT VERMISSEN WILL --- Egal wie unterschiedlich unsere Welten gerade sind, du bist für mich da, sagst mir immer ehrlich deine Meinung und es vergeht keine Begegnung, ohne dass du mich zum Lachen bringst.
DEINE REAKTION AUF MEINE DIAGNOSE --- unter Tränen mit drei im strömenden Regen selbst gepflückten Sonnenblumen vor meiner Tür
EINE SCHÖNE ERINNERUNG AN UNS --- als wir keine Lust mehr auf eine Party im bayerischen Nirgendwo hatten und in der Dunkelheit vier Stunden durch den Wald heim gestapft sind

Irgendwann zeigten sich aber deutlich die ersten Anzeichen. Ich musste mich mit der Krankheit nun doch auseinandersetzen. Das war für mich psychisch die größte Herausforderung, die ich bislang meistern musste. Ich war von Sorgen und Ängsten geplagt – kein Ausweg.

Was mir geholfen hat, war tatsächlich Sarah selbst. Sie hat eine unbegreifliche Art, mit der sie die Leute auffängt und abholen kann. Das ist schwer zu beschreiben, wenn man sie nicht kennt – sie schafft es, Trost zu spenden und den Umgang mit der Krankheit zu erlernen.

Wenn der Umgang so offen ist, werden keine Distanzen aufgebaut.

Dass ich mit ihr über die Krankheit und meine Sorgen sprechen kann, zeigt mir, dass sich unsere Freundschaft nicht verändert hat. Der Rahmen hat sich verändert, das lässt sich kaum vermeiden.

Das erste Anzeichen, das ich bemerkt habe, war das Zucken im Oberarm. Unfassbar. Das war bei unserem Ausflug auf die Schliersbergalm: Beim Sommerrodeln hat Sarah die Kontrolle über das Fahrzeug verloren und sich schwere Verbrennungen zugezogen. Das hatte allerdings mehr mit Sarahs Ehrgeiz zu tun und weniger mit ALS.

Am schwierigsten für mich ist es, über die Zukunft nachzudenken. Ich würde ihr so gerne helfen, irgendetwas tun. Es tut mir wahnsinnig leid, dass ich es nicht kann. Deshalb versuche ich, das Jetzt zu sehen. Wenn wir uns sehen, genieße ich die Zeit, die Gedanken richte ich auf die Gegenwart. So belastet mich Saris schweres Schicksal etwas weniger. Ich bin froh, dass wir uns oft sehen können.

Wir lachen viel miteinander. Die Freundschaft zwischen uns hat sich kaum verändert. Körperlich ist Sarah mittlerweile stark eingeschränkt. Ihr Geist leidet nicht, sie ist die, die einen Rat für jede Lebenssituation hat.

Für diese Freundschaft bin ich sehr dankbar. Sie ist wertvoll.

Kommunikation & Ängste

Sag, was du möchtest, aber ohne Worte.
Bring mich zum Lachen.
Sei schlagfertig.
Gestehe mir deine Liebe.
Ich möchte deinen Ratschlag.
Gib mir deine Hand, wenn ich sie brauche.
Nimm mich in den Arm, aber ohne deine Hände.
Ohne Körper, ohne Worte, nur mit Seele.

Der Verlust der Sprache ist ein besonderes Phänomen. Häufig sprechen wir selbst im Besitz unserer kompletten Kommunikationskraft unterschiedliche Sprachen. Eine gemeinsame Sprache finden, erfordert viel und mit mir vor allem Geduld. Das, was jetzt noch klar und deutlich aus meinem Mund kommt, ist hauptsächlich Spucke. Der Klang meiner Worte erinnert mich immer an ein fein säuberlich gestaltetes Bild aus kleinen bunten Sandkörnern. Nur dass danach jemand mit der Hand durchgefahren ist. Das Bild ist nicht mehr zu erkennen, nur noch die einzelnen Farben, die sich aber auch schon vermischen und nicht mehr klar zu trennen sind. Meine Sprache klingt ähnlich verwaschen, aber Laute sind noch zu erkennen. An manchen Tagen bin ich relativ klar zu verstehen, an anderen könnte man auch dem Gejaule des Nachbarhundes lauschen – es wäre ähnlich informativ.

Ich bin immer wieder beeindruckt, wie es manchen Menschen möglich ist, stundenlange Gespräche mit mir zu führen, während andere kaum mehr einen Satz interpretieren können. Am Anfang führte ich es auf die Häufigkeit, mit der jemand mit mir kommuniziert, zurück. Klar, wer mich häufiger hört, gewöhnt sich an die Laute, weiß meinen gewöhnlichen Wortgebrauch einzuschätzen und hat es somit leichter bei der Identifikation meiner Worte. Dachte ich aber eben nur. Mittlerweile kann ich überhaupt keine Regelmäßigkeiten in der Verständnisfähigkeit meiner Gegenüber mehr erkennen. Manche verstehen mich, manche nicht. Frustrationstoleranz ist dabei ein großes Thema. Für beide Seiten. Beim ersten Mal Nichtverstehen wird meistens nachgefragt, das zweite Mal ruft in meinen Gegenübern häufig schon ein gewisses ersichtliches Unwohlsein hervor, über eine dritte Nachfrage trauen sich die wenigsten. Thoha trieb dieses Spiel weiter als alle anderen. Er nannte unsere Spaziergänge im Meer irgendwann nur noch Scharade-Spielen. Ich erzählte ihm etwas und musste es so oft wiederholen, bis er herausgefunden hatte, was ich sagen wollte. Das konnte für einen Satz schon mal eine halbe Stunde in Anspruch nehmen. Und wenn ihm das Ergebnis nicht gefiel, erntete ich einen Riesenschwall Wasser in mein Gesicht. Die meisten anderen übergehen ihr Missverstehen mit einem wissenden „Mhhm!" und einem Nachdruck verleihenden Kopfnicken. Häufig habe ich vorher eine Frage gestellt, und die Reaktion entlarvt sich sofort. Eigentlich wirklich amüsant zu beobachten, vor allem, weil diese Technik viele unabhängig voneinander anwenden. Für beide Seiten kann es aber auch schnell frustrierend werden. Das kommt auf die jeweilige Erwartungshaltung der Gesprächsteilnehmer*innen an. So erwarte ich zum Beispiel von meiner Mama, dass sie jeden noch so undeutlichen Wortbrei zu deuten weiß und reagiere sofort verärgert und trotzig, wenn dem nicht so ist. Hingegen: Habe ich meine Gegenüber lange nicht gesehen, habe ich eine Engelsgeduld und lache über jedes Missverständnis. Umgekehrt haben manche Gesprächspartner*innen den Anspruch an sich, mich möglichst gut zu verstehen. Das führt dann häufig zu Resignation oder Monologen. Interessant ist, welche Vorannahmen meine Gesprächspartner*innen machen. Manchmal beobachte ich, dass ich richtig verstanden werde, aber meine Antwort nicht für möglich gehalten wird. Es wird sich um meine Worte gewunden und gedreht, bis meine Aussage am Ende doch akzeptiert wird. Es bedarf mittlerweile einer gewissen Ergebnisoffenheit, um mit mir kommunizieren zu können. Werden Annahmen darüber gemacht, was ich wohl als Nächstes sagen könnte, geht es meistens nach hinten los. Irgendwann werde ich studieren, was wer annimmt und welche Schlüsse man daraus ziehen kann.

Die ersten Veränderungen in meiner Zungenfertigkeit bemerkte ich einen Monat nach der Diagnose. Es war noch marginal, aber doch spürbar. Vor allem, wenn ich spontan einen Einwurf machen wollte, machte meine Zunge zwar mit, aber in einer gefühlten Slow Motion. Die Zunge wurde und wird immer schwächer. Ich kann nicht mal mehr anderen die Zunge rausstrecken. Diese verminderte Zungenkraft hatte ziemlich schnell auch Einfluss auf mein Essverhalten. Das Essen kann nicht mehr von der einen auf die andere Seite geschoben werden und muss häufig unzerkaut nach unten gewürgt werden. Leider ist der Schluckmuskel aber auch betroffen, und so bleibt das Essen gerne mal hängen. Das war die ersten Male für alle Beteiligten schockierend mitzuerleben. Am schlimmsten war es mit Honig. Es war, als würde der Weg zur Luftröhre zugeklebt werden. Es fühlt sich an, als würde ich am Frühstückstisch ertrinken. Mittlerweile schaffen das auch schon Milchprodukte, die alles verschleimen. Das Essen darf nun nicht mehr zu scharf, süß, gewürzt, flüssig, trocken oder hart sein. Und sollte am besten sehr kalorienreich sein, weil mein Körper wie ein Verbrennungsmotor Kalorien dahinschmelzen lässt. Das schränkt den Speiseplan durchaus ein. Mittlerweile esse ich am liebsten allein, damit ich mich besser konzentrieren kann – Biss um Biss, bis der Teller leer ist. Beim Essen muss ich mich so konzentrieren, dass es unmöglich wird, an einem Gespräch teilzuhaben. Wieder ein Verlust an Lebensqualität.

Der erste Verlust in Sachen Kommunikation kam schon lange vorher. Es war der Verlust meiner Handschrift. Ich hatte immer unheimlich gerne geschrieben. Häufig war meine ganze Wand voll mit irgendwelchen Ideen, Erinnerungen oder Lerninhalten. In Anbetracht dessen, dass ich für meine Masterprüfung lernte, musste ich meine Lernstrategie komplett umwerfen. Normalerweise verschriftlichte ich die wichtigsten Punkte, damit nicht alles komplett wiederholt werden musste. Jetzt musste ich mir sofort die wichtigsten Informationen merken. Bei einem 300-seitigen Buch durchaus eine Herausforderung. Bei den kurzen Texten halfen mir Claudia, Anna und Julia. Sie liehen mir quasi ihre Hände und verschriftlichten, was ich ihnen diktierte.

Auch meine Masterarbeit tippten sie für mich mit. Ich konnte nur noch einen Finger auf der Tastatur zielgerichtet nach unten schießen lassen. Das kann schon sehr frustrierende Auswirkungen haben. Mittlerweile schreibe ich nur noch mit den Augen. Ich habe einen Computer, der auf Augenhöhe vor mir hängt, meine Augen, aber auch die von anderen Menschen erkennt. Lediglich individuell kalibriert muss er werden – soll heißen, mit einem Programm auf dem Gerät werden der individuelle Pupillenabstand und die Augenbewegungen gemessen. Fixiere ich einen Buchstaben auf einer Bildschirmtastatur länger, wird dieser ausgewählt. In erster Linie ist dieser Computer dafür da, um für mich zu sprechen. Die zeitliche Perspektive verschiebt sich dadurch. Gespräche werden langsam, und strahlt die Sonne zu stark, kann er nicht mehr benutzt werden. In Deutschland bezahlt dieses Gerät die Krankenkasse, weil es ein Recht auf Kommunikation gibt. Dafür bin ich unendlich dankbar. In Österreich ist das nämlich nicht der Fall. Nach meinem Tod wird das Gerät an die nächste Patientin oder den nächsten Patienten weitergegeben. Ohne dieses Gerät wäre mein Leben weitaus unbestimmter. Ganz abgesehen von der verbalen Kommunikation wird mir auch ermöglicht, mit meinen Freund*innen in Kontakt zu bleiben, selbst Filme auszusuchen, zu lesen, Musik zu hören oder eben dieses Buch zu schreiben. Etwas Freiheit im Käfig.

Zum Sprechen nutze ich den Computer, genannt Tobii, noch ungern. Meine Erfahrung zeigt: Je schneller ich Hilfsmittel nutze, umso schneller verschwindet die entsprechende Fähigkeit. Nicht mehr sprechen zu können, ist durchaus beängstigend: Angst davor, dann gar nicht mehr außerhalb meiner vier Wände am gesellschaftlichen Leben teilhaben zu können; Angst davor, dass dann alles noch komplizierter wird. Der Computer müsste immer mit und draußen ist Kommunikation dann gar nicht mehr möglich. Witzigerweise habe ich zwei Jahre lang österreichische Gebärdensprache gelernt. Wäre eine super Alternative, nur mit gelähmten Händen ist es sehr schwer, zu sprechen. Und wieder kommt das Gefühl auf, wirklich den Jackpot gewonnen zu haben. Noch kann ich sprechen, allerdings: Nur, wenn die Rahmenbedingungen passen, macht es auch Sinn. Dabei muss ich mich unheimlich konzentrieren. Fast jede Zungenbewegung muss bewusst ausgeführt werden.

Und so sehe ich meinen Gesprächspartner*innen kaum noch in die Augen, wenn ich rede. Es irritiert mich zu sehr. Mein Blick schweift dann lieber in die Ferne und ich kann mich ganz auf die Form der Worte konzentrieren. Auch meine Wortwahl passe ich meinen Fähigkeiten an. Manche Wörter sind leicht auszusprechen, wie „enorm" oder „wunderbar". Was dadurch schon alles von mir als enorm wunderbar bewertet wurde, kann ich gar nicht mehr zählen. Immerhin eine positive Äußerung. Hingegen sind harte Worte, die einen kräftigen Zungenschlag erfordern, quasi aus meinem Vokabular gestrichen. Deswegen muss ich oft Umschreibungen finden und Kommunikation mit mir wird zum lustigen Rätselraten. Das macht zumindest kreativ. Bei Menschen, die ich lange nicht gesehen habe, spreche ich kaum noch. Es ist eine Form von Angst, die mich verstummen lässt. Das führt dazu, dass ich leider oft wie ein kleines Kind oder eine demente Frau behandelt werde. Die Fragen werden mir überdeutlich, laut und in einem einfachen Satzbau gestellt. Manchmal würde ich meine Gegenüber dann gerne überrollen, aber mein Körper wird in solchen Momenten zu meinem Gefängnis und ich muss einfach ertragen, was meine Gegenüber mir bieten. Na ja, meistens kommt es sowieso von Menschen, mit denen ich mich eigentlich gar nicht unterhalten möchte. Füge ich dem Ganzen noch einen Hustenanfall hinzu, suchen die meisten schnell das Weite. Kein Nachteil ohne Vorteil. Trotzdem meide ich Feiern mittlerweile lieber. Es macht einfach kaum noch Freude, kein Teil oder anderen so ausgeliefert zu sein.

Zu Beginn verlangsamte sich nur die Sprache, aber die Wörter waren noch verständlich. Ich konnte aber nicht mehr – wie gewohnt – freche Kommentare einwerfen. Ich konnte auch nicht mehr die Situationskomik nutzen. Häufig war der Moment einfach schon vorbei und niemand wartete auf einen Witz. Dann verlor ich die Fähigkeit, zu betonen. Es war wirklich spannend, wie Fragen nicht mehr verstanden wurden, weil ich nicht mehr die entsprechenden Marker setzen konnte. Dann fing es an, dass ich im öffentlichen Raum, wie beim Essen-Bestellen, nicht mehr verstanden wurde. Irgendwann wurden öffentliche Räume allgemein schwierig, weil die Geräuschkulisse mich übertönte. Mittlerweile hat schon ein laufender Wasserhahn mehr Schmackes als meine Stimme. Witze mache ich gar keine mehr.

Ich erzähle sie mir nur noch selbst. Sehr schade für alle anderen. Ich bin nämlich echt witzig. Zum Glück machen sich meine Freund*innen aber noch über mich lustig. Anfangs hatten viele dahingehend Berührungsängste. War es noch in Ordnung, mich zu behandeln wie immer? Durfte man sich über meine diversen Behinderungen lustig machen? Ich bitte sogar darum! Es wäre eine der schlimmsten Strafen, würden sie es nicht tun. Und so fängt Stephan an zu singen „mahnamahnam bidibi", wenn mein Gebrabbel etwa genauso klingt und er kein Wort verstanden hat. Joni schüttelt den Kopf und sagt, wenn ich unter Husten und Würgen das verschluckte Essen nach oben befördere: „Du kannst auch sagen, wenn es dir nicht schmeckt." Und Felix antwortet auf meine Aussage „Schau, sie spielen meinen Song!" („Knocking on Heaven's Door" im Hintergrund): „Als ob du in den Himmel kommen würdest." Genau diese Reaktionen liebe ich. Sie lassen mich sein wie immer. Sie sind ein Zeichen von Vertrauen. Vertrauen in unsere Freundschaft. Vertrauen darauf, dass die Krankheit nicht alles nehmen kann.

Was aber auch gleich in eine andere Ebene der Kommunikation als die des akustischen Verstehens überleitet: nämlich zur zwischenmenschlichen Ebene. Wie kommuniziere ich mit meinem Umfeld über die Krankheit? Wer hält wie viel aus? Wie viel will wer aushalten? Wie viel möchte ich darüber sprechen? Wann darf die Krankheit wie viel Raum haben? Ich hatte ja zu Beginn versucht, mit vielen ein erstes Gespräch über die Krankheit zu führen. Ziel war es auch, ihnen ihre Ängste zu nehmen und zu signalisieren, dass man mich immer alles fragen könne. Ich bin leider ein Mensch, der zwar häufig über die Gefühlswelt anderer Bescheid weiß, aber die eigene kaum kommuniziert. Über die Krankheit rede ich häufig noch weniger, weil ich Angst habe, die anderen würden ihre Probleme runterschlucken, hörten sie von meinen. Das ist überhaupt nicht sinnvoll, das weiß ich ganz genau. Es schürt nämlich Ängste, Unsicherheit und den Wunsch nach Distanz in anderen. Das ist kein Geheimnis, trotzdem fällt es mir schwer, andauernd von mir zu reden.

Joni, Felix und ich haben dahingehend eine spezielle Kommunikationsform. Früher kannte ich niemanden so gut und gleichzeitig so schlecht wie die beiden. Das lag daran, dass wir fast jeden Tag gemeinsam verbrachten, aber nie über uns sprachen, sondern irgendeinen Schmarrn fabrizierten. Heute ist es eine Mischung aus Jux und Alltäglichem, es werden vor allem die aufregenden Geschichten erzählt. So saßen wir eines Tages beisammen und Felix fing an, von einem Drama seines Lebens zu erzählen, Joni schloss mit seinem Chaos der Gefühlswelt daran an. Am Ende erzählte ich von meiner letzten Woche, die genauso gut auch den Warner-Brothers-Filmstudios entsprungen hätte sein können. Brad Pitt hätte die Hauptrolle bekommen. Die beiden sahen mich mit offenen Mündern an und meinten dann: „Ach komm, Sarah, da denkt man einmal, man hat was richtig Krasses zu erzählen, und dann kommst du mit so einer Geschichte daher. Musst du immer gewinnen?" Bei den beiden weiß ich, dass es nichts daran ändern wird – sie werden mir weiterhin von ihren kleineren und größeren Sorgen berichten. Auch über jenes Drama machten sie schon nach fünf Minuten Witze. Bei uns bekommen ernste Themen allerdings generell gerne einen humoristischen Touch. An einem anderen Tag, als die zwei mit mir bei Kaffee und Kuchen auf der Couch saßen, redeten wir über unsere Beerdigungen. Ich hatte ein paar Wochen zuvor mit Benji und Stephan „Captain Fantastic" gesehen. In diesem Film wünschte sich die Verstorbene, dass ihre Asche an einem öffentlichen Ort die Toilette hinuntergespült würde. Fand ich grandios. Felix wünschte sich ein buntes, rauschendes Fest, an dem niemand traurig sein sollte. Aber nichts übertrifft Jonis Wunsch: Er möchte in eine Urne – allerdings ohne verbrannt zu werden. Bei dem Gedanken an den Anblick einer joniförmigen Urne, die im Wohnzimmer vor dem Kamin steht, muss ich heute noch jedes Mal laut loslachen. Aber diese Form des Humors sagt nicht jeder*m zu. Mit jedem Menschen kommuniziert man anders, andere Bedürfnisse, andere Ansichten. Was auch sehr schön ist. Es macht Kommunikation erst spannend und Gespräche bereichernd.

In meiner Welt dreht sich so viel um die Krankheit, so viele Gedanken widme ich meiner Situation. So viele Gespräche führe ich mit mir selbst, ich will dann häufig einfach die Lebenswelten der anderen hören. Auch erzähle ich Dinge gerne nur einmal, um mich selbst nicht zu langweilen. Deswegen hat aber kaum jemand alle Informationen aus meinem Leben. Häufig halten sich meine Freund*innen untereinander auf dem neuesten Stand. Das erleichtert mein Leben um einiges. Mittlerweile wird mir oft das Erzählen abgenommen, wenn ich im selben Raum bin, damit ich Kräfte sparen kann. Es ist ohnehin spannend, meine Geschichten aus dem Mund von jemand anderem zu hören. Ich lerne, was von dem, was ich erzählt habe, für mein Gegenüber wichtig war und welche Informationen, auch in Bezug auf die Krankheit, interessant sind. Hierbei komme ich nämlich schnell an meine Grenzen. Wie viel wollen die anderen wissen? Worüber rede ich vielleicht kaum, aber eigentlich macht es meine Gegenüber unsicher? Wann wird es zu viel? Wann zu wenig? Zum Beispiel hat die Frage „Wie geht's dir?" für mich dieselbe Bedeutung wie früher. Ich höre sie sehr oft und beantworte sie immer nach meinem momentanen Befinden. Mal ist die Antwort „gut", mal „müde", „erschöpft" oder auch „nicht so gut". Die Frage habe ich allerdings noch nie auf mein körperliches Befinden im Vergleich zu vorher bezogen. Ich sage selten: „Ah, dies und das ist schlechter geworden." Ich nehme nämlich Abstand davon, meinen Zustand selbst zu bewerten. Im Nachhinein bin ich mir nicht sicher, ob dies nicht häufig das eigentliche Ziel der Frage ist. Dahingehend wissen meine Physiotherapeut*innen wohl immer am besten Bescheid. Körperlich, aber auch psychisch. Niemanden sehe ich so oft wie die drei. Ina, Jojo und Sarah. Sie spazieren dreimal die Woche zu meiner Tür herein. Ich weiß nie, wer von ihnen kommt. Doch egal, welches Gesicht hinter meiner Sesselkante zum Vorschein kommt – ich freue mich. Beeindruckenderweise verstehen mich alle drei recht gut. Jojo kenne ich noch von früher. Mit meiner Mama und Mary besuchte ich in meiner Pubertät einmal die Woche das Krafttraining bei ihm. Nach der Diagnose war er einer der Ersten, mit dem ich über meine Symptome sprechen musste. Der Kloß in meinem Hals war groß und die Tränen der kürzeste Weg. Ich weiß noch, wie ruhig er blieb und er es mit sanfter Stimme schaffte, dass ich ihm erklären konnte, wo akut der Schuh drückte. Seitdem ist er beständig an meiner Seite und lindert die Schmerzen im Körper. Die fabelhafte Ina kam ein Jahr später in meine Welt. Zu ihr spürte ich von Anfang an eine tiefe Verbundenheit. Mit ihr konnte ich über alles sprechen oder lachen. Mit ihr ist die Therapie immer, als würde ich gerade mit einer Freundin beim

Kaffeetrinken sitzen. Mal besprechen wir ernste und traurige Themen, mal ist es ein belanglos-fröhliches Geschnatter. Sarah ist erst ein paar Wochen in meinem Behandlungsteam, aber auch sie ist ein wahrer Goldschatz und ein gut gelaunter Wirbelwind noch dazu. Sie zeigt mir, wie viel ich noch kann, und fordert mich. Sie bringt mich schon jetzt immer zum Lachen. Ihre Art ist einfach so offen und humorvoll, es ist schön, sie um mich zu haben. Die drei sind mal wieder ein Sinnbild dafür, wie viel Glück ich habe.

Zu Beginn der Krankheit war es häufig laut um mich – viele Menschen, wenig Erwartung, dass ich nun mein Innerstes nach außen kehrte. Ich tat es für mich ohnehin ausreichend oft, den Rest der Zeit genoss ich den Trubel um mich herum und sah gerne nur zu. Es wurde um mich und mit mir gelebt. Mir war klar, lange würde es in dieser Form nicht mehr gehen. Das war nicht für alle was und vor allem unsere alteingeschworene Gruppe – Benji, Stephan, Julia und mich – traf das hart. Wir verlernten unsere gemeinsame Sprache immer wieder, aus den verschiedensten Gründen. Themen wie Unsicherheit, Überforderung und Rücksichtnahme schoben sich zwischen uns. Wir wollten uns gegenseitig Raum geben und brauchten eigentlich Nähe. Julia und mich traf es wohl am meisten. Wir waren seit dem zweiten Semester beständig zusammen gewesen. Wir teilten die Liebe für gutes Essen, kochten wann immer möglich gemeinsam, feierten das Leben zu jeder Tages- und Nachtzeit, teilten unsere Betten, gingen gemeinsam laufen, lernten und lachten zusammen. Ich habe wahrscheinlich mit niemandem mehr Zeit verbracht als mit ihr. Sie war in Wien meine Familie. Unsere Namen wurden von anderen verwendet, als würden sie unzertrennlich zusammengehören. Sie war dort, wo ich war. Ich war dort, wo sie war. Sie gab mir Halt in allen Lebenslagen. Ohne sie hätte ich mich sicher oft einsam gefühlt. Und auf einmal war alles anders. Auf einmal waren mehr Menschen um mich, die vorher nicht da gewesen waren, oder zumindest seltener. Die meisten kamen mir dabei auch noch unglaublich nahe und nahmen mir meine Lasten von den Schultern. Ich weiß nicht, warum es mir gerade bei vielen der vertrautesten Menschen so schwerfiel, einen Umgang zu finden, aber es war so. Heute vertraue ich ihnen wie früher, aber vielleicht sehe ich auch in ihren Augen, wie sie die alte Sarah schwinden sehen – vielmehr: Ich selbst sehe mich schwinden. Das führt zu einem Wunsch nach Normalität, die aber nicht mehr da ist. Menschen, die neu in mein Leben treten, haben diesen Vergleich nicht und ich kann mich leichter neu situieren. So war zum Beispiel Kerstin ein Jahr nach der Diagnose als Michis Freundin neu in mein Leben geplatzt. Diesen lebensfrohen, intelligenten Lockenkopf kann man nur gerne haben. Wie selbstverständlich half sie mir von Beginn an mit allem, was ihr auffiel. Trug mich über Stock und Stein, selbst wenn uns das mal zu Fall brachte. Ich glaube, es gibt nichts, was sie nicht schaffen kann. Kerstin ist einfach ein Mensch, den ich unendlich gerne um mich habe. Es gab nie Berührungsängste, Themen offen anzusprechen. Die Einfachheit unserer Beziehung zueinander beeindruckt mich. Vielleicht ist das eben mitunter auch der Tatsache geschuldet, dass sie mein Vorher nicht kennt.

Julia kennt mein Vorher wie kaum jemand anders. Ich weiß nicht, wer von uns beiden mehr an den alten Zeiten festhalten wollte. Ich musste gezwungenermaßen nach vorne sehen, um nicht an der Vergangenheit zu verzweifeln. Das hatte Konfliktpotenzial. Julia und ich konnten unsere Bedürfnisse gegenseitig nicht wie gewohnt erfüllen. Trotzdem wollte sie sofort mit nach Amerika kommen, als ich sie fragte. Eigentlich war es im Schulbetrieb unmöglich, unter dem Halbjahr freizubekommen. Sie schaffte es trotzdem. Das ist eine ihrer Eigenschaften: Man kann sich zu hundert Prozent auf sie verlassen. Und so bereiste sie mit uns die traumhafte Landschaft des Yellowstone Parks, schüttelte mit mir vor den felsigen Abbildern der amerikanischen Präsidenten teils vor Bewunderung, teils vor Ungläubigkeit den Kopf. Wir frönten der kulinarischen Einzigartigkeiten und waren gemeinsam unsterblich verliebt in die Büffel, die auf den Bergen um den Salt Lake grasten. Wir hatten Zeit, um über alles, was die Krankheit mit sich brachte, zu sprechen und den Raum zwischen uns wieder zu schmälern – und wenn wir von allem genug hatten, las sie mir vor. Das Schönste daran war, dass sie selbst so über das, was sie vorlas, lachen musste, dass ich den Textinhalt vergaß und nur ihrem Lachen lauschte. Viele neue Erinnerungen sind in dieser Zeit hinzugekommen – in absoluter Nähe. Ein Juwel der Freundschaft, wenn Unstimmigkeiten ausgehalten werden und nach neuen Wegen gesucht wird, ohne aufzugeben. Nur wenige halten das aus, die meisten würden in dieser Situation eher das Weite suchen. Wäre schließlich einfacher. Julia blieb immer an meiner Seite, selbst wenn ich ihr mit meinem Verhalten oft wehtat – dafür bin ich ihr sehr dankbar. Wir sind uns wieder so nahe wie früher.

Die Menschen, die mich in dieser Erkrankung begleiten, machen eben den Unterschied. Sie helfen mir, selbstbestimmt meinen Weg gehen zu können. Helfen mir, nicht zu versinken in diesem Sumpf aus Ängsten. Andrea gibt mir sogar eine Stimme, die kraftvoll ist, ohne laut zu sein. Andrea ist Professorin an meinem Institut. In meiner aktiven Studienzeit bin ich ihr leider in keinem Kurs über den Weg gelaufen, lediglich auf dem Uni-Fußballturnier. Irgendwann traf ich mich mit Gertraud, Benjis Mitbewohnerin und auch Dozentin am Institut. Sie wollte mir zu verstehen geben, dass meine Erkrankung auch an meinem ehemaligen Arbeitsplatz nicht egal war, und erzählte mir von Andreas Seminar über Sterbehilfe und assistierten Suizid. Ich könne, wenn ich wolle, jederzeit bei Andrea vorbeikommen, um mit ihr zu sprechen. Ich musste erst mal schlucken. Die Krankheit wurde in solchen Momenten immer zur Realität. Am selben Tag lief mir Andrea auch wirklich über den Weg und ich fasste sofort Vertrauen zu ihr. Ihre Art ist so direkt, offen und ehrlich, das ist eine echte Wohltat. Ich kann mir immer sicher sein, dass sie mir sagt, was ihr durch den Kopf geht. Das macht Vertrauen einfach, Missverständnisse selten. Als ich sie ein halbes Jahr später fragte, ob ich ihr Seminar besuchen, vielleicht sogar einen Vortrag halten dürfe, fragte sie nur: „Wie stellst du es dir denn vor?" Das war eine gute Frage. Ich weiß noch, wie ich am Meer lag und ihr eben diese E-Mail schrieb, weil ich in mir die Lust verspürte, wieder so etwas wie Unterrichten tun zu können. Dass ich zu meinem eigenen Thema werden würde, fand ich wundervoll herausfordernd. Andrea ermöglichte es mir und schenkte mir damit ein neues Ziel und vor allem Freude. Sie gab mir komplette Freiheit in der Gestaltung meines Vortrags. Sie besuchte mich von da an öfter in Michis Wohnung, und jedes Mal war es eine horizonterweiternde Bereicherung. Ich hatte wieder eine Aufgabe, die über die täglichen Herausforderungen hinausging. Ein bisschen freute ich mich auch auf die sehr wahrscheinlich unsicheren Gesichter, die ich im Seminar vorfinden würde. Als ich dann in den Seminarraum einrollte, war allerdings ich es, die irritiert war. Auf einmal war dem Geplapper eine erdrückende Stille gewichen. Ängstliche Blicke von allen Seiten, kein Lächeln. Das war mir neu. Da schoss es mir ein: „Fuck, ich hab ALS." Deswegen war ich ja hier, aber für mich stand im Vordergrund, dass ich mal wieder vor fremden Menschen über ein fachliches Thema sprechen durfte. In meinem irritierten Zustand ratterte ich über die ersten Themen. Die ersten Tränen sah ich in gegenüberliegenden Augen. „Madonna mia, scheinbar stand es echt schlecht um mich. Aber mir geht's doch gut. Ich darf hier vor euch sprechen. Ich geh nachher mit Luki und Onkel Willi Schnitzel essen, kein Grund, betrübt zu sein." Diese Gedanken sprach ich natürlich nicht aus. Ich war selbst überrascht von meiner Überraschtheit. Ich hatte eigentlich mit diesen Reaktionen gerechnet und war trotzdem überwältigt, wie tief die Emotionen von fremden Menschen waren. Welche Erinnerungen ich wohl auslöste? Irgendwann wurde endlich auch gelacht. Ich war wieder in gewohntem Terrain. Es war eine schöne Erfahrung, mal wieder nervös zu sein, so etwas wie Adrenalin zu spüren, abseits von meinen Stürzen. Dass Andrea mir eine Stimme gab, dafür bin ich ihr sehr dankbar. Nicht nur, weil ich anderen Menschen meine Sicht auf die Dinge zeigen durfte, sondern vor allem, weil ich wieder etwas für mich tun durfte, was verloren schien. Dass sie nun mit Udo und mir dieses Buch macht, ist unbeschreiblich. Es ist ein Ziel, es ist ein Sinn – es ist Hoffnung.

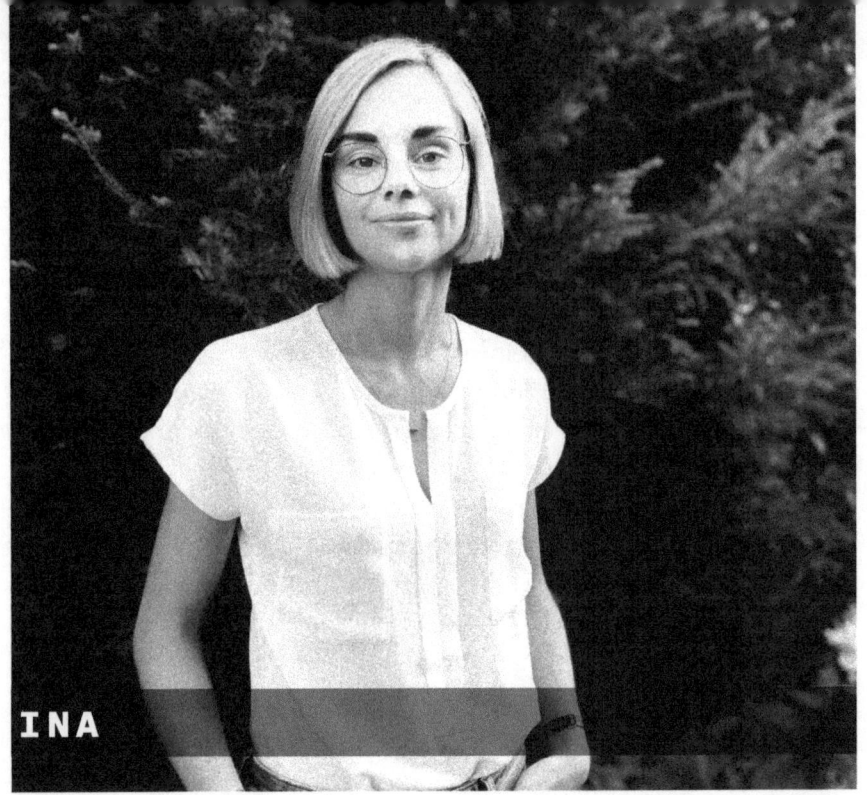

ALTER --- fällt auf Studentenpartys nicht auf
BERUF --- Physiotherapeutin
UNSER BEZIEHUNGSSTATUS --- Du fängst mich, wenn ich falle.
WIE LANGE KENNEN WIR UNS --- ein Jahr nach der Diagnose
WIE HABEN WIR UNS KENNENGELERNT --- in der Praxis
WAS WAREN DEINE ERSTEN WORTE ZU MIR --- Hast du irgendwo Schmerzen?
WARUM ICH DICH IN MEINEM LEBEN NICHT VERMISSEN WILL --- Wenn du in mein Zimmer kommst, geht die Sonne auf.
DEINE REAKTION AUF MEINE DIAGNOSE --- Ich helfe dir, wo ich kann.
EINE SCHÖNE ERINNERUNG AN UNS --- immer, wenn wir über das Leben philosophieren und die Welt danach nicht mehr ganz so ernst nehmen

Ina

Ich habe Sarah vor circa zweieinhalb Jahren zum ersten Mal in unserer Praxis gesehen. Damals hatte ich noch keinen persönlichen Kontakt zu ihr, doch sie ist mir durch ihre gewinnende und positive Art im Gedächtnis geblieben. Seit diesem Zeitpunkt sind wir uns immer wieder mal in der Praxis begegnet. Damals kam Sarah noch alleine zur Therapie. Im Laufe der Zeit konnte ich eine deutliche Veränderung ihres Körpers beobachten, und ich habe mir die Frage gestellt, welche Diagnose sich wohl hinter diesem Erscheinungsbild verbirgt. Daraufhin habe ich einen Blick auf die Verordnung geworfen und konnte es im ersten Augenblick überhaupt nicht glauben: ALS? Diese junge Frau? Einfach *unmöglich*!

Ich habe als Physiotherapeutin schon mehrere ALS-Patienten betreut, alles Männer mittleren oder höheren Alters. Also konnte hier doch nur ein Irrtum vorliegen. Ich habe mich mit meinem Chef, der Sarah zu diesem Zeitpunkt ausschließlich betreut hatte, unterhalten. Auch er war erschrocken von der Wucht und dem Ausmaß dieser Diagnose. Wir haben öfter darüber gesprochen, denn die Geschichte von Sarah hat uns zutiefst berührt. Ich habe erfahren, dass sie weiterhin in Wien studiert und mit ihren Freund*innen auf Reisen geht. Zu diesem Zeitpunkt fiel ihr das Gehen schon schwer und ihre Armfunktion war deutlich eingeschränkt. Auch Sprache und Motorik waren merklich verlangsamt und beeinträchtigt.

Das hat mich beeindruckt und neugierig gemacht. Ich habe mich gefragt: Woher nimmt diese junge Frau ihre Kraft und Motivation? Was würde ich in einer solchen Situation tun? Und dann kam der Tag, an dem Sarah in meinem Behandlungsplan stand. Ich war sehr aufgeregt und viele Fragen und Gedanken sind durch meinen Kopf gegangen. Wie gehe ich mit dieser Frau um? Wie packe ich es an?

Als Therapeutin bin ich gewohnt, viele differenzierte Fragen zu stellen, zu untersuchen, um dann eine geeignete Therapie festzulegen. Das Ziel ist meist eine Verbesserung der Symptomatik. Aber bei ALS? Schlagwörter wie Erhaltung, Linderung und Erleichterung schwirrten mir durch den Kopf. Keine Chance auf Heilung. Wie passt das alles zu meiner Patientin? In welcher Phase der Krankheitsakzeptanz und Verarbeitung befindet sie sich? Gelingt es mir, einen guten Einstieg in die Therapie zu finden? Kann ich das nötige Vertrauen aufbauen, damit wir ein gemeinsames Ziel verfolgen können?

Wie viele Fragen sind erlaubt? Wie reagiert sie selbst auf ihre Erkrankung? Schaffe ich es, professionell und stark zu bleiben, um den Bedürfnissen von Sarah gerecht zu werden, oder überrumpelt mich meine Emotion?

Viele Fragen und noch keine Antworten.

Und dann war es so weit: Sarah lag vor mir auf der Liege und es lief alles wie von selbst. Diese junge Frau hat es geschafft, mir meine Unsicherheit zu nehmen – dabei war doch ich der „Profi". Ich war überrascht von ihrer Offenheit und ihrer Reflexion in Bezug auf ihre Erkrankung. Und vor allem von der Fähigkeit, mich als Therapeutin aus meiner gefühlten „Schockstarre" zu befreien.

Sarah hat es mir leicht gemacht, ihre Diagnose zu akzeptieren, sie aber nicht in den Vordergrund zu stellen. Diese Fähigkeit, anderen einen positiven Einstieg im Umgang mit ihrer Erkrankung und körperlichen Veränderung zu ermöglichen und sogar bewusst zu leiten, hat mich sehr fasziniert und beeindruckt. Nach dieser ersten Behandlung war ich erleichtert, voller Bewunderung über so viel Offenheit und Stärke und doch so sehr betrübt.

Durch die Regelmäßigkeit der Therapie habe ich Sarah immer besser kennen- und schätzen gelernt. Ich freue mich jedes Mal, ihren Namen in meinem Behandlungsplan zu lesen, doch begleitet mich auch immer die Angst, in welchem Zustand ich Sarah antreffen werde. Vor allem dann, wenn längere Pausen zwischen den Behandlungsterminen liegen. Fachlich gesehen komme ich oft an meine Grenzen, ich würde so gerne mehr tun. Ich würde gerne den Krankheitsverlauf stoppen oder zumindest deutlich verlangsamen. Aber das kann ich nicht. Und dann merke ich auch immer wieder, wie sehr sich das Berufliche mit dem Privaten mischt.

Ich habe noch nie in meinem ganzen Leben einen so besonderen Menschen kennengelernt, einen Menschen, der so viel Stärke besitzt und sich noch dazu so viele Gedanken um sein persönliches Umfeld macht. Sarah bindet ihre Freund*innen in ihr Leben mit ALS ein, sie ermöglicht es ihnen, selber Erfahrungen zu sammeln. Wie ist es für sie, im Rollstuhl zu sitzen und blind vertrauen zu müssen? Wie ist es, die Verantwortung für einen anderen Menschen zu übernehmen? Und all dies vermittelt sie mit einer Leichtigkeit und Freude – sie hat nämlich ein Rolli-Rennen auf einer Party veranstaltet. Was für eine fantastische und verrückte Idee.

Sarah gibt ihrem Umfeld Meilensteine an die Hand, um ihm den Umgang und die Akzeptanz ihrer eigenen Erkrankung zu ermöglichen. Hierfür bekommt sie meinen vollkommenen Respekt!

Auch heute fällt es mir immer noch schwer, zu glauben, dass unsere Beziehung irgendwann zu Ende sein soll. Sarah ist mittlerweile eine Freundin für mich geworden. Wie ich damit umgehe, wenn sich ihr gesundheitlicher Zustand gravierend verschlechtert, weiß ich noch nicht. Ich möchte für Sarah da sein und ihr das zurückgeben, was sie mir in unserer gemeinsamen Zeit gegeben hat. Ich möchte stark sein und mich und meine Hilflosigkeit zurücknehmen. Diese Frau hat es verdient, dass ich bedingungslos für sie da bin.

Wenn ich an das Ende denke, entwickeln sich Gefühle von Wut, Verzweiflung, tiefer Trauer und unendlicher Dankbarkeit in meinem Bauch.

Es ist für mich eine große Bereicherung, diese außergewöhnliche Frau begleiten zu dürfen. Sarah verdeutlicht mir immer wieder, wie wichtig es ist, ehrlich und offen zu sich selbst zu sein, mutig und lebensfroh zu bleiben und dass man niemals aufgeben sollte. Das Leben ist so facettenreich und hat in all seinen Phasen und mit all seinen Hürden so viel zu bieten.

Ich bewundere Sarah dafür, sich fremden Händen anzuvertrauen, und ich finde ihre „Neugierde" enorm erfrischend. In unseren Sitzungen unterhalten wir uns sehr viel, selten über die Krankheit, viel mehr über das

Leben. Ich finde das einfach großartig. Ihr Witz und ihr scharfer Verstand, die Fähigkeit, zu reflektieren und es genau auf den Punkt zu bringen – all das gibt mir wahnsinnig viel Kraft und ermöglicht mir neue Einblicke im Umgang mit schwierigen Situationen. Auch ich habe im letzten Jahr sehr viele Tiefen erlebt und oft gedacht, ich schaffe das alles nicht mehr. Doch dann habe ich an Sarah gedacht und sie mir zum Vorbild genommen. Ich habe die schönen Dinge wieder in den Vordergrund gerückt, mir neue, erreichbare Ziele gesetzt. Ich habe geträumt, über mich gelacht und mich ermutigt, auch mal um Hilfe zu bitten und diese auch anzunehmen. Um Hilfe zu bitten, war für mich unfassbar schwer und ein Zeichen von Schwäche – das ist falsch, es ist ein Zeichen von Stärke!

Mir fällt es oft schwer, meine Gedanken und Gefühle zu sortieren und auszudrücken. Auch an diesen Zeilen habe ich oft gezweifelt, mich gefragt, sind das wirklich die richtigen Worte, drücken sie das aus, was ich wirklich sagen möchte? Es ist schwer, die eigenen Emotionen zuzulassen und sie auf den Punkt zu bringen. Aber es ist noch viel schwerer, sich mit der Endlichkeit eines lieben Menschen auseinanderzusetzen. Das tut weh und macht sehr traurig.

Liebe Sarah,

ich danke dir von Herzen dafür, Teil deines Buches und vor allem Teil deines Lebens zu sein.
Danke für dein großes Ohr, deine Meinung, dein Vertrauen.
Danke für so viele schöne und frohe Momente, danke für deinen Input und deine Herzlichkeit.
Ich bin sehr froh, dich zu kennen.
Du wirst immer in meinem Herzen sein!

Alles Liebe,
Ina

Caro

Die drei Begriffe, welche das Gefühl, Sarah auf ihrem Weg zu begleiten, für mich am besten beschreiben, sind wohl: Hilflosigkeit, Unsicherheit und Dankbarkeit.

Hilflosigkeit, weil ALS unaufhaltsam scheint. Der eigene Einfluss, die Situation zu verbessern oder zu verändern, ist sehr beschränkt. Kaum hat Sarah oder haben Sarahs Freund*innen und Familie ein Problem gelöst, dann kommt auch schon das nächste. Funktioniert das Treppensteigen nicht mehr, schafft man sich einen Treppenlift an; funktioniert das Gehen nicht mehr richtig, kauft man einen Rollstuhl; funktioniert das Trinken nicht mehr hundertprozentig, behilft man sich mit einer Sonde. Das alles schafft Abhilfe für einige Zeit, aber ALS stellt einen stets vor die nächste Herausforderung. Der mit ALS einhergehende schleichende Verlust der motorischen Fähigkeiten ermöglicht nie einen stabilen Status quo. Es bleibt immer die Unsicherheit vor der nächsten Veränderung.

Als ich ein Kind war, erlitt meine Mutter ein Aneurysma mit nachfolgendem Schlaganfall. Seitdem muss sie ihr Leben im Rollstuhl sowohl mit schwerwiegenden körperlichen als auch geistigen Einschränkungen beschreiten. Auch das war und ist eine schwierige Erfahrung. Der Unterschied zwischen einem Schlaganfall und ALS ist jedoch: Ein Schlaganfall stellt ein lebensveränderndes Ereignis dar, nach dem sich die Lebenssituation der Betroffenen, deren Familie und Freund*innen aber nach einiger Zeit stabilisiert. Bei ALS jedoch kämpft man gegen einen stetigen Prozess. Diesen Kampf gegen ständig neue Alltagsprobleme empfinde ich als das Beängstigendste. Sarah und ihre Familie haben zahlreiche traditionelle und alternative Behandlungsmethoden versucht. Bei jeder hofften wir: Das könnte es

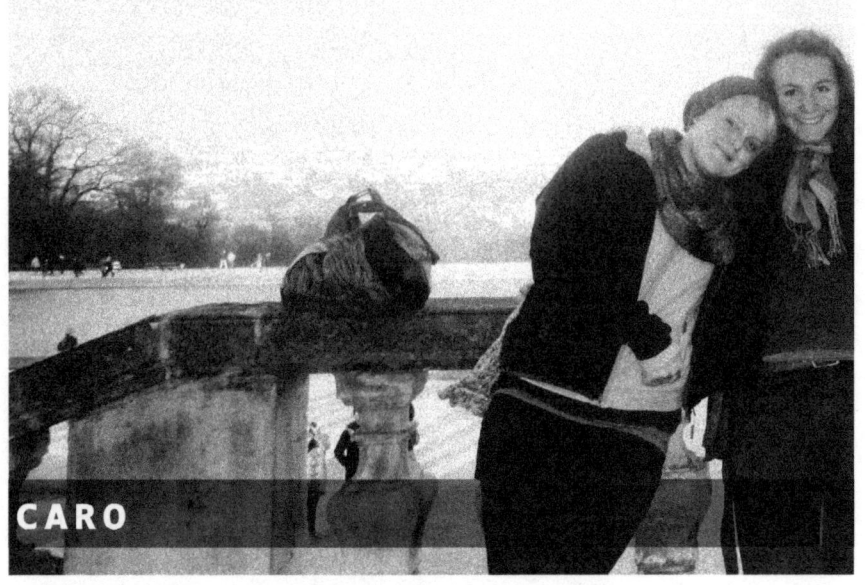

CARO

ALTER --- an Erfahrung kaum zu übertreffen
BERUF --- irgendwann die Weltherrschaft
UNSER BEZIEHUNGSSTATUS --- bedingungslos
WIE LANGE KENNEN WIR UNS --- seit der dritten Klasse Volksschule
WIE HABEN WIR UNS KENNENGELERNT --- Deine Klasse hat unser Klassenzimmer verwüstet und ich musste euch als Klassensprecherin maßregeln.
WAS WAREN DEINE ERSTEN WORTE ZU MIR --- Ja, wenn du das sagst, räumen wir natürlich sofort auf … Kleines!
WARUM ICH DICH IN MEINEM LEBEN NICHT VERMISSEN WILL --- Du beeindruckst mich immer wieder, mit welcher Klarheit du die Dinge siehst und wie vehement du gegen ungerechtes Verhalten Standpunkt beziehst.
DEINE REAKTION AUF MEINE DIAGNOSE --- Tränen, übermittelt via Skype
EINE SCHÖNE ERINNERUNG AN UNS --- unser erster Urlaub ohne Erwachsene, keine vernünftigen Gedanken im Gepäck, aber viel Spaß und gutes Essen

sein! Leider war es nach manchen Behandlungen sogar so, dass es Sarah danach deutlich schlechter ging als zuvor. Damit will ich nicht sagen, dass man es nicht hätte versuchen sollen. Im Gegenteil, ich denke, dass es ungemein wichtig ist, dieses Gefühl der Hilflosigkeit nicht gewinnen zu lassen und weiter gegen ALS anzukämpfen.

Sarah ist eine unglaublich starke Person. Ich habe – auch vor ihrer Erkrankung – wohl jedem, der sie nicht kennt, erklärt, dass Sarah die stärkste und sozial intelligenteste Person ist, die ich kenne. Niemand kann soziale Situationen und Interaktionen so fundiert durchleuchten wie Sarah. Sie war und ist immer noch für viele Personen die Anlaufstelle für Ratschläge in allen Lebenslagen; egal ob es um Probleme in der Beziehung, im Job oder um eine Art Midlife-Crisis geht. In die Hilflosigkeit mischt sich bei mir oft Bewunderung. Ich finde es unglaublich bewundernswert, wie Sarah mit verschiedenen Lebenslagen umgeht, wie sie ihr Leben organisiert, wie aktiv sie ist. Ich denke beispielsweise an ihren Geburtstag letztes Jahr: Es war eine „Rock'n Rolli-Party" unter dem Motto: „Alles, was ich bescheiden finde, wird gefeiert!" Mit „Coming up: Happy Inkontinenz" und „Ein Leben im Bett". Wenn man das liest, schluckt man erst mal. Darüber nachdenken will man eigentlich nicht. Muss man aber. Gegen die schleichenden Veränderungen anzukämpfen, die (wohl) kommenden Probleme direkt anzusprechen und ihnen damit Schritt für Schritt den Schrecken und die eigene Hilflosigkeit zu nehmen, erscheint auch mir im Nachhinein der beste Weg zu sein, mit ALS umzugehen. Noch mal – das finde ich wahnsinnig bewundernswert. Ich weiß nicht, ob ich diese Stärke hätte.

Das leitet zum zweiten Gefühl über: Unsicherheit. Unsicherheit im Umgang mit und in Gesprächen über Sarahs Erkrankung. Unsicherheit hinsichtlich der ständigen Veränderungen und Herausforderungen in Sarahs Lebensalltag. Die Krankheit ALS wirft so viele Fragen über die nahe oder mittlere Zukunft auf. Trotzdem traue ich mich selten, eine dieser Fragen anzusprechen. Oft möchte ich Sarah fragen, wie es ihr geht, welche (neuen) Beschwerden sie hat, wie diese und jene Behandlungsmethode anschlägt, wie es weitergehen soll – gefragt habe ich bisher jedoch sehr selten. Ich stelle diese Fragen nicht, weil ich mir denke, dass Sarah diese Fragen oft gestellt werden und sie nicht schon wieder darüber sprechen möchte; dass Sarah einfach einen schönen Nachmittag, einen Plausch mit Freund*innen genießen will. Ihr gesundheitlicher Zustand soll nicht das alles beherrschende Thema sein. Ich frage „Wie geht es dir?" und „Was gibt es Neues?" und hoffe, dass Sarah – falls sie über gesundheitliche Themen sprechen will – diese selbst ansprechen wird. Manchmal denke ich aber auch, vielleicht traue ich mich selbst einfach nicht, diese Fragen zu stellen – könnte auch sein. Ich weiß es nicht. Bezüglich der Frage, wie es ist, Sarah in ihrem Sterbeprozess zu begleiten, muss ich sagen: Wir haben bisher nur sehr ansatzweise darüber gesprochen. Hier ist meine Unsicherheit noch größer. Natürlich ist es ein wichtiges Thema, Sarah befasst sich ja auch wissenschaftlich intensiv damit, aber für mich ist es enorm schwierig, das Thema ihr gegenüber anzusprechen oder auch nur selbst darüber nachzudenken. Ich sehe es derzeit eher als: Sarah mit ihrer Erkrankung zu begleiten.

Eine Freundin in ihren Mitzwanzigern, die man unglaublich lieb hat und seit Kindestagen kennt, bei einer solchen Erkrankung zu begleiten, macht einen wahnsinnig traurig. Ich kann mich noch erinnern, als wäre es gestern gewesen, wie Sarah mich per Skype angerufen – sie war gerade im Sportcamp-Urlaub in Österreich – und erklärt hat, dass sie an ALS erkrankt ist. Ich hatte zu dem Zeitpunkt zwar schon von ALS gehört und wusste grob über die Symptome Bescheid, aber keineswegs über die Details. Vor allem dachte ich, da muss es sicher eine neue oder alternative Behandlungsmöglichkeit geben. Ich sehe Sarah, wie gesagt, als eine emotional enorm starke Person. Sie ist immer die gewesen, die alle anderen getröstet hat. In dieser Situation mitanzusehen, wie sie unter Tränen erzählt, dass sie an einer unheilbaren Erkrankung leidet, war kaum auszuhalten. Ich weiß noch, wie Sarah zu Beginn „lediglich" Probleme mit dem Unterarm hatte, und ich dachte, wie schlimm es ist, dass sie ihren Hobbys – wie zum Beispiel Mountainbiken – nicht mehr nachgehen kann. So verliert mit ALS alles seine Perspektive.

Stichwort Perspektive: Die Erfahrungen mit Sarah, aber auch mit meiner Mutter haben mir gezeigt, dass man dankbar sein sollte für die guten Dinge im Leben. Man sollte für die großen und kleinen Freuden dankbar sein und diese genießen. Man sollte dankbar sein für die Zeit, die man mit geliebten

Menschen verbringen darf, sowie für die Erfahrungen und Abenteuer, welche man in seinem Leben durchläuft. Wenn ich persönlich daran denke, dass Sarah nach ihrem Universitätsabschluss nicht wie geplant anfangen konnte, zu arbeiten oder zu promovieren, dann ist für mich die logische Schlussfolgerung, dass wir anderen uns glücklich schätzen sollten, dass wir diese Möglichkeit haben. Auch wenn natürlich nicht jede*r immer glücklich ist in ihrem*seinem Job. Wenn ich daran denke, dass Sarah am Wochenende nicht selbst zum Mountainbiken oder Wandern gehen kann, dann sollten wir anderen dankbar dafür sein, dass wir körperlich in der Lage dazu sind. Wenn ich daran denke, dass meine Mutter seit ihrem Schlaganfall Probleme hat, sich zu artikulieren, Wünsche und Emotionen zu äußern, dann denke ich, dass wir anderen dafür dankbar sein sollten, dass wir dazu körperlich und geistig in der Lage sind.

Mir ist klar, das hört sich alles sehr idealistisch an. Und natürlich ist es enorm wichtig, auch seine kleineren, emotionalen oder alltäglichen Probleme zu äußern und damit zu verarbeiten. Aber mein Punkt ist, dass eine Erkrankung wie ALS alle lehren sollte, das Gute im Leben nicht als gegeben hinzunehmen, sondern es wertzuschätzen und das Beste aus der Situation zu machen. Auch sollte man sich nicht stets mit der einen Person vergleichen, der es subjektiv besser geht als einem selbst, sondern für die positiven Dinge und Möglichkeiten im eigenen Leben dankbar sein. Man sollte lernen, die richtigen Schwerpunkte zu setzen. Ich denke, Sarah hat das genau richtig gemacht und tolle Reisen nach Island, Kanada oder in die USA unternommen. Zudem hat sie nach der ALS-Diagnose auch ihre Masterarbeit fertiggeschrieben, einige Vorlesungen gehalten und nun ein Buch zu schreiben begonnen. Ein Wahnsinn! Natürlich versuche ich selbst, diese „Ratschläge" zu befolgen – mit mehr oder minder großem Erfolg. Ich bereue schon jetzt, während der Studienzeit zu viel gearbeitet und mir zu wenig Freizeit gegönnt zu haben – dort also falsche Schwerpunkte gesetzt zu haben. Stattdessen hätte ich Sarah gerne öfter in Wien besucht oder mit ihr ein Hüttenwochenende verbracht. Trotzdem bin ich ungemein dankbar für all die gemeinsamen Erinnerungen, die wir zusammen bis dato erlebt haben. Seien es unsere Erfahrungen in der Schulzeit mit kleineren Tragödien, den ersten

Partys, wechselnden Freundschaften, gemeinsamen Urlauben und Jungs-Geschichten. Oder seien es unsere Studienjahre mit zwar zeitweise größerer räumlicher Entfernung, aber doch einem Gefühl der Vertrautheit und Heimat jedes Mal, wenn man sich sieht. Dafür bin ich unglaublich dankbar und erinnere mich wahnsinnig gerne an jedweden Blödsinn und all die gemeinsamen Erfahrungen, die wir über die Jahre zusammen machen durften. Auf dass es noch einige mehr werden!

Ich habe dich lieb, Sarah!

Caro

Kerstin

Ich habe Sarah zu einem Zeitpunkt kennengelernt, als ALS ein Jahr davor bei ihr diagnostiziert wurde und der Ausbruch der ersten Symptome bereits zwei Jahre zurücklag. Vor unserem Kennenlernen wurde ich „gebrieft", und ihr Schicksal berührte mich von dem Moment an, als ich davon erfahren habe. Ich war sehr betroffen und traurig. Eine Sportlerin soll sie gewesen sein. Jung. Lebensfroh. Und nun gefangen in einem Körper, der allmählich seine Funktionen einstellt. Schrecklich! „Wieso?" „Warum?" – Fragen, die mir als Erstes durch den Kopf geschossen sind. Ich war etwas nervös vor unserer ersten Begegnung. Wie soll ich mich verhalten? So tun, als ob alles ganz „normal" wäre? Ja keine Berührungsängste zeigen! Aufheiternd sein!

All diese Gedanken, Ängste und Befürchtungen wurden in dem Moment im Keim erstickt, als ich das erste Gespräch mit Sarah führte. Weshalb? Dazu muss man Sarah einmal erlebt haben. Sie besitzt eine der positivsten Ausstrahlungen, die ich je bei einem Menschen wahrgenommen habe. Sie lacht, erhellt den Raum, spricht offen alles an. Ich kann mir nicht vorstellen, wie man besser mit dieser Krankheit umgehen könnte. Sie hat immer einen Rat, sorgt sich am meisten um die anderen. Jammern und Trübsal-Blasen ist ihr fremd. Im ersten Moment war die Erleichterung bei mir groß, da ich einen Menschen kennenlernen durfte, vor dem ich mich kein bisschen verstellen musste. Im nächsten Moment ging mir ihr Schicksal noch näher, weil ich nun einen lieben Menschen kennenlernen durfte, von dem ich nicht frühzeitig Abschied nehmen möchte!

In den ersten Wochen nach unserem Kennenlernen war ich sehr traurig. Es gab den einen oder anderen Abend, an dem ich mit Tränen in den Augen eingeschlafen bin. Ich erinnere mich an eines der vielen tiefsinnigen Gespräche,

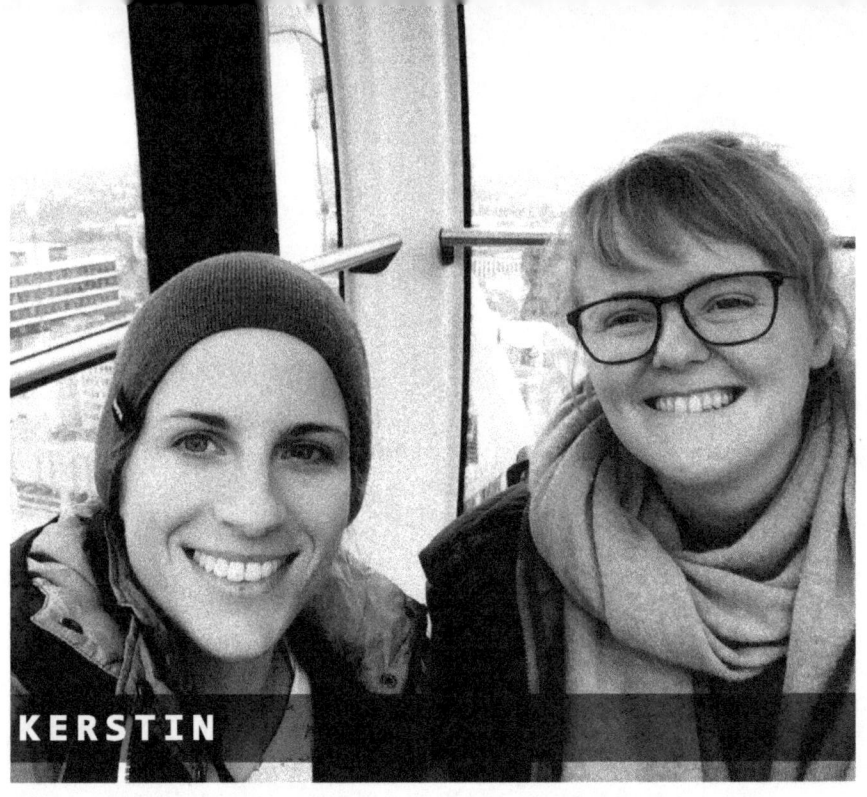

KERSTIN

ALTER --- ein Jahr mehr als ich
BERUF --- auf der Suche nach Abenteuern
UNSER BEZIEHUNGSSTATUS --- Gipfel der Gefühle
WIE LANGE KENNEN WIR UNS --- seit einem Jahr nach der Diagnose
WIE HABEN WIR UNS KENNENGELERNT --- in Michis Erzählungen
WAS WAREN DEINE ERSTEN WORTE ZU MIR --- Darf ich mein Radl hier abstellen?
WARUM ICH DICH IN MEINEM LEBEN NICHT VERMISSEN WILL --- Deine schöne Energie versetzt Berge.
DEINE REAKTION AUF MEINE DIAGNOSE --- Wir sollten eine Katze besorgen. Die helfen immer.
EINE SCHÖNE ERINNERUNG AN UNS --- auf deinem Rücken über den Schweinehof von Marias Eltern und dabei vor Lachen grunzen – wie die Schweinchen

die ich mit Sarah führen durfte. Sie sagte: Viel wichtiger als die Frage „Warum?" ist die Frage „Wie?". Also nicht „Warum gerade ich?", sondern „Wie möchte ich leben? Wie ist mein Leben?" Mit genau dieser Einstellung ginge es vermutlich vielen Menschen besser – unabhängig davon, ob man eine schreckliche Krankheit hat oder nicht. Oft habe ich das Gefühl, man muss sich um Sarah gar nicht so viele Sorgen machen, wie man denkt. Sie durchschaut vieles viel eher als man selbst. Am ehesten könnte ich Sarah mit Gandalf aus „Herr der Ringe" vergleichen: die Weisheit, Geduld, Zuversicht und Geborgenheit in Person. Sarah meinte einmal, das Leben ist wie ein Computerspiel. Nach dem „Game over" kommt der „Neustart". Und genau so möchte ich es mir vorstellen. Nach „Gandalf der Graue" kommt „Gandalf der Weiße". Egal, was ist oder was sein wird: Sie hat bereits und wird immer einen besonderen Platz in meinem Herzen und meiner Erinnerung haben und somit weiterleben. Sie prägt ihr Umfeld in positivster Art und Weise in vielerlei Hinsicht.

Nicht „Warum", sondern „Wie"!

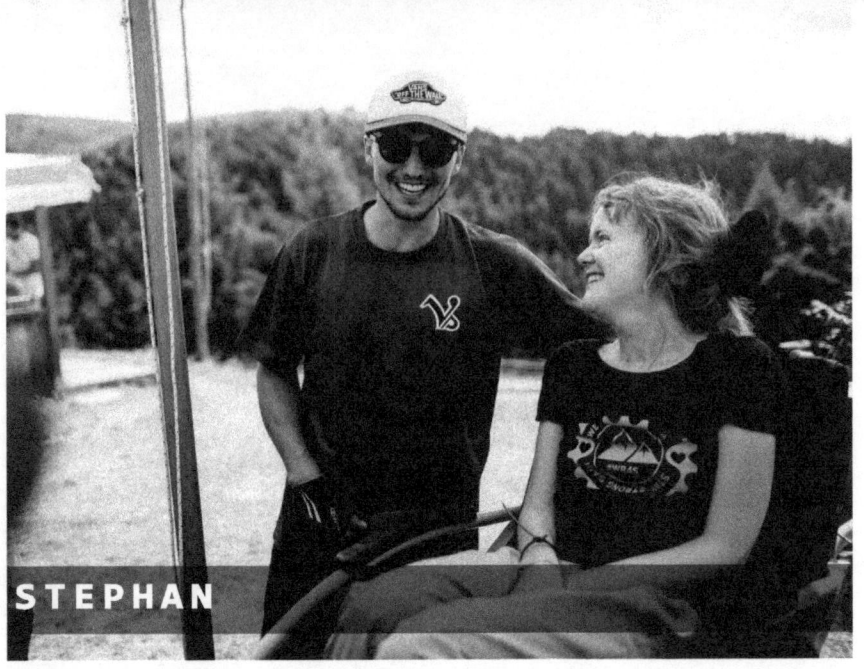

STEPHAN

ALTER --- a runde G´schicht
BERUF --- Durchdenker
UNSER BEZIEHUNGSSTATUS --- Pony und Hengst
WIE LANGE KENNEN WIR UNS --- kurz bevor du nach Wien gekommen bist
WIE HABEN WIR UNS KENNENGELERNT --- an meinem Lieblingssee
WAS WAREN DEINE ERSTEN WORTE ZU MIR --- Isst man in Bayern Eis mit Zwiebeln?
WARUM ICH DICH IN MEINEM LEBEN NICHT VERMISSEN WILL --- Egal wie es uns geht, wir bringen uns zum Lachen und nehmen uns selbst nicht zu ernst. Außer wir wollen ernst sein, dann bist du da, um mich aufzufangen.
DEINE REAKTION AUF MEINE DIAGNOSE --- Und was kann man dagegen machen?
EINE SCHÖNE ERINNERUNG AN UNS --- die Zeit, in der wir nahe beieinander gewohnt haben und du jedes Mal am Heimweg noch auf ein Bierchen bei mir vorbeigekommen bist

Stephan

Liebe Sarah,

ich habe länger darüber nachgedacht, wie ich über den Umgang mit deiner Krankheit und die Zeit, wie alles so gekommen ist, schreiben soll. Ich habe mich gefragt:

> Soll ich aus einer Erzählerperspektive schreiben?
> Soll ich über dich schreiben oder einen inneren Dialog verfassen?

Ich bin nun zum Schluss gekommen, die „natürlichste Form" – also die des „privaten Briefes" an dich – macht für mich am meisten Sinn. Gut, dann wäre dies geklärt.

Nun stellt sich die Frage, wie offen soll ich schreiben, wie verletzlich oder distanziert, wie sachlich oder emotional darf – *soll* – es sein? Wohlwissend, dass diesen Brief vermutlich viele Menschen lesen werden.

Wie würden diese Leute über mich, meinen Umgang, mein Verhalten und unsere Beziehung, unsere Freundschaft dann urteilen? Wie frei kann ich nun schreiben, ohne ein totales Arschloch zu sein?

Mhmm, schwierig ... aber auch dahingehend wähle ich die Perspektive des „privaten" Briefes.

Dass diese Zeilen veröffentlicht werden, versuche ich beim Schreiben bestmöglich auszublenden und mich in Gedanken direkt an dich zu wenden. Ich versuche, mich an die Zeit und an bestimmte Ankerpunkte zu erinnern – verzeih mir, wenn ich manches durcheinanderbringe. Ich schreibe aus meiner Perspektive, sie ist nicht komplett, sie ist verzerrt, ich erhebe keinen Anspruch auf Richtigkeit und Vollständigkeit.

Wie du merkst, versuche ich, mich abzusichern, weil ich ziemlichen Schiss vor dem Schreiben habe.

Okay – let's get it on!

Die Diagnose

Ich weiß es nicht mehr genau, aber es muss irgendwann im Sommer gewesen sein. Ich hatte Geburtstag – oder sollte er noch kommen? Die anfängliche Vermutung, dass sich eine Nervenbahnverengung infolge eines Unterarmbruchs (den du dir beim Mountainbiken zugezogen hast) als neurologische Störung in der rechten Hand herausstellt, wurde auf einmal zerstört. Ich weiß noch genau, dass wir beide vor deiner Wohnung gestanden sind (Währinger Park) und du geweint hast. Ich habe dich gedrückt und du hast mir gesagt, dass es irgendetwas anderes sein muss als der vermutete Armbruch. Die Ärzte gehen einer Vermutung nach und testen jetzt indirekt „neurologisches Zeug". Ich dachte damals für mich in der ersten Sekunde an einen Tumor oder irgendetwas anderes – jedenfalls nicht an ALS.

ALS wäre sehr wahrscheinlich, das könne man aber noch nicht mit Gewissheit sagen – das war der Stand der Dinge. Du hast mir dann erklärt, was die Konsequenzen der Krankheit wären – in etwa wie bei Stephen Hawking. Ich dachte in dem Moment: „Stephan, jetzt musst du stark sein! Verdammt noch mal, nicht zu heulen anfangen!" Ich glaube, wir sind dann noch auf ein Bier in das nächste Pub, hatten einen schönen Abend – wie immer eigentlich –, haben gelacht und blöde Witze gemacht. Ja, es war so wie immer. An diesem Abend wurde mir klar, dass hier definitiv etwas auf uns zukommt, das größer ist, als ich oder wir alle anfänglich gedacht hatten.

Die Gewissheit über ALS kam erst viel später. Ich weiß gar nicht mehr, wer es mir gesagt hat oder was ich zu diesem Zeitpunkt gemacht habe. Ich kann mich nur noch daran erinnern, dass ich zuerst hinterfragt habe, wie sicher die Diagnose ist. Was sind die nächsten Schritte? Was sind die Möglichkeiten hinsichtlich einer Therapie? Gibt es Verzögerungsmöglichkeiten? Ich bin einfach sachlich geblieben. Zurückblickend möglicherweise die „intuitive Suche nach der Handlungsfähigkeit". Gefühle sind dann später gekommen, ich glaube, ich war – wie man so schön sagt – geschockt und auf „Autopilot".

Der rosa Elefant im Raum

Die Zeit verging in größer und kleiner werdender Ungewissheit und die nächsten Treffen waren geprägt von der Tatsache, dass du ALS hast, wobei die Gespräche darüber nicht wirklich offensiv geführt wurden. Es gab immer eine gewisse „Abtastphase" – verständlich! Die einsetzende „Vorsicht", etwas Falsches zu sagen oder etwas Falsches zu fragen, hatte sich schon in meinem Kopf eingenistet – diese Bitch! Irgendwann habe ich den Vergleich mit dem „rosa Elefanten" (= ALS) gemacht: „Tun wir doch nicht so, als wäre er nicht hier – er ist da und basta!"

Na ja, für den Moment war das eigentlich sehr wirksam, wir hatten es dann ja immer sehr lustig und haben darüber geredet. Irgendwie hat sich vieles schleichend und unaufhaltsam ein wenig verändert.

Die Veränderung

Die enge Verbundenheit unserer Clique löste sich mit der Zeit immer mehr auf, und alles wurde etwas unverbindlicher. Jede*r von uns war mit ihren*seinen eigenen Dingen beschäftigt. Im Vergleich zu den Anfangsjahren in Wien wurden wir alle mit der Zeit ruhiger, vorbei war die wilde „ned-un-nice"-Partyzeit. Es wurde verantwortungsbewusst und fleißig studiert, nebenbei natürlich auch gejobbt.

Schließlich ist auch Benjamin nach Tirol zurückgezogen, Martin hat ebenfalls mittlerweile weiter weg gewohnt. Mein Bachelorstudium war abgeschlossen und mit dem Masterlehrgang hatte ich gerade erst begonnen. Sehr viele Dinge waren im Umbruch, dadurch wurden auch die Treffen weniger, nicht nur mit dir, Sarah.

Wir alle waren sehr beschäftigt.

Die Entfremdung

„Wo ist die Sarah?"
„In Graubünden?"
„Aha! Schweiz, oder?"
„Waaaas?"
„Sie isst nur Salat und trinkt Smoothies?"
„Mhmm ... da baut aber jede*r ab ... oder nicht?"
„Na ja, sie wird schon wissen, was ihr guttut."
„,Handlungsfähigkeit' bewahren, das wird schon passen."

Du warst auf einmal sehr viel unterwegs, beispielsweise in Graubünden (einer Klinik speziell für ALS). Wenn du dann mal in Wien warst, dann waren „tausend" Leute um dich herum. Was am Anfang auch sehr schön war und wichtig. Trotzdem, schnell mal auf einen Kaffee vorbeizukommen, wurde zu einem schwierigen Unterfangen, oft waren Leute da, es gab selten ruhige „Zweisamkeits-Momente".

Ich glaube, es hat dir gutgetan, der viele Trubel und das Getöse. Das hast du gebraucht, ich habe mich da aber nicht mehr in den Vordergrund drängen wollen. Gedränge, ja das war es irgendwie für mich. Ich wollte nicht stören, ich wollte nicht aufdringlich sein.

Es war mir alles einfach viel zu viel.

Ich hatte immer die Vorstellung: Ich werde da sein, wenn du mich brauchst, wir stehen das gemeinsam durch! Wie im Film.

Na ja, zu dieser Szene ist es zumindest in dieser Phase nicht gekommen. Es kam zu keinem Gespräch, wo wir uns in den Armen lagen und alles von uns abgefallen ist, alles miteinander geteilt wurde. Meine Teilhabe an deinem Leben wurde einfach immer kleiner.

Später haben wir mal bei einem gemeinsamen Gespräch erkannt: Die Angst oder Sorge, man könnte den anderen „belasten", hat uns dazu verleitet, dem jeweilig anderen „Freiraum zu geben". Ein wenig „zu viel Freiraum", somit haben wir uns ungewollt entfremdet.

Zu Tode gefürchtet ist auch gestorben ...

Hin und wieder kam es zu einem Treffen, auch wir zu zweit. Ich versuchte, stark zu sein, machte wie immer schlechte, dumme Witze – du hast wie immer von Herzen gelacht. Ich versuchte damals (und versuche auch heute noch), mit der Krankheit mit einer gewissen Leichtigkeit umzugehen, Situationen mit Humor aufzulockern. Ich merke von Mal zu Mal: Es wird für mich schwieriger.

Das „Leichte" ist schwerer geworden. Ich frag dich: „Wie geht's dir?"

Ich denk mir: „Was bist du für ein Trottel, wie soll es ihr schon gehen?"

Ich erzähl dir von ärgerlichen Begebenheiten aus meinem Alltag, in meinem Kopf: „Was glaubst du eigentlich? Beklagst dich über jeden Mist, hast echt keine richtigen Probleme."

Na ja, was bleibt uns anderes übrig? Vielleicht ist das damit gemeint, wenn die Leute sagen: „Ja, sei einfach so wie immer!"

Ist im Grunde nie schwierig mit dir, Sarah, aber die „Vorsicht" – diese verdammte Vorsicht! Sie ist da.

Die Besinnung

Ich bin jetzt auch wieder in Tirol, schreibe die Masterarbeit, Jahre sind vergangen. Die Einschränkung infolge deiner Krankheit wird immer größer, immer deutlicher. Du bist aber immer noch die Alte! Ich bin näher bei dir, zunächst nur örtlich – später wird es wieder enger. Benjamin und ich besuchen dich gelegentlich. Die Treffen sind locker, lustig, so wie früher, wir haben schöne Momente, es wird auch diskutiert und philosophiert.

Du kannst weniger laut und schnell sprechen, deine Sprechmuskulatur wird schwächer – dafür rede ich umso mehr. Du hörst besser zu und verstehst mich immer noch. Es ist großartig, verstanden zu werden. Du zeigst mir Auswege aus Situationen auf, wo ich selbst nicht mehr weiterkomme. Oft sehe ich die Dinge viel klarer, wenn ich mit dir darüber spreche.

Es ist schon lustig, dass du diejenige bist, die mir so viel Kraft gibt. Es hat sich so gesehen an unserer Freundschaft nichts verändert, zumindest nicht mehr oder weniger, wie es bei anderen Freundschaften auch der Fall ist.

Alles okay.

Du bist darum bemüht, in den Gesprächen mitzuhalten. Ich sehe dir aber an, dass es dir manchmal zu mühsam ist, besonders wenn wir eine Gruppe sind und jede*r durcheinanderredet. Genüsslich lehnst du dich zurück und bist stille Beobachterin.

Die Zukunft

Manchmal habe ich Schuldgefühle, warum ich nicht öfter bei dir zu Besuch bin, besonders weil ich relativ nahe bei dir wohne (Kufstein – Holzkirchen: 65 Kilometer).
Ja, vielleicht sollte ich mich einfach mehr bemühen. So wie damals, als du noch beim Währinger Park gewohnt hast, da war es einfach, schnell mit dem Rad vorbeizufahren – so einfach ist es leider nicht mehr.
Mit dir Spaß zu haben, ist aber trotzdem immer noch leicht!
Auch mal traurig zu sein, nehme ich mir vor – es fällt mir aber schwer, die Traurigkeit zuzulassen. Einerseits weil es grundsätzlich nicht so einfach ist für mich, andererseits möchte ich dich nicht „belasten". Verdammt, schon wieder diese Vorsicht!

PS:
Ich hab dich sehr lieb, Sarah, du bist die Beste!
Ich bin froh, dass du dieses Buch schreibst.
So offen bin ich seit Jahren nicht gewesen und das tut gut, aber das brauch ich dir nicht erklären, das weißt du ja bestimmt.

Andrea

Ich lernte Sarah beim Fußballspielen kennen: Unser Institut veranstaltete im April 2016 ein Fußballturnier. Als ich nach dem gemeinsamen Ausklang nach Hause fuhr, nahm ich Sarah, die an unserem Institut als Tutorin und Studienassistentin arbeitete und in der Nähe von mir wohnte, in meinem Auto mit. Ich kannte sie bis zu diesem Zeitpunkt nicht, die Fahrt war kurzweilig, wir hatten uns gut unterhalten – eine junge, sehr sympathische Frau.

Im Herbst 2016 erfuhr ich dann von einer Kollegin, dass diese junge Frau, die ich vor dem Sommer nach Hause gebracht hatte, an ALS erkrankt war. Irgendwann zu Beginn des Sommersemesters 2017 sahen wir uns wieder. Der Grund dieses Wiedersehens war meine theoretische Beschäftigung mit den Themen Sterben und Tod sowie meine Ausbildung zur ehrenamtlichen Sterbebegleiterin, die ich im Februar 2017 begonnen hatte. Sarah zeigte Interesse, an meinem Seminar „Aktive Sterbehilfe und assistierter Suizid: (heil)pädagogische Reflexionen" teilzunehmen. Da das Seminar allerdings schon begonnen hatte, wurde Sarahs Teilnahme um ein Jahr verschoben – obwohl zu diesem Zeitpunkt bereits erste motorische Beeinträchtigungen erkennbar waren.

Kurz vor Beginn des Sommersemesters 2018 bekam ich folgende E-Mail:

```
Ich hab mich ewig nicht bei dir gemeldet und grade hab ich
gesehen, dass du wieder das Seminar anbietest. Ich wollte
fragen, ob ich diesmal vorbeischauen dürfte, möchte dir
aber auf keinen Fall Probleme machen. Allerdings halte ich
auch sehr gerne einen Vortrag.
```

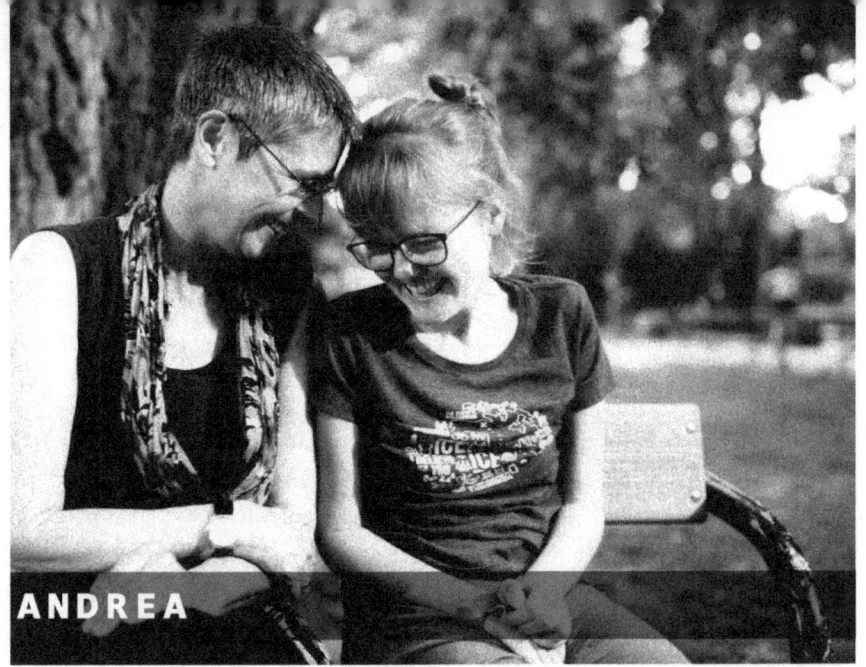

ANDREA

ALTER --- leider noch nicht alt genug für die Pension
BERUF --- Tradierung kultureller Gehalte
UNSER BEZIEHUNGSSTATUS --- Bildungsprozess
WIE LANGE KENNEN WIR UNS --- seit den ersten Symptomen
WIE HABEN WIR UNS KENNENGELERNT --- Du hast mich nach einem Uni-Fußballturnier heimgefahren.
WAS WAREN DEINE ERSTEN WORTE ZU MIR --- Ich fahr dich schon bis vor deine Tür.
WARUM ICH DICH IN MEINEM LEBEN NICHT VERMISSEN WILL --- Mit einer Engelsgeduld bringst du mich dazu, über mich hinauszuwachsen, bringst mir bei, gewissenhaft und klar zu kommunizieren; ich kann mich auf deine Ehrlichkeit verlassen und das immer von Herzen.
DEINE REAKTION AUF MEINE DIAGNOSE --- Meine Tür steht dir immer offen, wenn du reden willst.
EINE SCHÖNE ERINNERUNG AN UNS --- an meinem Geburtstag mit dir in der Sonne sitzen und über gemeinsame Projekte reden

„Allerdings halte ich auch sehr gerne einen Vortrag." Klare Vorstellung, klare Ansage. Und so war es dann auch. Wir trafen uns einige Male im Vorfeld des Seminars – zu dieser Zeit wurde unser Kontakt intensiver. Sie schrieb:

```
Danke für deine Nachricht.

Ich hab mir ein paar Gedanken gemacht. Aber gerne treff
ich mich mit dir, komme nur nicht mehr alleine aus dem
Haus. Die Wohnung ist allerdings fast gegenüber. Also wenn
du auf einen Kaffee vorbeikommen möchtest, freu ich mich.
```

Ich kam zu einem Kaffee und unserem ersten intensiven Gespräch vorbei und fragte nach, ob ich etwas mitbringen solle:

```
Oh ich liebe Briochekipferl.
```

Zu diesem Zeitpunkt war Sarah bereits deutlich sichtbar motorisch und etwas sprachlich eingeschränkt, saß aber noch nicht im Rollstuhl und konnte mit ihren Händen noch auf ihrem Mobiltelefon Texte eintippen. Diesem Gespräch sollten viele weitere folgen, wobei sich die Inhalte auf die Thematiken Sterben und Tod und speziell auf das Seminar und Sarahs bevorstehenden Vortrag bezogen. In einem dieser Gespräche, in denen es ganz allgemein um Sterben/Endlichkeit – und damit auch um Sarahs Sterben – ging, sagte sie: „Wäre ich unsterblich, würde ich mich umbringen." Ein umwerfender Satz. Auch haben wir in diesen Gesprächen erste Ideen bezüglich einer gemeinsamen Publikation ausgetauscht. Im Nachdenken darüber blühte Sarah sichtlich auf: Endlich wieder theoretisch arbeiten! Das Projekt ‚Gemeinsamer Aufsatz in einer pädagogischen Fachzeitschrift' hat sich dann im Laufe der Zeit zu dem vorliegenden Buchprojekt ausgewachsen.

Mitte Mai 2018 hatte Sarah ihren „Auftritt" in meinem Seminar. Sarah hatte drei Wochen davor ihren ersten Rollstuhl bekommen und Michi, bei dem sie wohnte, begleitete sie ins Seminar: 24 Student*innen, die sich im Rahmen ihres Masterstudiums der Bildungswissenschaft theoretisch mit aktiver Sterbehilfe und assistiertem Suizid auseinanderzusetzen hatten – und Sarah. Manche der Student*innen kannten Sarah aus ihrer Zeit als Tutorin: gesund und sehr aktiv. Es war ein sehr beeindruckender Vortrag mit anschließender Diskussion – manche der Student*innen sprechen heute noch darüber.

Einer ihrer ersten Sätze war[11]:

```
Wenn man jetzt nach der Statistik geht, ist meine Lebens-
erwartung in einer Woche vorbei - aber: Theorie ist nicht
alles.
```

Wir haben in diesen eineinhalb Stunden viel gelacht:

```
In der Liebe zu sich selbst und zu anderen findet man
enorm viel Sinn - und natürlich in der Bildung (lacht)
(Plenum lacht). Aber kein Bildungsprozess ist so lehrreich
wie der im Moment. Natürlich würde ich die Erfahrungen
niemandem wünschen und auch nicht weiterempfehlen (lacht),
aber: Die Menschen um mich herum werden immer schöner
(lacht).
```

Sarah drehte sich um und sagte zu Michi, der hinter ihr saß:

```
Ja, auch du.
```

Sarah sprach ganz offen über Glück, Freundschaft, aber auch über Sterben und Tod, Sterbehilfe, Schmerzen, zunehmende Einschränkungen und Neid:

```
Man kann nicht mehr alleine duschen, nicht mehr alleine
essen - irgendwie ist immer am Anfang ein Heulkonzert ohne
```

---

11 Für die Transkription dieses Vortrages bedanke ich mich bei Caroline Bingler, Anna Grünwald, Stefanie Lex und Rebecca Pollinger.

> Ende. Aber ich sehe das auch als Weg zur Akzeptanz. Wenn
> ich sagen würde: Alles ganz wunderbar, eh überhaupt nicht
> schlimm – das wäre gelogen. Es ist immer ein – nicht
> Kampf –, aber schwer. Wenn ich dann akzeptiere („Ja, is'
> für den Arsch, aber mach' ma trotzdem"), dann kommen posi-
> tive Dinge zum Vorschein: Mein Leben wird im Moment durch
> den Rollstuhl enorm erleichtert. In zwei Monaten (oder
> einem) kommt der E-Rolli ...
>
> Ich würde sagen: Einer der schwierigsten Themen sind Neid
> und Vergleich. Weil, wenn ich mich immer mit früher oder
> mit anderen vergleichen würde, dann wüssten wir alle, wie
> es ausgehen würde. Zum einen wäre es fatal für mich sel-
> ber, aber auch für mein Umfeld. Je mehr man Neid gegenüber
> anderen artikuliert oder zeigt, desto weniger würde ich
> selber mit mir zu tun haben wollen. Wenn ich immer sagen
> würde: „Ma, wie gemein" oder „Erzähl mir nicht davon", „Ich
> will das nicht hören", oder „Ich wär gern selber dabei" –
> meiner Meinung nach sind das alles negative Gedanken, die
> einem überhaupt nicht weiterhelfen. (...) Deswegen probiere
> ich immer, mein Hier und Jetzt anzunehmen, und im Moment
> ist alles wunderbar.

Wie man sich das vorstellen kann, das Hier und Jetzt anzunehmen, beschrieb Sarah folgendermaßen:

> Ja und ich habe so viel erlebt in den letzten zwei Jahren
> (*seufzt*). Ich würd's nicht umtauschen wollen – nie. Egal,
> wie das Ganze aussieht, das gehört eben zum Leben dazu. So
> tief die Löcher, in die man auch fällt, sein mögen – und
> die können enorm tief werden –, umso höher sind auch die
> positiven Erfahrungen. Und so kenn ich's von früher.

Ende Juni 2018 schrieb mir Sarah, dass ihr das Tippen inzwischen auch am Handy sehr schwerfällt. Am 20. Juli erreichte mich folgende E-Mail:

```
Ach ja du, ich mache gerade viel Krankenhaus-Urlaub. Beat-
mung-Magensonde-Gerede über eine Lebenserwartung von ein
paar Monaten ... aber es wird wieder. War auch auf einer
Palliative-Care-Tagung in Wien und will nun noch mehr eine
Dissertation über pädagogische Aufgaben im Sterbeprozess
schreiben.
```

Oh, das klang gar nicht gut. War es auch nicht – Mitte August 2018 schrieb Sarah:

```
Endlich kann ich dir wieder schreiben und melde mich wie-
der aus dem Off, die OP ist nicht so gelaufen wie erwartet,
aber alles andere wäre ja auch nicht sarahnormal. Wenn al-
lerdings 3 Chefärzte ums Bett stehen, der eine alle Ter-
mine absagt, nur um Händchen zu halten, sie aufhören, Mor-
phium zu geben, weil die Lunge sonst kollabiert, dann weiß
man, es hätte besser laufen können. Aber ich werde nicht
jammern, es ist wieder fast in Ordnung und die Sonde er-
leichtert das Leben.
Luki bekommt jetzt 3 Monate Hospizkarenz und wir werden
wahrscheinlich ab Oktober 2 Monate reisen.
So weit mal von mir.
```

Und so war es dann auch: Die beiden bereisten von Oktober bis Ende Dezember 2018 die USA. An vielen Orten trafen sie Freund*innen, die die beiden teilweise abwechselnd immer ein Stück der Reise begleiteten.

Ich bin keine Freundin Sarahs, wir kennen uns aus dem beruflichen Kontext, und daher kenne ich Sarah im Vergleich zu ihrem nahen sozialen Umfeld nicht wirklich. Eine besondere Eigenschaft (neben vielen anderen), die ich an Sarah wahrnehmen durfte, ist ihre Aufmerksamkeit anderen Menschen gegenüber: Es mag ihr elend gehen, aber sie vergaß und vergisst nach wie vor in fast keiner E-Mail, in keinem Gespräch, nachzufragen, wie es mir geht – nicht floskelhaft, sondern ganz ernst gemeint. Ich hatte in der Zeit, als ich Sarah erst kurz kannte, massive (Betreuungs-)Probleme mit meinen hochbetagten Eltern, die mich an meine Grenzen brachten – und darüber hinaus. Ich habe an mir beobachtet, dass ich in dieser Phase – sagen wir mal etwas beschönigend – relativ uninteressiert an Problemen meines Umfeldes war: Ich war mit mir und meinem psychischen Überleben beschäftigt und randvoll mit Sorgen. Da passte nichts mehr rein. Sarah ist mit ihrem physischen Überleben beschäftigt und verliert niemals den Blick für andere. Und ich gehör(t)e nicht zu ihrem engen Umfeld. Sarah ist ein Herzensmensch mit scharfem Verstand – eine wunderbare Kombination. Es ist ein Leichtes, mit ihr – intellektuell und emotional – in Dialog zu treten. Ihre innere Haltung ist Hinwendung zu ihrem Gegenüber. Wenn ich Sarah persönlich traf – die meisten Kontakte erfolg(t)en über E-Mail –, dann war dies ganz im Sinne Martin Bubers eine Begegnung: Hinwendung in Wahrheit von Du zu Du.

Ich kenne nur bestimmte Seiten von Sarah. Sarah hat sich mir gegenüber niemals schwach, verzweifelt, traurig, ratlos gezeigt, sondern stark, vergnügt, verschmitzt, reflektiert, wohl nachdenklich, aber immer mit dem Blick nach vorne, immer das Positive suchend. Wir haben nie miteinander geweint – Traurigkeit und Schwere haben wir nicht geteilt. Dafür war ich in gewisser Weise wohl nicht vorgesehen. Dafür haben wir viel miteinander gelacht, sehr viel eigentlich – erstaunlich viel, wenn man bedenkt, dass es in unseren Gesprächen im Großen und Ganzen um das Sterben und den Tod ging. So erstaunlich ist es allerdings auch wiederum nicht, wenn man Sarah – so wie ich – auch nur ein bisschen kennt. Sarah hat viele großartige Eigenschaften – eine davon ist ihr Humor. Ich hatte zwar immer wieder mal das Gefühl, dass Sarah lachend die Tragik ihres Lebens verdrängt – sie gewissermaßen nur (zumindest immer wieder auch) lachend ertragen kann –, aber was soll daran schlecht sein? Verdrängung als Schutzmechanismus hilft, die Angst vor dem, was kommen wird, zu mildern. Humor als innere Haltung ermöglicht Halt.

Da fällt mir ein, dass ich vor vielen Jahren einen Artikel über das Lachen (in heilpädagogischen Beziehungen) geschrieben habe. Mit dem Lachen, so habe ich es damals formuliert, holt man sich ein Stück Distanz ins eigene Betroffen- und Bedrohtsein herein – diese Momente der Distanzierung und Relativierung haben mit der angstbefreienden Wirkung von Lachen zu tun. Ich glaube, es ist kein Zufall, dass man sich nicht nur vor Angst in die Hose macht, sondern auch vor Lachen. In diesem Artikel thematisierte ich auch die sprachliche Nähe von Lachen und Krankheit (ich lach mich krank; ich brülle vor Lachen – wie vor Schmerzen) und sogar von Lachen und Tod (ich lach mich tot). Wenn ich folgenden Satz von damals lese, bekommt er durch meine Begegnung mit Sarah eine neue Bedeutung: Menschen, die nicht (mehr) lachen (können), wollen auch nicht mehr leben; wir lachen uns tot, sagen wir, und meinen, wir lachen uns lebendig.

Sarah, lachst du noch? Ja, Sarah lacht noch.

Sarah hat das, was man vielleicht Galgenhumor nennen könnte. Einen Monat vor dem Seminar, im April 2017, wollten wir einen Termin ausmachen – ich schrieb:

```
am 12.4. hab ich eine wurzelbehandlung - da mach ma lieber
nix aus.
```

Sarahs Antwort:

```
Nach der Wurzelbehandlung hätten wir wahrscheinlich eine
ähnlich deutliche Aussprache ;)
```

Im Herbst 2018, Sarah hatte inzwischen auch ihren E-Rollstuhl bekommen, postete Sarah auf Facebook:

```
Wie versprochen - it is time to Rock'n Rolli!!!
Dinge, die ich bescheiden finde, werden gefeiert.
```

Deswegen werden OLLI DER ROLLI 1&2 willkommen geheißen.
Programm:
- Parcours fahren (Team Erolli gegen Team Muskelkraftrolli)
- Dancing Rollis
- Push me smooth

Coming Up:
- Happy Inkontinenz – wenn's läuft, dann läuft's
- ein Leben im Bett – wenn Träume wahr werden.

Ende Dezember 2018 schrieb Sarah – kurz davor aus den USA zurückgekehrt:

Wir sind jetzt wieder im Lande und haben Amerika ganz gut überlebt. Allerdings waren wir in Hollywood in den Filmstudios, und ich war so beeindruckt, dass ich jetzt doch Oscar-Preisträgerin werden will und auf den Nobelpreis pfeife.

Sarah mailte mir Anfang April 2019 Grüße – aus Südtirol. Auf meine Frage, was sie denn in Südtirol herumtreibe, antwortete sie:

Ich war mit meinen Eltern eine Woche auf der Seiseralm. Quasi Höhentraining für die Alpenüberquerung. Sehen, ob es die Lunge packt.

Und auf meine Frage kurz darauf, wie es ihr mit ihren Betreuer*innen gehe, bekam ich folgende Antwort:

Ach eine Never-ending-Story. Die eine hatte Angst vor U-Bahnen, die andere davor, mit mir das Haus zu verlassen ... ich sei zu aktiv. Dabei hab ich nicht mal von der Alpenüberquerung erzählt ... In einer Woche kommt R. – mal sehen, ob ich mit ihm leben darf.

Dieser letzte Satz – mal sehen, ob ich mit ihm leben *darf* – bringt zum Ausdruck, in welch hohem Maße Menschen wie Sarah von qualifizierter professioneller Betreuung abhängig sind; und selbst wenn man das Glück hat, qualifizierte Betreuer*innen gefunden zu haben, mit denen auch auf persönlicher Ebene gut zu leben ist, ist man zuweilen mit Problemen konfrontiert, die individuell nicht zu lösen sind. Im Juli 2019 schrieb Sarah:

```
Ich bin momentan etwas genervt und erschöpft. Wir hätten,
nach einer anstrengenden ersten Woche, eine zweite Pflege-
rin. Es ist für alle immer unheimlich mühsam. Jetzt darf
sie aber nicht bleiben wegen der Streitereien zwischen
Kasse und Agentur. Wir bekommen auch niemanden mehr,
M. ist auch unsicher. Beim Intensivpflegedienst grab ich
mir selbst mein Loch.
```

Aber Sarah will leben – und solange sie das kann, will sie das voll und ganz. Mit halben Sachen gibt sie sich nicht zufrieden. Was sie dafür braucht, sind helfende Hände, die ihr ermöglichen, das Leben so zu leben, wie sie es sich vorstellt – und Ideen dazu, welche Abenteuer sie noch erleben möchte, hat Sarah mehr als genug. Sarah hat sich im Laufe ihres jungen Lebens ein dichtes soziales Netz aufgebaut, das sie seit ihrer Erkrankung optimal auffängt und dazu beiträgt, ihre Ideen Wirklichkeit werden zu lassen. Sarah war – diesen Eindruck durfte ich gewinnen – immer schon eine Grenzgängerin. Sie bleibt es bis zuletzt.

Apropos helfende Hände: Das mit der Alpenüberquerung war keiner ihrer Späße – wie ich ursprünglich dachte. Dieses Projekt setzte sie mit fünf Freund*innen im August 2019 um.

Liebe & Hoffnung

Die Wolken hängen sanft am Himmel. Sie umschmiegen die Welt um mich wie eine warme Daunendecke. Die Luft ist kalt und ihr Duft verspricht bereits den ersten Schnee. Es ist zwar erst Ende September, aber auf 2.000 Höhenmeter ticken die Uhren der Jahreszeiten anders als in Wien. Wir streifen durch den Wald, auf der Suche nach Feuerholz. Jede*r für sich. Der Berg um die Hütte, auf der wir schlafen, fällt steil nach unten ab. Das Holz, das ich finde, kann ich nur noch schwer nach oben zur Feuerstelle transportieren. Ich umschlinge es mit meinen beiden Armen und schleife die langen Äste neben mir her. In der Ferne höre ich vereinzelte Stimmen, aber sie sind zu leise, um den Inhalt der Worte verstehen zu können. Alles ist friedlich – die Stille des Waldes und mein eigener Atem bestimmen die Atmosphäre. So könnte es für immer bleiben. Wird es aber nicht. Leider.

Seit der Diagnose sind knapp drei Monate vergangen. Wir sind nahe dem Berg, der in den nächsten Jahren zu meinem Sinnbild für Freiheit, Liebe, Hoffnung – für den Sinn im Leben – werden wird. Um mich sind dreißig wundervolle Menschen. Sie alle sind teilweise über zehn Stunden im Auto gesessen, um hier mit mir meinen 25. Geburtstag zu feiern. Die Hütte liegt am Rande einer Almwiese am Anfang der Dolomiten. Gemeinsam mit Tobi, Stephan, Mary und meinen Eltern haben wir die Verpflegung für drei Tage hierher transportiert. Zu Hause haben wir noch Tomatensuppe in riesigen Töpfen vorgekocht, Kuchen gebacken und Einkaufslisten geschrieben. In Brixen kaufen wir Knödel, Schlutzkrapfen, traumhaften Käse, Speck und Kaminwurzen, Vinschgerln und Äpfel. Bier schleppen die Jungs in Fässern zur Hütte. Es werden mitunter anstrengende Tage werden. Die Erinnerungen an sie werden mir jedoch die nächsten Jahre immer wieder Kraft spenden.

Gemeinsam werden wir das Leben feiern und meinen liebsten Berg erklimmen. Wir werden am Lagerfeuer sitzen, in der warmen Stube singen, vom Schnarchen der anderen aufwachen, Beeren und Pilze sammeln, ernste Gespräche führen und blödeln. Es ist eine Form des Feierns, die mich glückselig stimmt. Meine Krankheit ist so fern, so unwirklich – sie spielt kaum eine Rolle. Trotzdem merke ich immer wieder, wie sie mich melancholisch oder auch traurig stimmt. So schwer sie mit all ihren Konsequenzen noch vorstellbar sein mag, so real ist sie. Diese Feier ist meine erste Verabschiedung von einer Hoffnung auf meine Zukunft. Diesen Teil der Feier zelebriere ich allerdings nur mit mir selbst. Heimlich, still, aber im Kreis der anderen. Es werden noch viele Verabschiedungen folgen, aber dies ist das erste Mal, dass mir bewusst wird, dass es keine komplett unbeschwerten Momente mehr in meinem Leben geben wird. Nie wieder wird die Zukunft alle Möglichkeiten offenhalten, nie wieder werde ich meinen Körper als komplett beschwerdefrei wahrnehmen. Nie wieder werde ich in der Lage sein, zu genießen wie früher. Immer wird die Krankheit dabei sein und mich schwerer machen, als ich bin. Es wird zwar noch Momente geben, die mich kurz vergessen lassen, aber die Leichtigkeit einer Blaumeise sehe ich nur noch am Fenster vorbeifliegen.

Irgendwann stellt sich somit zwangsläufig die Frage nach dem Sinn. Warum mir und anderen dieses Leben antun? Wann macht das Leben Sinn? Wie weit werde ich gehen? Wie lange ist mein Leben lebenswert?

Sinn in meiner Situation und in dieser Erkrankung zu finden, fällt mir nicht immer leicht. Ich vermisse es, im Morgengrauen auf meinem kleinen blauen Fahrrad durch die Stadt zu rollen. Ich vermisse es, ein Glas kaltes, frisches Wasser in einem Zug auszutrinken. Ich vermisse es, erschöpft ins Bett zu fallen und durchzuschlafen, ohne mit der Bettdecke und den Schmerzen kämpfen zu müssen. Ich vermisse es, für Menschen da sein zu können. Und ich vermisse es, zu tanzen. Einfach zu tanzen und zu singen. Manchmal machen es mir diese und andere Verluste schwer, mein Leben sinnvoll zu finden.

Im Moment sind wir aber noch auf dieser Hütte, mit eiskaltem Bergwasser aus der Leitung, Schlafräumen für je acht Leute, einer steilen Treppe nach oben, die ich noch gut bewältigen kann, und einer Küche, in der ich mich zu Hause fühle. Im Moment ahne ich nur, was kommen wird. Wie schlimm es werden wird, wie viel Leid auf mich und auch auf andere zukommen wird – das kann ich mir zu diesem Zeitpunkt zum Glück nicht vorstellen. Im Moment warte ich einfach nur auf die ersten Gäste. Die Nacht hatte mir meine erste Panikattacke geliefert, weil ich nicht mehr atmen konnte. Ich wachte von dem gierigen Verlangen meiner Lungen nach Luft auf. So sehr ich auch versuchte, zu Atem zu kommen, es kam kaum etwas in meinem Körper an. Meine Lunge hatte mir zum ersten Mal gezeigt, dass sie auch ein Teil dieser Krankheit war. Ich wusste, mit ihr steht und fällt meine Zukunft. Ich hatte trotzdem nicht damit gerechnet, so schnell die ersten Vorboten meines Endes erfahren zu müssen. Als Meisterin der Verdrängung behielt ich dieses Ereignis jedoch für mich und widmete meine Aufmerksamkeit diesem Wochenende. Im Laufe des zweiten Tages würden alle hier eintreffen. Allerdings war meine Wegbeschreibung wohl etwas zweideutig gewesen und so verliefen sich ein paar meiner Gäste. Besonders leid tat es mir bei Vicky und Manni. Manni hatte mir nämlich Kasspatzn als Geburtstagsgeschenk versprochen und so stapften die zwei vollbepackt mit allem, was man dafür so braucht, durch die Dämmerung irgendwo am Berg umher. Sie kamen vollkommen verschwitzt, aber mit ungebrochen guter Laune bei uns an. Bei kaum einem Menschen kann man so gut gleichzeitig den Lausbuben und die Liebe für die eigene Partnerin aus den Augen blitzen sehen wie bei Manni. Allein dafür – zu wissen, wie sehr er meine Freundin liebt – hat er von Anfang an mein Herz gewonnen. Sein mit mir sehr kompatibler Humor ist das i-Tüpfelchen meiner Sympathie für ihn. Vicky wiederum kenne ich seit dem vierten Semester. Damals hatte ich mir eingebildet, trotz meiner naturwissenschaftlichen Schwächen als Wahlkurse Chemie, Biologie und Physik zu belegen. Vielleicht war ja nur die Institution Schule schuld an meinem mangelnden Verständnis gewesen? Okay, sicher nicht, aber es schadet trotzdem nicht, sich selbst etwas zu fordern. Mit mir wagten dieses Experiment nur eine Handvoll anderer Studierender. Sonderlich gut besucht war der Kurs also nicht, obwohl dieses Angebot sich an alle Studierenden der Universität Wien richtete. Ich liebte es, dorthin zu gehen. Am anderen Ende des Hörsaals saß meistens Vicky und flocht in einem Höllentempo ihre seidig schimmernden, braunen Haare und ließ sich dann den Zopf so lange durch die Finger gleiten, bis die Haare wieder offen waren. Dies wiederholte sie unaufhörlich. Häufig konnte ich mich nicht auf die Worte von vorne konzentrieren, die Wissen vermitteln wollten, sondern war hypnotisiert von dieser Fingerfertigkeit. Wirklich kennengelernt haben wir uns über einem acht Tage alten Hühnerembryo, dem wir mit äußerster Präzision den oberen Teil der schützenden – aber nicht lebensnotwendigen – Eierschale genommen hatten. Ich weiß noch, wie wir vollkommen fassungslos vor diesen Anfängen des Lebens saßen. Vor uns lag ein Lebewesen in der Größe einer Fingerkuppe, mit Beinchen, Ärmchen, großen Glubschaugen und strich sich selbst immer wieder über den Kopf. Es war magisch, es war unbeschreiblich, es war Leben in seiner beeindruckendsten Form. Wir konnten das Herz schlagen und das Blut durch die Adern pulsieren sehen. Dies war einer jener Momente, in denen der Sinn des Lebens spürbar, aber nicht definierbar ist. Aber vielleicht geht es im Leben manchmal nur darum, solche Erfahrungen machen zu dürfen. Es geht nicht darum, Ziele zu erreichen oder Leistungen zu erbringen. Vielleicht geht es einfach nur darum, zu erfahren. Das Leben erfahren.

Beim Wiener Psychiater Viktor Frankl lese ich mehrere Formen von Sinn im Leben heraus. Eine davon ist eben, in Erfahrungen aufzugehen. Zu sehen, was das Leben zu bieten hat. Das Leben in seinem Facettenreichtum annehmen. Die Erfahrungen müssen nicht immer schön sein, aber wir können allen Momenten die Möglichkeit geben, es zu werden. Vicky und mich ließ diese Seminareinheit sprachlos zurück und es war auch der Beginn unserer Freundschaft. Vicky mit an diesen Ort in den Bergen zu nehmen, bedeutete mir unheimlich viel. Irgendwie auch eine Form von Sinn. Eine geteilte Erfahrung.

Den ersten gemeinsamen Abend in den Bergen verbrachten wir also vor einem riesigen Topf Tiroler Kasspatzn und dann vor dem beruhigenden Knacken des Lagerfeuers. Bis drei in der Früh trudelten die Gäste ein. Der letzte war Luki. Mein Herzschlag verschnellerte sich sofort, als ich das leise Rattern seines Mountainbikes im Wald hinter mir vernahm. Er war aus

Frankfurt gekommen und jeden Tag vermisste ich ihn mehr. Ich wollte meine verbleibende Zeit so oft wie möglich mit ihm verbringen. Das erschien mir sinnvoll. Luki war nicht der Grund, warum ich dieses Leben leben wollte, aber ein großer Teil davon, warum es im Moment schön war. Die Frage nach dem Sinn können wir alle nur für uns selbst beantworten. Wir suchen alle unseren eigenen. Jeder Mensch für sich. Einen allgemeingültigen gibt es nicht. Meine Antwort auf die Frage nach dem Sinn im Leben ist recht klar und kurz. Sie ist schlicht: Liebe.

Damit meine ich nicht nur die partnerschaftliche Liebe, sondern auch die Liebe zu sich selbst und der Umwelt. Liebe zum eigenen Leben und den Wert dessen selbst bemessen können. Wir können dadurch selbst entscheiden, wann unsere Situation nicht mehr lebenswert ist. Wir können unserem Leben ein Ende setzen oder zumindest entscheiden, dass wir nicht mehr möchten. Unsere größte Freiheit kann unserem Leben somit zum Verhängnis werden. Es verlagert den Fokus von „Warum lebe ich?" zu „Wie will ich leben?". Beide Fragen haben ihre Berechtigung und können einander nicht ersetzen. Manchmal hilft es schon, wenn man die eine für den Moment nicht mehr beantworten kann, sich auf die andere zu konzentrieren. Ganz nach dem Prinzip: Kannst du eine Frage nicht beantworten, ist es vielleicht für den Moment die falsche Frage. Mitunter ist die Antwort auf die eine Frage gleichzeitig auch die Antwort auf die andere. Und manchmal braucht es gar keine Antworten und auch keine Fragen, weil das Leben ohnehin passiert. Das muss nicht immer sinnvoll sein. Manchmal liegt der Sinn ja auch im Unsinnigen. Stelle ich mir die Frage nach dem „Wie" im Leben, kommen sofort andere Fragen auf: Wie will ich mit mir selbst und anderen umgehen, wie mit der Welt, die mich umgibt? Wie gehe ich damit um, was mir das Leben bietet?

Inmitten der majestätischen Felswelten stellte ich mir diese Fragen nach dem Wie. Der Tag war früh angebrochen. Wir wollten auf den Gipfel. Wir wanderten durch Flüsse, über kleine Schneefelder, durch die Wolken, auf diesen traumhaften Berg. Es war Zeit, mit den meisten in Ruhe über unsere Welt zu sprechen. Dabei ist mir immer wichtig, eine*n jede*n im eigenen Licht zu betrachten. Nicht meine eigenen Vorstellungen anderen überstülpen und nicht andere Maßstäbe auf mich anwenden. Zeit bewusst anderen schenken und nicht dabei schon weitere Pläne machen. Es ist ein Teil der Antwort, wie Liebe in meinen Augen gelebt werden kann. Hiermit bringe ich immer meine Freundin Anna in Zusammenhang. Wenn ich mit ihr Zeit in den grünen Liegestühlen verbringe und wir unter unserer roten Blutpflaume sitzen, dann ist das Liebe. Ihre Sicht auf die Welt und ihre Liebe für die Menschen um sie herum sind einfach rührend. Gespräche mit ihr steigern mein Wohlbefinden und am liebsten hätte ich sie immer in meiner Nähe. Sie wertet nicht oder verurteilt. Sie findet Erklärungen und Auswege aus so manch einem Sumpf des Lebens. Von ihr kann ich unendlich viel lernen, vor allem, das Leben zu akzeptieren, wie es ist. Es muss nicht anders werden, es ist gut, wie es ist. Es sind unsere Erfahrungen, nur unsere, und mehr wird das Leben nicht bieten. Sie alle sind es wert, erlebt zu werden, selbst wenn sie uns gefühlt ersticken. Das alles kann man mit Anna sehen, wenn man auch nur ein paar Stunden mit ihr verbringt. An jenem Tag am Berg erzählte sie mir unter anderem voll Begeisterung von den neuen Bergschuhen, die sie trug. Das mag nebensächlich erscheinen, ist aber ein weiterer Teil des Puzzles des Lebens. Es zeigt Dankbarkeit. Dankbarkeit empfinden für das Alltägliche und Besondere. Dankbarkeit für das Leben. Dankbarkeit ist für mich die stärkste Form der Wertschätzung und eine unerschöpfliche Spenderin für Lebensmotivation. Wer dankbar ist, weiß zu schätzen, was das Leben bietet, und begibt sich auf die Suche nach kleinen und großen Wundern. Dankbarkeit ist eine Form der gelebten Liebe.

Liebe zum Leben bedeutet für mich auch: sich auf Gefühle einzulassen und sie wieder loszulassen. Sich selbst wichtig nehmen, aber nicht zu wichtig. Sich nicht hinter (Vor-)Verurteilungen und Vergleichen verstecken. Herzlichkeit schenken. Ruhe geben, Unruhe nehmen. Wahrnehmen: das Gesagte, das Verschwiegene, das Gesehene, Gefühlte, Gehörte, Geschmeckte und Gerochene – quasi der Sinn im Sinne der Sinne. Offenheit für das Fremde und das Vertraute. Den Mut haben, Wunder zu erfahren. Sich selbst annehmen und Fehler zugestehen. Helfen und sich helfen lassen. Genießen, was der eigene Körper kann. Neues lernen. Möglichkeiten sehen. Sich selbst fordern. Jeden Tag annehmen. Trauer, Wut, Missmut, Verzweiflung zulassen und auch wieder ziehen lassen. Unbeschwert sein, nicht zu viel durchdenken. Und lachen. Viel lachen. Lachen ist wie Tanzen im Geiste. Die Liebe zum Leben ist quasi eine proportionierliche Entfaltung aller Kräfte. Zumindest ist das meine Interpretation des humboldtschen Ideals. Körperliche wie geistige Bildung, und das mit Liebe.

Das alles steckt für mich hinter der Liebe zum Leben – und noch vieles mehr. Liebe ist auch, von Julia Hörbücher aufgenommen zu bekommen. Liebe ist, mit meinen Eltern Karten zu spielen. Liebe ist, den Blaumeisen auf meinem Balkon zuzusehen, wie sie ihre Kleinen füttern. Liebe steckt in meinem Kaffee in der Früh und in den Nudeln am Abend. Sie kann groß sein, sie kann klein sein. Sie kommt in Form von Felix' täglichen Besuchen im Krankenhaus, mit Köstlichkeiten im Gepäck. Sie ist in Regis und Alex' Erziehung von Annika und Tobi ersichtlich. Ich spüre sie, wenn ich in Lottis Armen liege. Das alles trägt so viel Sinn und Hoffnung in sich. Hoffnung auf mehr Leben. Egal, ob diese Erkrankung nun Schicksal, Pech oder Glück, Karma oder Gottes Aufgabe ist – dies ist mein Leben und die Hoffnung auf mehr davon bleibt.

Mehr Tage wie diese in den Bergen. Mehr Tage voll uneingeschränkter Nähe. Mehr Tage, die ein Gefühl von Freiheit geben. Seit diesen Tagen dort oben sind ein paar Jahre ins Land gezogen. Es wird von Tag zu Tag schwerer, einen Sinn in dieser Erkrankung zu finden. Das Verlangen, sie möge mich endlich schachmatt setzen, nimmt manchmal ganze Tage ein. Es finden sich keine Antworten mehr auf die wichtigen Fragen. Aber auch die Fragen selbst scheinen dann unwichtig. Warum Sinn für etwas konstruieren, was eventuell gar keinen hat. Vielleicht geht es im Leben auch darum, eine positive Grundeinstellung dazu zu entwickeln, dass das Leben keinen ihm inhärenten Sinn hat. Wir leben, weil wir leben. Punkt. Mehr gibt es dahinter nicht zu sehen. Das ist auch eine Antwort darauf, warum wir existieren. Eventuell ist es wie beim Spielen: Man spielt erst dann wirklich, wenn das Spielen oder die Handlung keinen Zweck verfolgt, wenn das Ziel einzig im Spiel selbst liegt. Vielleicht ist es mit dem Leben genauso. Wir leben, wenn der einzige Sinn im Erleben liegt. Aber reicht das? Am Ende muss man doch auch irgendetwas geleistet haben, auf irgendetwas stolz sein, damit das Leben auch sinnvoll war. Oder?

Ein sinngebender Moment kann also auch sein, etwas zu schaffen für die Welt. Etwas, das wir hinterlassen und das einen nachhaltigen Sinn hat. Wirklich zutrauen würde ich mir dieses Ideal nicht, aber dafür meiner Freundin Caro. Sie trägt so viel Kraft, Wille und Mut in sich. Ihr traue ich zu, die Welt zu verändern. Gemeinsam mit Mary hat Caro mich seit frühen Tagen durch mein Leben begleitet. In der Pubertät teilten wir alle Sorgen, meist bei einem riesigen Eisbecher oder Blaubeerpfannkuchen. Irgendwann tauschten wir Eis und Blaubeeren gegen Alkohol und Partys. Das gehörte bei uns allen zum gefühlten Erwachsenwerden dazu. Caros Jugend war jedoch fern von einem geschützten, sicheren Umfeld, in dem man sich selbst ausprobieren, finden und Fehler machen konnte. Das Leben stellte ihr schon früh Aufgaben, an denen viele zerbrochen wären. Sie wandelte diese Erfahrungen in Stärke um und geht seitdem einen beeindruckenden Weg. Sie wird noch viel vollbringen, da bin ich mir sicher. Es muss auch nicht immer das große Ganze sein. Kleine Dinge oder Taten können die Welt auch Stück für Stück schöner machen. Vielleicht geht es eben auch darum, anzustreben, die Welt besser zu verlassen, als wir sie vorgefunden haben. Das ist zwar ein gänzlich unerreichbares Ziel – allein ökologisch betrachtet habe ich mit den Fernreisen der letzten Jahre mehr ruiniert als besser hinterlassen. Der Mensch hinterlässt in unserer Gesellschaft allgemein eher Schäden. Aber dieses Ideal verleitet dazu, jeden Tag aufs Neue das Beste zu geben, was in uns steckt. Außerdem hat „besser" so viele Dimensionen. Man kann es auf vielen Wegen probieren und beruhigt auf dem einen oder anderen scheitern. So ist es auch möglich, den Sinn an die jeweilige Lebenssituation anzupassen, und der Sinn kann sich entspannt mitwandeln.

Wie man sieht, sind meine Antworten auf solch existenzielle Fragen häufig schwammig. Damit bin ich allerdings sicher nicht alleine. Es passiert, dass wir in Krisen nicht damit zufriedenzustellen sind, keine klare Antwort zu haben. Kein klarer Fahrplan, keine Sicherheit im Unsicheren. Für mich liegt genau hierin der Reiz. Eine klare Antwort nach dem Sinn unserer Existenz würde unsere Leben einmal mehr zielgerichtet machen. Einmal mehr vergleichbar sein und in Konkurrenz zueinander treten. Wir würden wieder nur einem Plan hinterherrennen und würden vergessen, zu leben. Die Schönheit des Weges würde aus den Augen verloren werden. Trotzdem: Ziele im Leben helfen natürlich, weil sie Struktur geben und Halt bieten, wenn wir stolpern. Keine Ziele zu haben, ist häufig schwer zu ertragen, wenn der Himmel über uns zusammenbricht. In einer Situation wie dieser geht es kaum ohne die Suche nach Antworten auf große Fragen, und kleine Ziele beruhigen dabei. An diesen Punkt kommen wahrscheinlich viele Menschen irgendwann. Schwere Lebenssituationen triggern diese Fragen nach Sinnhaftigkeit. Es ist nicht mehr möglich, das Leben einfach auf sich rieseln zu lassen. Es muss eine Antwort her, warum es weitergehen soll. Warum nicht aufgeben?

Hoffnung. Hoffnung ist auch eine Antwort, warum es weitergehen soll.

Hoffnung schafft Lebensmut. Sie ist stärker als Angst und ist sehr an der Zukunft orientiert. An einer besseren Zukunft, als sie die Gegenwart verspricht. Das verleitet dazu, nicht mehr den Moment zu genießen, aber nicht zwangsläufig. Hoffnung zu haben erfordert Mut. Wer hofft, begibt sich auf einen Weg, der unvorhersehbar ist und sich – statistisch gesehen – nicht lohnt. Hoffnung hat man nur dann, wenn sonst nichts mehr bleibt, um eine Sehnsucht zu erfüllen. Wer hofft, kann sich in Verdrängung verlieren und mit einem Knall auf dem Boden der Tatsachen aufwachen. In meinem Fall mag Hoffnung auf Heilung realitätsfern erscheinen, und die Menschen in meinem Umfeld, die sich noch zu hoffen trauen, kann ich an einer Hand abzählen. Die meisten anderen sehen einen einzigen Weg, den ich gehen werde. Nämlich den statistisch höchst wahrscheinlichen. Das ist auch vollkommen nachvollziehbar und am Ende vielleicht auch einfacher. Es bewahrt davor, enttäuscht zu werden. Ich für meinen Teil akzeptiere, was das Schicksal für mich vorgesehen hat. Aber ich weigere mich, nicht an Wunder zu glauben oder die Hoffnung aufzugeben. Am Ende würde ich mir vorwerfen, das Unmögliche nie gedacht zu haben. Nie über den Rand hinaus gesehen zu haben. Gedanken schaffen Realitäten. Mit der Aussage „Wir können nichts mehr für Sie tun" wird der Weg vordefiniert und die Krankheit kennt auf einmal kein Halten mehr. Wenn jemand für eine*n die Hoffnung aufgibt, ist das sehr hart, und sie selbst zu behalten, ist nicht einfach. Manchmal muss es auch gar nicht die Hoffnung auf Heilung sein, sondern die auf ein schönes Ende. Hoffnung kann viele Farben haben.

Für manche Menschen ist es auch der Glaube, der sie rettet. So wäre auch noch Glaube als sinngebender Moment hinzuzufügen. Allerdings ist Religion, gebunden an eine Institution, für mich ein sehr zweischneidiges Schwert. Der Grundgedanke, unserem Leben Werte mitzugeben und ein friedvoll-gemeinschaftliches Leben zu ermöglichen, ist wunderbar. Der Faktor Mensch zerstört diese Idee leider viel zu oft. Gier und Machtgelüste gewinnen nicht selten die Oberhand. Trotzdem beantwortet Religion alle Fragen, an denen wir sonst gerne verzweifeln, weswegen ich gut nachvollziehen kann, wenn Menschen in ihrem Glauben aufgehen. Thoha hat mir dahingehend die Schönheit von Religion wieder nähergebracht. Mit ihm über seinen Glauben bei unseren Spaziergängen durch den indischen Ozean zu sprechen, war immer unheimlich beruhigend und berührend. Als ich an einem dieser Meertage sagte, dass es für mich in Ordnung sei, wenn ich bald sterben würde, erntete ich von ihm einen nicht enden wollenden Schwall Wasser in mein Gesicht. Er sah mich an und sagte, ich solle so etwas nicht einmal denken. „Always have faith!" Es berührte mich so sehr, zu sehen, wie ein mir fast fremder Mensch einfach nicht akzeptierte, dass ich sterbe. Er ist der Einzige, der es je so klar formuliert hat. Sein Glaube schenkt ihm viel Hoffnung. Demnach testet uns Gott auch nur in einem Ausmaß, das wir imstande sind zu ertragen. Darauf müssen wir einfach vertrauen. Wenn Religion immer so eine Wirkung auf unser Leben hätte wie auf Thoha: Die Welt wäre ein besserer Ort. Allein einen Menschen wie ihn kennenlernen zu dürfen, gibt meinem Leben Sinn. Die Erfahrungen, die ich durch ihn und mit ihm machen durfte, berühren mein Herz bis in die Ewigkeit. Das trifft sich auch mit Frankl und dem Sinn in schönen Erlebnissen. Was wir als schön empfinden, können wir nur bedingt entscheiden, aber definitiv beeinflussen. Unsere Sicht auf die Welt können wir üben.

Die Welt ist zum Glück mehr, als wir verstehen.

Das durfte ich vor allem durch meine Freundin Babi erfahren. So war ich ein halbes Jahr nach der Diagnose und bereits nach meinem ersten Sturz auf die glorreiche Idee gekommen, auf ein Skitouren-Camp bei Michi zu fahren. Das erste Stück der ersten Tour mussten wir die Skier tragen, was mir schon nicht mehr möglich war. Als wir in der Dämmerung die Piste hinunterfuhren, machte ich immer wieder Pausen. Meine Beine brannten, jeder Schwung war ein immenser Kraftaufwand und ich konnte die Skier kaum noch beisammenhalten. Kurz vor dem vorletzten Hang schaffte ich es nicht mehr. Das rechte Bein verdrehte sich, ich stürzte und aufstehen war unmöglich. Michi nahm mich huckepack und fuhr mit mir den Berg hinunter. Resultat: Meniskus- und Kreuzbandriss. Na super. Ich war wirklich am Ende, wusste ich doch, jetzt eine Schonzeit oder gar eine OP würde meine Beinmuskulatur noch schneller schwinden lassen. Sport würde wahrscheinlich nie wieder möglich sein. Mein wahr gewordener Albtraum. Davor hatte ich richtig Angst und sah kaum einen Ausweg. Wer weiß, ob ich danach überhaupt noch würde gehen können. Das war zu schnell: zu schnell zu wenig Muskulatur. Hoffnung brachte Babi in mein Leben. Sie ist Lisis jüngere Schwester und eine ähnliche Sportskanone wie sie. Sie hatte auch einen Kreuzbandriss gehabt und war ebenfalls kein Fan von Eingriffen in den Körper, solange es andere Wege gab. Ihr Vertrauen in das Leben und in die Kräfte, die in uns stecken, ist wundervoll. Es hat nichts Belehrendes oder Irrationales in sich, vielmehr geht es um die Offenheit für Möglichkeiten. Babi lebt ihr Leben sehr bewusst und dankbar. Das ist schön zu beobachten und noch schöner, ein Teil davon zu sein. Sie vermittelte mir eine Osteopathin, die mein Kreuzband mit einer Sitzung wieder hinbekommen sollte. Zu schön, um wahr zu sein. Seit jeher heißt es, Kreuzbänder können nicht nachwachsen, und nun soll das in einer Sitzung machbar sein und danach sogar sofort sportlichen Belastungen standhalten können? Ich liebte diese Vorstellung und wollte es ausprobieren. Die Behandlung war rein manuell und äußerst schmerzhaft. Nach einer Stunde konnte ich wieder gehen – ohne Krücken. Die Schwellung musste noch aus dem Knie, aber ich war wirklich wieder einsatzfähig. Es war mein kleines Wunder. Seither hatte ich zumindest im Knie nie Probleme. Diese Therapieform setzt auf die Selbstheilungskräfte, die der Körper nur aktivieren muss. Es gibt auch Studien über dieses Verfahren. In Vorher-Nachher-MRTs wurde die Wirksamkeit nachgewiesen. Unsere Körper sind eben einzigartige Meisterwerke, die imstande sind, mehr zu tun, als wir ihnen zutrauen. Auch mein Körper wählt diesen Selbstzerstörungskurs ja nicht, weil er mich im schwarz-gelb-gestreiften Kostüm sehen möchte, sondern weil da irgendetwas gröber schiefgelaufen ist. Ich muss nicht etwas in meinem Körper bekämpfen, sondern mit meinem Körper gemeinsam arbeiten. Es war wirklich bedeutsam, zu sehen, was der Körper alles kann, wenn wir ihn angemessen unterstützen.

Und so werde ich bis zum letzten Atemzug Hoffnung haben. Nicht weil ich nicht akzeptieren möchte, sondern weil Hoffnung keine Grenzen kennt.

Die Sache, die meine Liebe zum Leben und die Hoffnung, noch mehr davon erleben zu dürfen, ins Wanken bringt, ist die Suche nach Pflegekräften. Auf der einen Seite bin ich dankbar, dass es mir ermöglicht wird, meine Familie zu entlasten und sie nicht alles übernehmen muss. Vor allem meine Mama wird bis ins Unerschöpfliche gefordert. Neben den Ärgernissen, die die Organisation so einer Erkrankung liefert, muss sie mich eben auch noch pflegen. Jeder Mensch, der so etwas durchstehen muss, sollte einen Orden und nicht einen Stock nach dem anderen zwischen die Beine geworfen bekommen. Die andere Seite zeigt natürlich, dass unsere Gesellschaft auf Krankheit und Pflege überhaupt nicht ausgelegt ist. Kaum jemand möchte diese Arbeit machen und angemessen bezahlen möchte sie ohnehin niemand. So nutzen wir ärmere Länder, um dieses Bedürfnis trotzdem erfüllen zu können. Wie es in Pflege-Agenturen zugeht, treibt mich schier in die Verzweiflung. Die Angestellten werden häufig wie Roboter behandelt und von Familie zu Familie geschoben, ungeachtet der Tatsache, dass es für beide Seiten jedes Mal eine emotionale Achterbahnfahrt ist, sich an neue Situationen zu gewöhnen. Die Arbeitszeiten sind unglaublich und die gesellschaftliche Wertschätzung nicht einmal im Ansatz ausreichend. Betrachte ich die Situation mal ausschließlich aus meiner Perspektive, brechen meine schlimmsten Befürchtungen über mich herein. Eine Pflegekraft nach der anderen wirft das Handtuch. Manchmal werfe ich es auch für sie. Ich will zu viel, bin zu aktiv, möchte keinen Mittagsschlaf machen und nicht um acht Uhr schlafen gehen. Ich möchte mit der U-Bahn, dem Zug und dem Bus fahren. Ich möchte duschen, essen und in meinem Sessel sitzen. Ich möchte den Rest meiner Mobilität nutzen, soweit eben möglich. Ich möchte nicht jeden Tag demselben Plan folgen müssen. Ich möchte in meinem Rahmen spontan sein. Ich möchte Besuch empfangen dürfen. All das ist aber zu viel. Ich bin wieder an der Grenze, eine Belastung zu sein, und damit abermals bei meinem sensibelsten Thema. Tag für Tag stelle ich mir die Frage, ob ich für etwas kämpfe, was dem Geiste einer verwöhnten Kranken entsprungen ist. Immerhin war es auch Luki zu viel geworden, meinem engsten Vertrauten, und warum sollte das jemand mitmachen, die*der keine emotionale Bindung zu mir hat? Bei einem komplett unterbezahlten Beruf! Ich möchte einen guten Weg finden, fair und arbeitnehmer*innen freundlich, einfach menschlich zu sein, aber auch mich selbst nicht aufzugeben. Sonst führt es dazu, dass ich mein Leben nicht mehr lebenswert finde und dies dann auch mit allen Konsequenzen annehmen muss. Ich fürchte sowieso, dass ich so lange dafür kämpfe, bis es nicht mehr nötig ist, weil ich mein Bett dann nicht mehr verlassen kann. Eine beängstigende Perspektive auf die Zukunft.

Und dann kam Marcela.

Marcela ist eine lebensfrohe, wunderhübsche, groß gewachsene Frau, mit dem Wunsch, wo immer sie ist, zu helfen. Und das mit ganzem Herzen. Sie kam zu der Zeit, als ich alles andere als offen für Neuheiten war. Den Anfang habe ich ihr entsprechend schwer gemacht. All ihre Vorschläge riefen bei mir Tränen hervor. Die meiste Zeit wollte ich einfach nur meine Ruhe. Sie nahm es mit einem Schmunzeln und beobachtete genau, was mir ein Lächeln auf die Lippen zauberte. Sie fütterte in diesem eisigen Winter die Vögel vor meinem Fenster, weil sie merkte, wie gerne ich mit ihnen gemeinsam aß. Sie lernte innerhalb von zwei Wochen, mich zu lesen wie ein buntes Bilderbuch. Meistens weiß sie schon vor mir, wann ich aufs Klo muss. Mittlerweile macht sie sich schon darüber lustig, dass bei mir alles spontan und mit Adrenalin verbunden sein muss. „Positiv, immer positiv. Wir schaffen alles", sagt sie, wenn ich ihr meine neuen Ideen präsentiere. Meine Freund*innen empfängt sie mit all der Liebe, die ihr zur Verfügung steht, und sie lieben sie zurück. Sie macht viel mehr, als sie eigentlich müsste. Manchmal muss ich sie zu Pausen zwingen, aber am Ende macht sie es ja doch. Sie weiß zu jedem Zeitpunkt, wie ich mich fühle. Und kommen neue Pfleger*innen, die sich mit ihr abwechseln sollen, dann steht sie wie eine Löwin an meiner Seite, weil sie weiß, wie schlecht meine körperliche und geistige Verfassung nach ein paar Tagen schlechter Pflege ist. Ihren Lebenspartner hat die gesamte Familie ebenfalls bereits ins Herz geschlossen und so ist ein Leben ohne Marci mittlerweile nicht mehr denkbar.

Und das ist eben die Sache mit Ängsten: Manchmal ist das, wovor man die größte Angst hat, das, was das Leben am meisten bereichert. Die Hoffnung bekommt wieder Raum und die Liebe ist spürbar.

Peter Handke[12] trifft es für mich mit diesem Text ganz gut, was zu lieben und zu hoffen im Leben bedeutet:

> Über die Dörfer
>
> Spiele das Spiel. Gefährde die Arbeit noch mehr. Sei nicht die Hauptperson. Such die Gegenüberstellung. Aber sei absichtslos. Vermeide die Hintergedanken. Verschweige nichts. Sei weich und stark. Sei schlau, laß dich ein und verachte den Sieg. Beobachte nicht, prüfe nicht, sondern bleib geistesgegenwärtig bereit für die Zeichen. Sei erschütterbar. Zeig deine Augen, wink die anderen ins Tiefe, sorge für den Raum und betrachte einen jeden in seinem Bild. Entscheide nur begeistert. Scheitere ruhig. Vor allem hab Zeit und nimm Umwege. Laß dich ablenken. Mach sozusagen Urlaub. Überhör keinen Baum und kein Wasser. Vergiß die Angehörigen, bestärke die Unbekannten, bück dich nach Nebensachen, weich aus in die Menschenleere, pfeif auf das Schicksalsdrama, mißachte das Unglück, zerlach den Konflikt. Beweg dich in deinen Eigenfarben, bis du im Recht bist und das Rauschen der Blätter süß wird. Geh über die Dörfer. Ich komme dir nach.

---

12 Dieser Textauszug ist dem Dramatischen Gedicht „Über die Dörfer" entnommen: Peter Handke (2002).

Meine wundervolle Lotti hat mir diesen Text geschenkt, und wenn ich diese Zeilen lese, stellt sich in mir eine friedliche Ruhe ein. Wir sind nicht allein auf dieser Welt und es gibt so viel Platz für Wunder. Daran lassen mich diese Zeilen glauben. Und das nächste Wunder wartet bereits diesen Sommer. Joni, Felix, mein Bruder Alex, Lefti und Babi möchten mit mir die Dolomiten überqueren. Mit einem Wanderrollstuhl wollen wir es wagen. Über den Berg, an den ich jedes Jahr zurückkehre. Die fünf schenken mir mehr damit, als ich je zu hoffen gewagt hätte – egal wie weit wir kommen.

Im Lichte dieser Krankheit werden die Menschen um mich schöner. Damit ergibt sich für mich auch ihr Sinn.

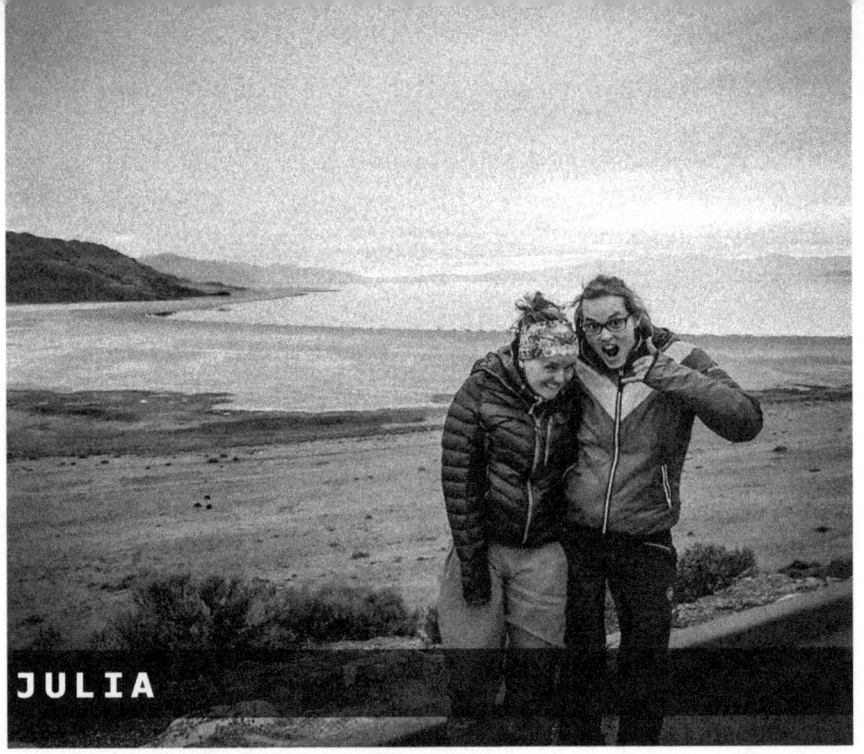

JULIA

ALTER --- etwas reifer als ich
BERUF --- im Herzen Köchin
UNSER BEZIEHUNGSSTATUS --- Liebe
WIE LANGE KENNEN WIR UNS --- seit meinem zweiten Semester
WIE HABEN WIR UNS KENNENGELERNT --- Dir gefiel mein Sitznachbar erstaunlich gut.
WAS WAREN DEINE ERSTEN WORTE ZU MIR --- Wie ging´s euch in der Prüfung?
WARUM ICH DICH IN MEINEM LEBEN NICHT VERMISSEN WILL --- Immer, wenn wir uns sehen, wird es in mir wieder Frühling.
DEINE REAKTION AUF MEINE DIAGNOSE --- Ich glaub, mein Schwein pfeift!
EINE SCHÖNE ERINNERUNG AN UNS --- gemeinsam durch die spanische Hügellandschaft wandernd, den Wellen entgegen, nur wir zwei

Julia

Es fällt mir schwer, diesen Text zu beginnen.

Ich gehe zurück – in meinem Kopf und in meinem WhatsApp-Verlauf mit dir. 1. Juli 2016, 11:04 Uhr, Nachricht von Sarah Braun:

> *Der Doktor hat meinem Papa und mir gerade erklärt, dass ich vielleicht ALS hab ... In 10 Tagen gibts erste Ergebnisse.*
> Meine Antwort, 13:40 Uhr:
> ALS?

Es ist Freitag, ich sitze im letzten Uniseminar des Semesters, es ist brütend heiß. Als ich die Nachricht sehe, reagiere ich spontan, unbedacht, reflexartig mit meiner Nachfrage. Es ist das erste Mal, dass ich die drei Buchstaben lese, die ab diesem Zeitpunkt unsere Freundschaft bestimmen werden. Erst schleichend, unbewusst, ohne dass wir es uns eingestehen wollen, und dann immer offensichtlicher und erbarmungsloser.

Nachdem keine prompte Antwort kommt, google ich unter dem Tisch auf meinem Smartphone.

> *Die amyotrophe Lateralsklerose (ALS) gehört zur Gruppe der Motoneuron-Krankheiten und ist eine nicht heilbare degenerative Erkrankung des motorischen Nervensystems.*

Danke, Wikipedia.

Ich verlasse das Seminar, setze mich auf eine Mauer in die Sonne und beginne zu weinen. Es ist kein trauriges Weinen, eines, bei dem man weint, weil man weiß, was man verloren hat. Nein, es ist ein hohles Schluchzen, ein Weinen ohne Sinn und Zweck und Ziel, ein fassungsloses Weinen, ein angstvolles Weinen, ein panisches Weinen. Ich spüre, dass etwas Schlimmes passieren wird, dass ein Sturm aufzieht, und ich weine, weil ich nicht weiß, was da auf uns lauert. Was auf dich zukommt. Was auf mich zukommt. Auf deine Freund*innen, deine Familie.

Mittlerweile weiß ich, was ALS bedeutet. Amyotrophe Lateralsklerose. Ich habe den Namen der Krankheit so oft ausgesprochen, dass mir der medizinische Fachausdruck wie selbstverständlich über die Lippen kommt.

Welche Bedeutung hat ALS für dich und dein Leben?

So lautet eine der Fragen, die du mir als mögliche Anhaltspunkte für den Text geschickt hast. Ich habe diese Frage wörtlich genommen.

ALS bedeutet für mich keine Krankheit, die mit dem Tod endet. ALS bedeutet für mich das Leben, auf das Wesentliche reduziert. ALS bedeutet für mich: A – Atmen. L – Liebe. S – Stille.

A – Atmen.
Bei der Krankheit ALS zerstört der Körper die eigenen Nervenzellen. Dadurch können die Muskeln nicht mehr angesteuert werden. Der Tod tritt ein, wenn die Lungenmuskulatur versagt. Wenn du aufhörst zu atmen, wirst du sterben. Natürlich: Wer nicht atmet, ist tot. Das weiß jedes Kind. Und doch bekommt es für mich eine völlig neue Bedeutung. Alles reduziert sich darauf, dass du atmest. Solange du das tust, bist du bei uns. Bist du bei mir.

Dass simple Tatsachen ein ganz neues Gewicht für mich bekommen, passiert im Krankheitsverlauf immer wieder. Nicht nur Selbstverständlichkeiten, auch Volksweisheiten und küchenpsychologische Kalendersprüche gewinnen an Bedeutung: Gesundheit ist der größte Reichtum. Alles, was zählt, ist das Hier und Jetzt. Zeit kann man mit Geld nicht kaufen.

L – Liebe.
Deine Erkrankung führt mir vor Augen, wie vergänglich unser Leben ist. Dass es jederzeit vorbei sein kann. Mit uns. Mit dem, was uns wichtig ist, mit unseren Beziehungen, mit unseren Freundschaften. Und dass die Chance, dem anderen zu sagen, wie lieb man ihn hat, vielleicht nie wiederkommt. Dass die Chance, der anderen Blumen mitzubringen, vielleicht nie wiederkommt. Dass die Chance, die andere minutenlang zu umarmen, vielleicht nie wiederkommt. Dass die Chance, für den anderen da zu sein, vielleicht nie wiederkommt. Deine Erkrankung lehrt mich, nichts mehr aufzuschieben. Ich rufe meine Familie im Ausland an, ohne Rücksicht auf meine Telefonrechnung. Ich sage meinem Freund manchmal dreimal am Tag, dass ich ihn liebe. Ich fahre mit dem Zug zu dir, auch wenn mein Konto im Minus ist. Und bringe dir noch einen Strauß Frühlingsblumen mit. Wer weiß, wie oft ich das noch kann. Alles, was zählt, ist das Hier und Jetzt.

S – Stille.
Die Krankheit verlangsamt dein Leben, sie macht es ruhiger und stiller. Nach und nach werden die Möglichkeiten weniger, was wir zusammen unternehmen können. Kurz nach der Diagnose machen wir einen Mini-Triathlon: Wir fahren mit dem Rad zur Donau, joggen und schwimmen. Anschließend frühstücken wir am Wasser, jede hat etwas mitgebracht. Ich mache Fotos mit der Einwegkamera. Ich weiß, wie kostbar dieser Moment ist. Zweieinhalb Jahre später sitzt du im Rollstuhl. Radfahren, joggen, schwimmen waren wir viele Monate nicht mehr. Frühstücken möchtest du nicht gehen, du musst gefüttert werden, das Kauen und Schlucken kostet dich viel Kraft und dauert lange. Du könntest es nicht genießen. Nicht so wie früher, als wir manchmal zweimal am Tag frühstückten, einfach, weil es unsere liebste Mahlzeit des Tages war.

Die Gespräche werden langsamer. Deine Aussprache wird zunehmend undeutlich, immer wieder sprechen mich Menschen an, die dich lange nicht gesehen haben. Sie entschuldigen sich bei mir, es ist ihnen unangenehm, dass sie dich auch nach dem dritten Nachfragen nicht verstehen. In großen Gesellschaften bist du ruhig, Hintergrundlärm erschwert die Verständigung. Stille legt sich um dich.

Deine abnehmende Kommunikationsfähigkeit ist für mich schmerzhaft. Wenige Monate nach der Diagnose kannst du nicht mehr telefonieren. Wenn du nicht in Wien bist, schreiben wir uns WhatsApp-Nachrichten. Diese werden zunehmend kürzer und seltener. Ich weiß, welche Mühe es dir bereitet, die Nachrichten zu tippen. Nach circa zwei Jahren kannst du am Smartphone keine Nachrichten mehr schreiben, deine Finger gehorchen dir nicht.

Es kostet dich Mühe, zu sprechen. Wenn wir uns unterhalten, erhalte ich nur die wichtigsten Eckdaten. Das stundenlange Reden über Gott, die Welt, unsere Beziehungen, unsere Jobs, alles und nichts, ist vorbei. All die kleinen Details, die wir vor der Diagnose in nie endenden Gesprächen ausgetauscht haben, erfahre ich nicht mehr. Ich, die ich in den Jahren vor der Diagnose immer wusste, welche Sorgen, Ängste und Freuden dein Leben gerade bewegen, finde nur mehr selten Zugang zu deinen Gedanken. Immer wieder kommt es zu quälenden Missverständnissen, weil ich deine WhatsApp-Nachrichten interpretiere, die du mittlerweile per Augensteuerung am Computer verfasst, oder weil ich mir aus den wenigen und kurzen Sätzen etwas zusammenreime. Das ist eine der schmerzhaftesten Entwicklungen, hervorgerufen durch die Krankheit. Hervorgerufen durch die Krankheit? Oder hätten wir uns auch ohne sie voneinander entfernt? Ich werde es nie wissen. Und es ist auch nicht wichtig. Die Prioritäten haben sich verschoben. Ganz gleich, welche Probleme es vorher gab und wie schwerwiegend sie gewesen sein mochten: Es ging nie um Leben und Tod.

Dein Krankheitsverlauf ist für mich ein Lernprozess. Ich lerne, mit meinen Gefühlen umzugehen, ich lerne, mit deinen Gefühlen umzugehen und mit denen aller anderer, die dich kennen. Immer wieder bin ich irritiert über die Anteilnahme und Präsenz von Bekannten, die vor der Diagnose eine geringe Rolle in deinem Leben gespielt haben. Ich fühle mich oft ausgeschlossen, außen vor, habe das Gefühl, meine Stellung als enge Vertraute bei dir zu verlieren. Nach vielen Monaten der Trauer und Gekränktheit sehe ich: Alle Menschen um dich herum wollen das Gleiche wie ich – dazu beitragen, dass es dir gut geht. Dich spüren lassen, dass du geliebt wirst und wertvoll bist. Dich trösten, aufmuntern, ablenken. Für dich da sein. So wie du für sie da warst. Mittlerweile bin ich ihnen dankbar.

Ich lerne Verständnis. Ich lerne, was es heißt, sich Zeit zu nehmen. Ich lerne, zufrieden zu sein mit dem, was ich habe. Ich lerne, meine Probleme einzuordnen und in Relation zu setzen.

Ich lerne, mit dem Gefühl umzugehen, dass die Zeit niemals reicht, dass die Gespräche nie lange genug sind, dass wir uns nie oft genug sehen, dass ich nicht genug Infos habe. Ich lerne, mit der Scham und den Schuldgefühlen umzugehen, dass ich mich nicht genug um dich kümmere, dass ich nicht genug Anteil nehme, dass ich nicht genug für dich da bin. Ich lerne, dass es genug ist, was wir haben. Dass es gut ist, wie es ist. Dass Zeit nur die Bedeutung hat, die wir ihr geben. Ich lerne, dass das Leben nicht perfekt sein muss, um wunderbar zu sein.

Welche Bedeutung hat ALS für dich?

ALS bedeutet für mich Leben, reduziert auf das Wesentliche. Atmen. Liebe. Stille.

Welche Bedeutung hat ALS für dein Leben?

ALS nimmt mir meine beste Freundin. Die Frau, die heller strahlt als alle anderen. Die mit ihrem Lächeln andere Menschen umarmt. Die mein Hochzeitskleid schneidern wollte. Die die Sätze anderer vervollständigte, weil sie ihr zu langsam sprachen oder dachten. Die immer im Hier und Jetzt lebt. Bald, demnächst, nie – diese Wörter existieren für sie nicht. Sarah ist immer und ja: ALS nimmt mir die Frau, die weiß, wie man sich in der Welt glücklich und zu Hause fühlt. Die sich immer ihr eigenes Bild macht, Sachverhalte von allen Seiten beleuchtet und meine Sichtweise öffnet. Die bedingungslos zu mir steht, meine dunkelsten Abgründe kennt – und darüber lacht. ALS nimmt mir die Frau, die die Welt zu einem besseren Ort macht. Durch die ich mich unverletzbar fühlte. Mit der ich erwachsen geworden bin. Die meine Hand hielt, während ich per Skype mit meinem Freund Schluss machte, weil ich meinen besten Freund geküsst hatte. Und mir danach einen Aperol Sprizz (nur echt mit Prosecco!) einschenkte. Weil Lachen genauso wehtut wie Weinen.

ALS nimmt mir den Glauben, dass alles gut wird. Es gibt mir die Sicherheit, dass es schrecklich wird.

Es bricht mir das Herz, teilweise in der Vergangenheit zu schreiben. Manche Dinge hat uns die Krankheit genommen und sie werden nicht zurückkehren. Ohne ein Wunder wirst du nicht mein Hochzeitskleid schneidern oder meine Sätze je wieder vervollständigen können (zum Glück! Du weißt, wie es mich genervt hat, dass du dachtest, immer schon zu wissen, was ich sagen will). Aber immer wieder sehe ich dich hinter deinem kranken Körper hervorblitzen. Es ist oft nur ein Lächeln, ein Blick, ein Wort, an dem ich dich erkenne. Deinen Witz, deine Gutmütigkeit, deine Fürsorge.

Du berührst jeden, der dich kennt. Es ist beinahe unglaublich, dass eine Person so viel für so viele sein kann. Vor Ausbruch der Krankheit ebenso wie jetzt. Du bist der stärkste Mensch, den ich kenne. Ich habe dich immer für deine Haltung zum Leben bewundert. Deine Gelassenheit, deine Zuversicht, deine Positivität. Du bist eine Kämpfernatur, du hast nie zum Selbstmitleid geneigt. Du beißt immer die Zähne zusammen und verlangst dir eine Menge ab, gerade wenn es um körperliche Probleme geht. Für die Tapferkeit, den Mut, die Weisheit und die Würde, mit der du dieser Krankheit begegnest, hast du meine Hochachtung.

Ich weiß, dass wir weitermachen werden, wenn deine Hülle nicht mehr da ist. Weiteratmen, weiterlieben. Und ich weiß auch, wie: durch dich. Durch die Spuren, die du hinterlässt. Spuren von Liebe, Verständnis und Lebensfreude. Du wirst bei uns sein, auf so viele Arten. Du musst nicht bei uns sein, um bei uns zu bleiben. Das wusste schon Rapperin Fiva. Niemand geht je wirklich.

Ich weiß nicht, wie der Ort sein wird, an den mich dein Tod verschlagen wird. Vielleicht wird er besser, als ich jetzt denke. Aber er wird nie so gut sein wie all die Orte, an denen wir zusammen waren. Dank dir weiß ich, wie gut ich es habe, dass ich leben darf. Und wie leben richtig geht. Mögen dich die Engel friedlich in den Schlaf wiegen.

Thoha

„It's not that easy to live in this world. No one wants problems but there is no life without problems. You need to paddle if you want to reach the shore."

I am not quoting these sentences because I am an extraordinary person or have shown something special to the world. I'm just an ordinary person struggling to live a decent life, but this quote didn't just pop up itself. It came to me because of the extraordinary people I met in my life. Sarah was very special for me.

I met Sarah last year. She came to our beautiful resort with her mother. These two have the most amazing character you can witness. I'm very glad I met them in my life. Sarah was stuck with ALS, not an easy problem but very huge. I did not know her reaction when she realized she got ALS but I know she had gone through unimaginable hard times. Not only she but her parents and everyone around her. In my religion God will never overburden a soul. Everything in this world has God's justice which we don't understand because we are not wise as The Almighty. The whole of humanity in the face of this earth couldn't find a cure for this calamity. Why? Because God has a plan. Yes, it's hard to digest this statement but this is the truth. God wants us to master patience which we all lack. As humans it's difficult, but if you see all our success, this lies on how patient we are. As I said earlier: I'm not a special or a very religious person to write all these – but just an ordinary person who wishes to share his thoughts. Sarah and her mother had an amazing vacation in our resort. I made sure that they always smiled. I did things to my strength that they liked and appreciated. They were always

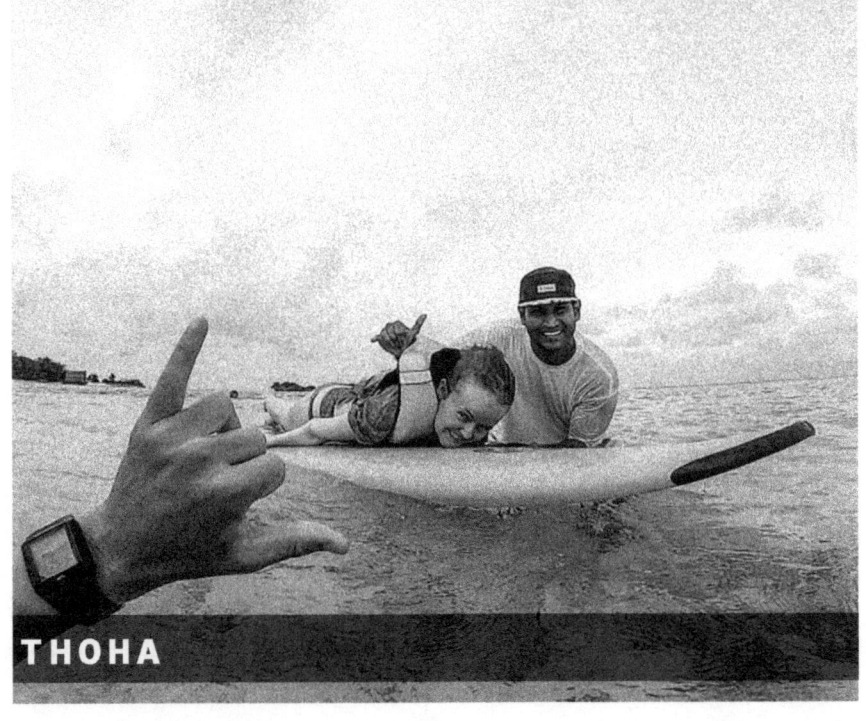

THOHA

AGE --- very old
JOB --- Butlerservice sir!
OUR RELATIONSHIP STATUS --- In Sha Allah
HOW LONG DO WE KNOW EACH OTHER --- You don´t know me without wheelchair.
HOW DID WE GET TO KNOW EACH OTHER --- I was your job.
WHAT WERE YOUR FIRST WORDS TO ME --- Is it okay if I carry you like this?
WHY I DO NOT WANT TO MISS YOU IN MY LIFE --- Your way of seeing the world calms me down. With you I never feel ill and everything is possible.
YOUR REACTION TO MY DIAGNOSIS --- Brrrrr-no... You know, God has His reasons.
A NICE MEMORY OF US --- Definitely when you took me snorkeling the house reef. It was a world full of wonders and with you I don´t need words, you always understand me.

happy because they were always positive. Sarah's will power do not have many people. She is super strong in her thoughts and very smart. She always beat us in a game called The Wizard. Mrs. Braun always lost but still they enjoyed playing with us. We played the game for many hours and Mrs. Braun still played with us because she loves her daughter so much and spends a whole lot of time with Sarah. Mrs. Braun is like Sarah's backbone. During their first visit to our resort, I wanted to take Sarah on snorkelling but I could not. They visited us again the second year and we did it with the help of my friend Izzy. It was Sarah's first time snorkelling and the happiness I saw from her was superb. I felt proud of myself that I have done something special in my life and I thank God for giving me the opportunity and making it possible. Sarah's courage and her strong heart taught me how someone can overcome calamities. Her patience and positive attitude are clear proofs and lessons for us. It's not easy but that's the way it is. God will test us in all ways according to our burden, for the reward for these trials is heaven, a place of peace forever.

    I was an atheist sometime back but when I tried to learn the purpose of life, I learnt a lot. I urge humans to learn and understand the purpose of life and believe The Almighty has a justifying reason for all. We need to make sure that we are away from evil and that we are in the right path.

I apologize for sharing my religious thoughts here, maybe this is not the right place. But because I am confident that the solution to humanity lies in the hands of The Almighty, I think it is not harmful to remind people. I wish Sarah and Mrs. Braun a beautiful life ahead and I wish I can see them again.

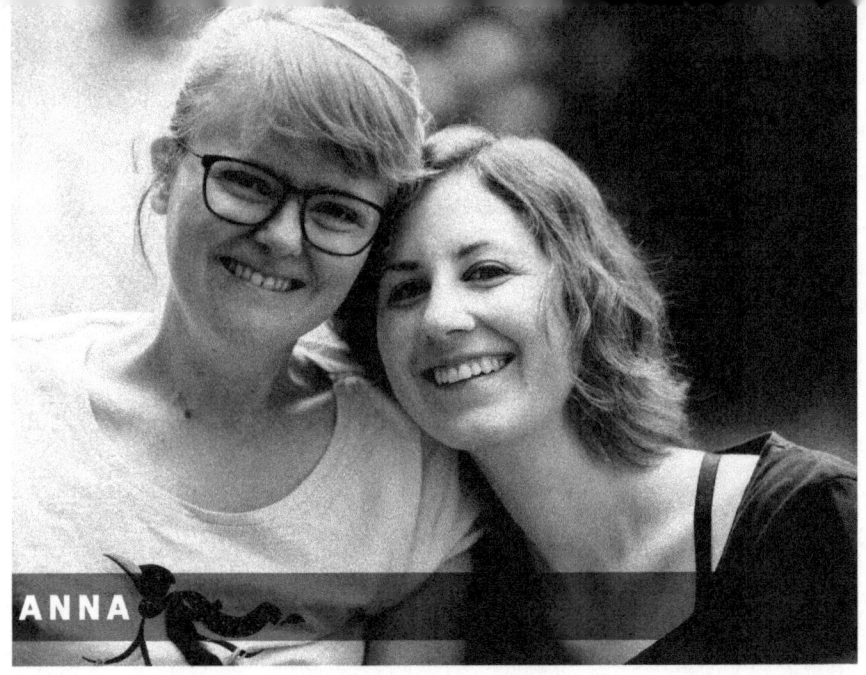

ANNA

ALTER --- in ihrer Weisheit allen ein paar Jahre voraus
BERUF --- Menschen helfen
UNSER BEZIEHUNGSSTATUS --- volles Vertrauen
WIE LANGE KENNEN WIR UNS --- Meine Hand war schon schwach.
WIE HABEN WIR UNS KENNENGELERNT --- auf einer von Julias Partys
WAS WAREN DEINE ERSTEN WORTE ZU MIR --- Endlich hab ich ein Gesicht zu den Emails.
WARUM ICH DICH IN MEINEM LEBEN NICHT VERMISSEN WILL --- Deine Art, über niemanden zu urteilen, nicht zu werten und das Positive in allem zu finden, ohne schön zu reden, macht die Welt zu einem besseren Ort.
DEINE REAKTION AUF MEINE DIAGNOSE --- Ich bin da, wenn du mich brauchst.
EINE SCHÖNE ERINNERUNG AN UNS --- gemeinsam in der Dientner Dorfbäckerei sitzend, das Leben genießen und alle meine Sorgen von dir in Luft auflösen lassen

Anna

Sarah ist im Frühling 2016 durch unsere gemeinsame Freundin Julia in mein Leben getreten. Ich war sofort begeistert von Sarah, sie strahlte so viel Lebensfreude und Neugier aus. Wir verstanden uns von Anfang an, tauschten uns über das Studium, Sport oder das Chorsingen aus und Sarah versuchte, mich für Freeletics zu begeistern – den aus ihrer Sicht tollsten Sport der Welt (was sie erfolgreich geschafft hat).

Als ich von Sarahs Diagnose erfuhr, konnte ich es nicht fassen: Sarah, die mitten im Leben stand, die Begeisterung und Lebendigkeit verbreitete, bekam die Diagnose einer Krankheit, die sie schrittweise in ihrer Handlungsfähigkeit und Unabhängigkeit einschränken sollte? Ich begann gleichzeitig über mich nachzudenken: Was würde es für mich bedeuten, wenn ich diese Diagnose bekäme? Ich wusste sehr wenig über ALS und begann, über die Erkrankung nachzulesen. Die Informationen über übliche Krankheitsverläufe und Lebenserwartungen bestürzten mich. Es entstanden Bilder in meinem Kopf: Sarah, die sich immer weniger bewegen konnte, sprechen konnte, ein unabhängiges Leben führen konnte. Und der Gedanke, dass Sarah in einigen Jahren sterben könnte. Diesen Gedanken schob ich, so gut es mir möglich war, weg, weil er zu unwirklich war und ich damit nicht umgehen konnte. Alles, was ich las, war so folgenschwer und fremd. Zudem konnte ich keine richtige Verbindung zu Sarah herstellen, da die beschriebenen Symptome und Einschränkungen kaum mit Sarah zu tun hatten, wie ich sie zu dem Zeitpunkt kannte. Im Hinterkopf hatte ich immer wieder den Gedanken, dass sich die Diagnose als falsch herausstellen könnte und Sarah doch irgendetwas anderes, etwas nicht so Schlimmes hatte.

Als Sarah aus ihrer eigenen Wohnung auszog und in die WG übersiedelte, hatte ich den Eindruck, dass sie mit diesem Schritt ein Stück Unabhängigkeit verlor. Sie verschenkte Dinge, die bisher ein Teil ihres Lebens waren, wie Sportgeräte, Küchengeschirr und Wohnungsdekoration. Ich war betroffen und überlegte, wie sich Sarah fühlte, wenn sich ihre Freund*innen beruflich und privat weiterentwickelten und sie ihre nächsten Schritte in Anbetracht ihrer Erkrankung tätigte. Nach wie vor hatte ich Schwierigkeiten, mit Sarahs Erkrankung umzugehen: Ich hatte das Bedürfnis, mich in sie hineinzuversetzen, um nachvollziehen zu können, wie sie sich fühlte und wie es ihr ging. Ich schaffte es jedoch nicht und das irritierte mich. Irgendwann kam ich zu dem Punkt, einzusehen, dass ich das gar nicht musste: Ich war Sarahs Freundin – und dazu musste ich nicht fühlen, was sie fühlt, oder ihre Gedanken genau nachvollziehen können. Als Freundin „genügt" es, einfach für sie da zu sein. Sarah erzählte mir, sie habe eine Beziehung zu ihrer ALS-Erkrankung hergestellt, die manchmal harmonisch und manchmal konflikthaft verlief. Es faszinierte mich, dass sie in ihren Überlegungen zuerst an die Personen in ihrem Umfeld dachte: Welche Auswirkung hat ihre Erkrankung auf andere? Wie wirken sich Sarahs Tun und ihre Entscheidungen auf das Leben anderer aus? Womit können andere umgehen, womit nicht? Wie viel können sie aushalten? In dieser Zeit besuchte ich Sarah oft, wir tranken Tee auf ihrem neuen Balkon, arbeiteten hin und wieder an ihrer Masterarbeit und redeten über tausend Dinge. Wir unterhielten uns über das Reisen, unsere Beziehungen und meine berufliche Entwicklung. Es beeindruckte mich immer wieder, wie offen Sarah für die schönen Dinge in meinem Leben war, wie sie sich für mich mitfreute und dass sie gar nicht verbittert war. Wie schaffte sie das?

Dann kam die Zeit der Stürze: Jedes Mal, wenn Sarah gestürzt war, wenn sie sich dadurch verletzte, wurde ich aufgerüttelt: Die Krankheit schreitet voran, sie macht nicht halt. Wenn ich Sarah länger nicht gesehen hatte, hatte sich ihr Gesicht verändert, sie war dünner geworden und konnte sich weniger und weniger bewegen. Jedes Mal, wenn eine neue Einschränkung da war, wenn Sarah ihre Jacke nicht mehr zumachen oder sich die Schuhe zubinden konnte, tat die Realität weh. Es machte mich unheimlich traurig, dass sich Sarahs Lebenspläne durch ihre Erkrankung so veränderten, dass Zukunftsthemen wie berufliche Karriere oder Familienplanung in den Hintergrund rücken bzw. sich anpassen mussten. Und ich empfand es als ungerecht und es machte mich wütend, dass sie, die so viele Talente und Stärken hatte, diese in erster Linie nicht für die Bewältigung dieser Lebensaufgaben einsetzen würde, sondern für die Bewältigung ihrer Erkrankung.

Mir wurde bewusst, wie sehr Sarah kämpfte und wie stark sie war. Die Krankheit schränkte sie vermehrt in ihrer Handlungsfähigkeit ein, wir sprachen zum ersten Mal über das Sterben. Besonders beim Thema Tod überlegte ich oft, was ich in Sarah auslöse, wenn ich ihr Fragen stelle. Es war mir wichtig, viel Positives mit Sarah zu teilen, sie zu bestärken und sie zu unterstützen, ihre Lebensfreude zu erhalten. Für mich war diese Zeit extrem prägend. Ich dachte oft an Sarah und wollte so viel Zeit wie möglich mit ihr verbringen. Gleichzeitig wollte ich ihr nie Druck bereiten, sie hat so viele Freund*innen und alle wollen Zeit mit ihr verbringen. Es fasziniert mich, wie schön ich die Zeit mit Sarah empfinde. Ich hätte erwartet, dass mich die Gespräche und die Zeit mit ihr teilweise erdrücken und mir die Themen zu schwer sein würden. Es fühlt sich jedoch überwiegend anders an: Selbst, wenn Sarah über ihre Erkrankung spricht, über Schmerzen, über Einschränkungen und Verluste, ist es ein schönes Gefühl, mit ihr zusammen zu sein. Sie schafft eine Atmosphäre, wo ich mich wohlfühle. Ich rede gerne mit ihr, höre ihre Meinung, bin gerne mit ihr in einem Raum. Ich kann es schwer in Worte fassen, was es genau ist, warum ich gerne mit Sarah zusammen bin, aber ich glaube, es ist ihre Art, andere anzunehmen und anderen das Gefühl zu geben, dass es gut ist, wie man ist. Und ihr Humor. Und ihre besondere Art, allen spezielle Namen zu geben: Ich bin Annalein, Ännchen, Änni, Annali.

Sarahs Erfahrungen überschreiten meinen Erfahrungshorizont. Immer wieder versuche ich, meine Gedanken und Gefühle zu ordnen. Ich möchte für Sarah da sein, ich habe so viele Fragen, aber die Zeit ist oft so knapp. Wenn wir uns länger nicht sehen, habe ich das Gefühl, den Draht zu Sarah zu verlieren, was schmerzhaft ist. Dann macht sich eine Trauer in mir breit und die Gedanken verselbstständigen sich: Wie geht es ihr? Wie hat sich die Krankheit weiterentwickelt? Welche Themen sind gerade wichtig für Sarah?

Was sind ihre Ziele? Hat sie Angst? Ist sie traurig? Denkt sie an den Tod? All das beginnt sich zu vermischen und ich kann es nicht mehr greifen. Wenn wir uns dann sehen, ist die Zeit unglaublich wertvoll und intensiv. Meist fahre ich gelöster, ausgeglichener und bewusster heim, weil meine Gefühls- und Gedankenwelt geordneter ist, weil ich wieder mehr Bezug zu Sarah habe und weil ich ihr wieder näher bin. Manchmal komme ich auch nachdenklich, in mich gekehrt und traurig nach Hause, weil ich es wieder einmal nicht fassen kann, was mit Sarah passiert. Es erleichtert mich, mit meinem Partner Johannes und mit meiner Freundin Julia über Sarah zu sprechen, weil sie Sarah kennen und mich ihre Erfahrungen, Gedanken und Gefühle in meiner Bewältigung unterstützen. Zudem helfen mir Gespräche mit meiner Familie oder mit meinen Freund*innen, die Sarah nicht oder kaum persönlich kennen, da sie trotz ihrer Bestürzung über Sarahs Erkrankung einen klareren Blick von außen haben.

In letzter Zeit merke ich wieder verstärkt, wie sehr Sarah mit ihrer Erkrankung kämpft. Dies ist mir unter anderem in einem Gespräch bewusst geworden, wo wir über das Thema Leid gesprochen haben. Wie viel Leid kann Sarah aushalten? Für mich ist die Atemnot besonders schlimm. Dabei zu sein, wenn Sarah nicht genug Luft bekommt, wie sie sich verschluckt und ihr Körper nicht genügend Kraft hat, sich wieder genug Luft zu verschaffen. Wie lange es dauert, bis sie dann wieder sprechen kann. Wenn wir uns sehen, sprechen wir sehr langsam. Ich passe immer wieder auf, nicht zu schnell zu reden. Deswegen entschleunigt sich alles bei und durch Sarah.

Wenn ich mit Sarah zusammen bin, ist es für mich ganz klar: Sie gibt mir mehr, als ich ihr gebe. Es fühlt sich so an, dass ich für mich und mein Leben ein kleines Stück dazugewinne, das ich nur von Sarah bekommen kann. Vieles relativiert sich. Vieles bewerte ich anders. Bei Sarah verstelle ich mich nicht und will nicht besser sein, als ich bin. Durch Sarah werden Dinge in meinem Leben an den richtigen Platz gerückt, anders gewichtet. Sarah muntert mich auf, sie bestärkt mich und gibt mir das Gefühl, dass ich den richtigen Weg im Leben gehe.

Mir fällt auf, dass ich mich nun bei unseren Treffen bewusst verabschiede und mir den Moment des Abschieds einpräge. Ich lasse Gedanken an Sarahs Tod zu und suche Gespräche, um meine Gefühle zu ordnen. Es tritt mehr und mehr in den Vordergrund, einfach Zeit mit Sarah zu verbringen, und das Besprechen vieler Themen gerät in den Hintergrund. Es ist schön, nicht zu reden und „nur" Karten zu spielen, weil es tröstlich ist, dass wir kommunizieren können – selbst wenn Sarah gar nicht mehr sprechen und sich bewegen könnte. Es wird eine Verbindung geben, wir werden Zeit verbringen, Spaß haben und uns ablenken. Weil Sarah mit den Augen lacht.

Liebe Sarah, du hast mich ganz bewusst gefragt, ob ich diesen Text schreiben möchte, und mich dadurch angeregt, mir Fragen zu stellen. Du bist mir wieder einmal ein paar Schritte voraus und hilfst mir, mit deiner Erkrankung ein Stück weit besser umgehen zu können. Danke.

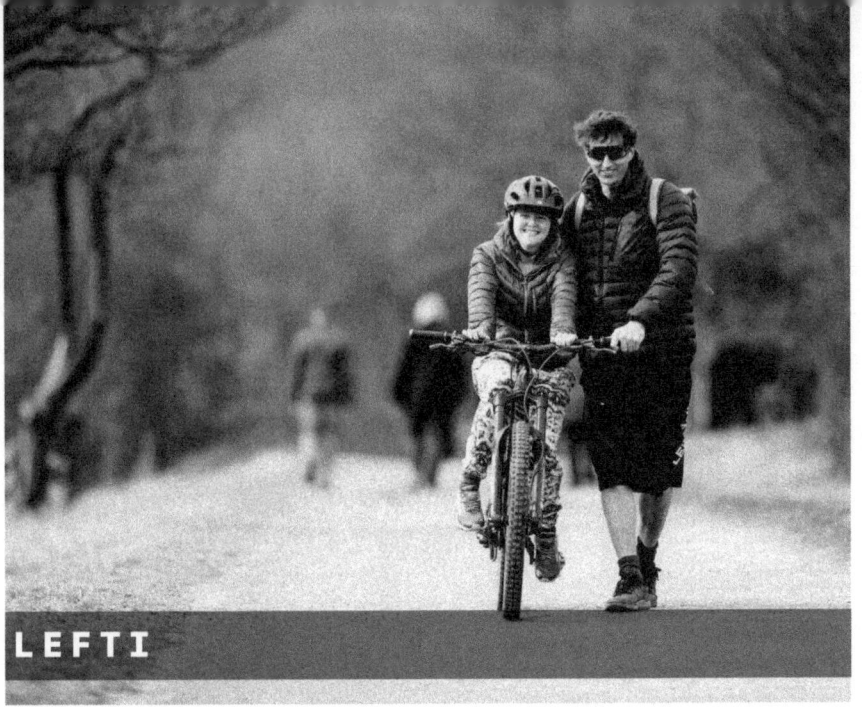

LEFTI

ALTER --- für immer jung
BERUF --- Künstler in allem, was er macht
UNSER BEZIEHUNGSSTATUS --- Leben
WIE LANGE KENNEN WIR UNS --- seit den Anfängen meiner Mountainbike-Karriere
WIE HABEN WIR UNS KENNENGELERNT --- bei einem Wochenendausflug nach Saalbach
WAS WAREN DEINE ERSTEN WORTE ZU MIR --- Ich hab gehört, du bist voll die gute Mountainbikerin.
WARUM ICH DICH IN MEINEM LEBEN NICHT VERMISSEN WILL --- Du hast eine wunderschöne Art, mich am Leben teilhaben zu lassen.
DEINE REAKTION AUF MEINE DIAGNOSE --- Ich bau dir dein Fahrrad so um, dass du wieder fahren kannst. Was ist deine Lieblingsfarbe?
EINE SCHÖNE ERINNERUNG AN UNS --- von dir auf deinem Fahrrad über die Steinhofgründe geschoben werden

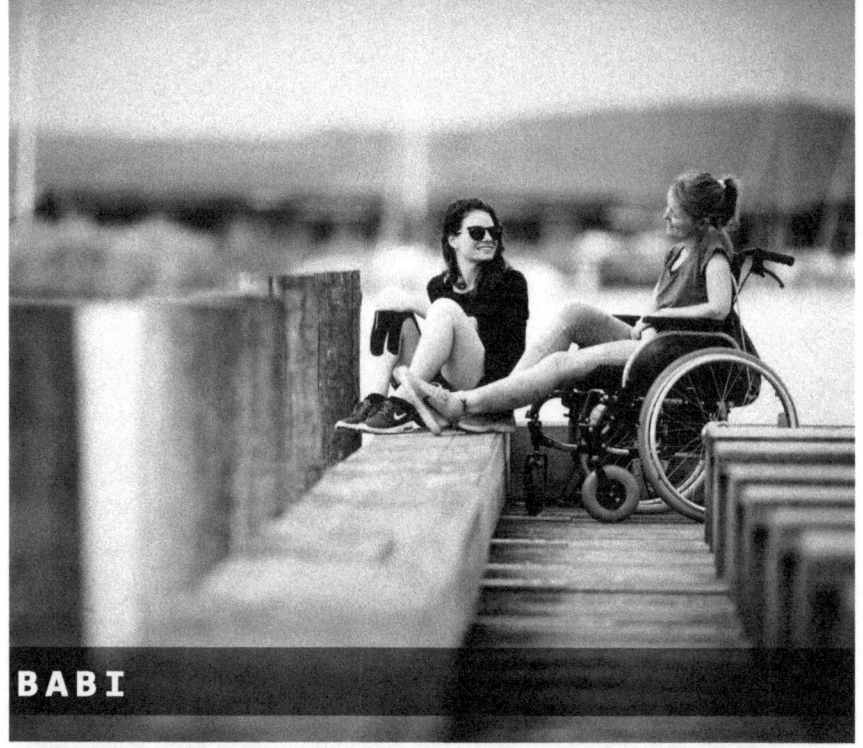

ALTER --- erlebt die Welt schon ein paar Jahre länger als ich
BERUF --- Kreativgenie
UNSER BEZIEHUNGSSTATUS --- wundervoll - vollwunder
WIE LANGE KENNEN WIR UNS --- ein paar Jährchen
WIE HABEN WIR UNS KENNENGELERNT --- so richtig bei Lisis 30er
WAS WAREN DEINE ERSTEN WORTE ZU MIR --- Danke fürs Kuchenbacken!
WARUM ICH DICH IN MEINEM LEBEN NICHT VERMISSEN WILL --- Du hast den Mut, an das Unmögliche zu glauben und bist bereit, die Wunder dieser Welt zu sehen.
DEINE REAKTION AUF MEINE DIAGNOSE --- Unsere Körper können mehr, als wir ihnen zutrauen.
EINE SCHÖNE ERINNERUNG AN UNS --- mit dir gemeinsam an dem alten Baum lehnen und an Wunder glauben

Lefti und Babi

„Wenn ich wüsste, dass morgen die Welt unterginge – ich würde heute noch ein Apfelbäumchen pflanzen!"[13]

Manche Situationen bleiben einem ewig in Erinnerung: In Gedanken kann man sie immer und immer wieder durchspielen – doch am Ende bleibt der Augenblick, der mit einem Schlag gewohnte Perspektiven komplett verändert, immer gleich.

Wir waren gerade dabei, in den Keller zu gehen, und sind in der Einfahrt unseres Hauses gestanden. Es war kein ruhiger Moment – wir sind gerade vom Mountainbiken nach Hause gekommen und du hast uns schon bei der Tür empfangen, um ein Rennrad zum Trainieren abzuholen. Fast schon beiläufig hat sich Lefti nach deinem Ellbogen erkundigt, der seit einem Sturz beim Mountainbiken Probleme verursachte. Es war etwas kompliziert und nicht so einfach herauszufinden, worin die Ursache für den Schmerz lag.

Bis zu dem Moment, als Lefti dich fragte, war noch alles wie gehabt. Kompliziertere Sportverletzungen kommen in unserem Freundeskreis leider hin und wieder vor. Du fragst uns: „Habt ihr noch nicht davon gehört?" Im Nachhinein wünsche ich mir, dass ich an dieser Stelle auf eine Stopp-Taste drücken könnte, um selbst zu entscheiden, wie es weitergeht. Ich hätte unendlich viele Ideen. Dass das nicht möglich ist und all das eintreffen soll – damit habe ich mich bis heute nicht abgefunden. Lefti war ziemlich aufgelöst – ich in diesem Moment geschockt. Wer kann mit einer Diagnose das

---

13 Diese Aussage wird (nicht belegbar) Martin Luther zugeschrieben.

Ende deines Lebens vorherbestimmen? Und wer sagt, dass es wirklich so kommen muss? Ich habe mich bis zu diesem Zeitpunkt so gut wie gar nicht mit dieser Krankheit auseinandergesetzt. Ich wusste nichts darüber und kann bis heute nicht akzeptieren, dass ein junger gesunder Mensch unaufhaltsam einer Diagnose ausgeliefert ist. Der menschliche Körper ist viel mehr als die Summe seiner kleinsten Einzelteile. Auch wenn wir oftmals „dem Haus, in dem wir wohnen" zu wenig Beachtung schenken, ist doch jeder Mensch ein Wunder. Spielen Geist und Körper zusammen, kann Unmögliches möglich werden. Kurze Zeit davor hatte ich bei meinem Knie im Kleinstformat miterlebt, was ohne schulmedizinisches Zutun erreicht werden kann. Feinste Systeme arbeiten zusammen, regulieren und unterstützen sich und wollen im besten Fall gepflegt und gehegt werden. Dies muss doch auch im Großen funktionieren! An diesen Gedanken halte ich seit damals fest und damit versuche ich, mich bis heute über Wasser zu halten.

Wir haben dich beim Mountainbiken kennengelernt. Du warst ein Wahnsinn! Hast dich die steilsten Trails mit einem Tempo hinuntergeschmissen, als ob es kein Morgen gäbe. Für Lefti haben Räder fast schon eine magische Anziehungskraft und das Fahrradfahren hat für ihn eine besondere Bedeutung. Umso wichtiger war es ihm, auch dir diesen – man kann schon sagen – Lebensinhalt möglichst lange verfügbar zu halten: Recht bald hat er dir deshalb dein Mountainbike umgebaut. Weil deine linke Hand damals besser bremsen konnte, hattest du die Möglichkeit, die Vorder- und Hinterradbremse mit nur einem Hebel an der linken Seite zu bedienen. Bei unserer ersten gemeinsamen Ausfahrt mit dem neu präparierten Rad staunte er nicht schlecht, wie du trotz deines Handicaps in perfekter Kurventechnik die Straße von der Jubiläumswarte nach Ottakring heruntergefahren bist.

Noch ohne Rolli fungierte Leftis Rad als altes neues Fortbewegungsmittel: Mit dir auf dem Fahrradsattel haben wir einen kilometerweiten Spaziergang durch den Wienerwald unternommen. Lefti hat den Antrieb übernommen, während du das Rad gekonnt durch die Steinhofgründe gelenkt hast.

Und als du deinen neuen Rolli zum ersten Mal nach Wien mitgenommen hast, musste dieser natürlich auch gleich auf seine Trailtauglichkeit getestet werden. Selbst auf schmalen Wegen mitten im Bärlauch bist du gut damit vorangekommen. Ich hoffe, wir haben dich damals nicht zu sehr durchgerüttelt.

Kurz vor diesem Rolli-/Bikeausflug im Wienerwald haben wir uns in Salzburg getroffen, um eine Frau zu besuchen. Ich und auch du hatten schon einiges von ihr gehört. Nicht alle glauben daran, aber ich bin überzeugt davon, dass es auf dieser Erde und drumherum viel mehr gibt, als wir wahrnehmen können oder wahrnehmen wollen. Diese Frau hat eben solche Fähigkeiten. Es war ein wunderschöner Frühlingstag – im Tal war schon alles grün, oben am Berg glitzerte noch der Schnee. Wir waren etwas früh dran und setzten uns noch bei ihr im Garten auf eine Bank. Irgendwie hatte dieser Ort etwas Magisches. Der Garten war voll mit Blumen und Bäumen und auf der Terrasse tummelten sich die unterschiedlichsten Vögel. Spechte, Meisen und andere Singvögel kamen immer wieder zu Besuch. Es war interessant – als wir hier saßen und warteten, haben wir viel über unsere Vergangenheit gesprochen. Wer uns in unserem Leben begleitet hat und inwiefern uns diese Menschen geprägt, gestärkt oder geschwächt haben. Als wir nun bei ihr im Wohnzimmer waren, ging es auch viel um deine Vergangenheit. Sie meinte, dass alle Menschen in deinem Leben Sachen in „deinem Haus" abstellen – du aber selbst entscheiden musst, was du davon haben möchtest. Du sollst dein Haus so gestalten, wie du dich drin wohlfühlst, und dich von allem Unrat und allen Dingen, die andere bei dir abgestellt haben, befreien. Gleich zu Beginn hat sie dir einen Arzt empfohlen, bei dem du bereits in Behandlung warst und den du sehr schätzt. Leider konnte sie auch keine Wunder bewirken – dafür ist man vermutlich selbst verantwortlich. Es war eine unglaublich intensive und interessante Begegnung. Im Gespräch mit ihr wurde mir wieder klar, dass unsere geistigen und körperlichen Komponenten nicht zu trennen sind.

Der Sommer verging und du warst viel in Holzkirchen und auf Reisen unterwegs. Es war schon Herbst, als ich plötzlich beim Mountainbiken an einem frei stehenden Apfelbaum voller roter Äpfel vorbeigefahren bin und an dich denken musste. „Wenn ich wüsste, dass morgen die Welt unterginge – ich würde heute noch ein Apfelbäumchen pflanzen!" Dein Tun und Handeln, dein Wille und deine Kraft sind weit entfernt von einem Weltuntergang. Du hast so viel unternommen, um deinen Körper zu unterstützen. Es ist für mich absolut bemerkenswert, wie du dein Leben weiterhin gestaltest – immer neue Ziele, immer neue Ideen.

Liebe Sari, wir bewundern dich für deine Kraft, dein sonniges Gemüt, deine pointierten und witzigen Kommentare und deine Unerschrockenheit! Wir sind froh, dich zu kennen!

Alles Liebe,
Lefti und Babi

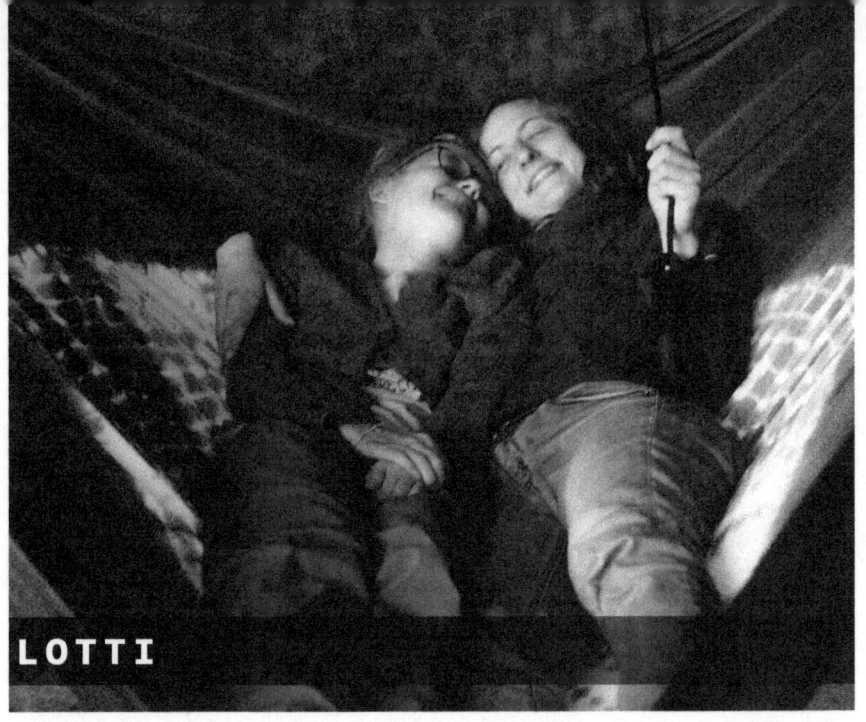

LOTTI

Eigentlich Lisa, für mich aber --- Lotti!
ALTER --- ein bisschen jünger
BERUF --- Ornithologin
UNSER BEZIEHUNGSSTATUS --- für immer und ewig
WIE LANGE KENNEN WIR UNS --- seit den Anfängen in Wien
WIE HABEN WIR UNS KENNENGELERNT --- in einer Bar in der Nähe der Uni
WAS WAREN DEINE ERSTEN WORTE ZU MIR --- Kommst auf eine Karottensuppe mit zu mir?
WARUM ICH DICH IN MEINEM LEBEN NICHT VERMISSEN WILL --- Du fängst mich auf, hörst wirklich hin und deine Begeisterung für die Dinge, die dein Leben bewegen, ist ansteckend.
DEINE REAKTION AUF MEINE DIAGNOSE --- Wir geben die Hoffnung nicht auf.
EINE SCHÖNE ERINNERUNG AN UNS --- die Tage bei dir im Burgenland, am Teich deiner Eltern die Stadt vergessen

Lotti

Irgendwann zwischen 2012 und 2013 im Clash (einem Wiener Beisl mit Wohnzimmerflair) nach zwei oder drei oder (?) Krügerln:

„Ich hab dich so lieb, Sarah!"
„Ich dich auch, Lotti!"
„Weißt du, was ich an unserer Freundschaft auch so mag? Ich kann dir immer alles sagen. Alles. Du urteilst nie. Und ich weiß ganz genau, dass wir einander auch länger nicht sehen oder hören können und danach wieder genau da einsteigen, wo wir waren. So vertraut fühlt sich das an."
„Für mich ist das genauso, Lotti."

Den liebevollen Ausdruck in Sarahs Augen werde ich nie vergessen. Den hätte ich auch, wenn alles anders gekommen wäre, nie vergessen. Diese intensiven Freundschaften, die am Anfang eines neuen Lebensabschnitts entstehen und ihn begleiten – in unserem Fall der Umzug vom Land in die Stadt, der Beginn des Studiums, das Führen eines eigenen Haushalts, das Ausleben aller Dinge, die man so rund um den 20. Geburtstag auslebt – diese Freundschaften bleiben.

Unvorstellbar, dass es mit Sarah jemals anders sein könnte.

„Ich habe deshalb auch keine Angst davor, dass du einmal wieder nach Deutschland zurückgehst und ich in Österreich bleibe. Auch wenn ich dich furchtbar vermissen würde. Es ist so, dass ich genau weiß, wenn in dreißig Jahren bei mir oder dir die Kacke am Dampfen ist – wir werden füreinander da sein."
„Mah, Tiger ... Da bin ich mir absolut sicher! Ich setz mich ins Auto und fahr die Nacht durch. Versprochen."

Bei Sarah kann man sich fallen lassen. Ihr Interesse daran, wie es ihrem Gegenüber gerade geht, ist immer ehrlich. Sie zeigt mir, wie schön Routine sein kann. Jeder morgendliche Cappuccino ist ein Fest. Jeder Tag ist eine neue Chance, ihn auch zu nutzen. Jede Begegnung eine Bereicherung. Sie hat so viel Liebe übrig.

Immer wieder zwischen 2011 und 2016 in der Semperstraße (Sarahs Wohnung, ein Ort der Geborgenheit und des Sich-zu-Hause-Fühlens):

Es gibt Tee und Kuchen, Primitivo aus dem Tetra Pak (der sehr viel besser schmeckt, als man vermutet!) und Spaghetti mit selbst gemachtem Sugo oder andere Köstlichkeiten. Es gibt einen Garten, in dem wir sehr viel Zeit verbringen. Der Wohnraum besteht aus einem Bett, einer großen Couch und einem Regal. Viel mehr Platz gibt es nicht. Aber alles, was Platz haben muss, hat Platz. In so mancher Nacht ist Liebeskummer plötzlich sehr viel leichter zu ertragen – durch die Hand einer Freundin in der eigenen. In anderen Nächten freuen wir uns schon beim Einschlafen auf einen verkaterten Tag mit Kaffee, „Knight Rider" und Nudeln. Wir teilen eine große Neugier, großen Wissensdurst und die Leidenschaft, zu lesen und zu lernen. Wir reden. Viel. Oft mit anderen guten Freundinnen und Freunden. Alle kommen gern zu Sarah.

Tagebucheintrag vom 3.2.2012:

> „[...] Im Moment wartet ein Abend mit Julia, Sarah und Lisa. Julia wird jetzt länger nicht da sein, sie geht nach Spanien. Sie wird mir fehlen. Heut hab ich bei Sarah geschlafen. Merken: Linguini mit Paprika-Zwiebel-Curry-Schlagobers-Sauce machen glücklich."

Ich habe diese Sauce nie wieder so hinbekommen, wie sie damals bei Sarah geschmeckt hat.

Februar 2012 in meiner alten Wohnung in der Lerchenfelder Straße:

Am Tag nach diesem Abend wird Julia für ihr Erasmus-Semester nach Spanien fliegen. Julia, Sarah und ich freuen uns auf ein Kabarett im Lokal gegenüber, bei dem Benji für die Tontechnik verantwortlich ist. Dass der Abend legendär werden wird, wissen wir noch nicht. Aber so ist das: Die Dinge kommen so, wie sie kommen.

Am nächsten Morgen um sechs Uhr finden wir uns nach einer durchgetanzten Nacht in weißen Kleidern, die wir uns im Laufe des Abends vom Kabarettisten ausgeborgt haben, bei mir in der Lerchenfelder Straße wieder. Benji, Julia, Sarah und ich tanzen zum Donauwalzer. Wir kaufen Frühstück beim Felber. Verabschieden Julia. Die Welt ist schön.

Juli 2016 im Museumsquartier:

Sarah überreicht mir ein Geburtstagsgeschenk: zwei blaue Kaffeetassen, von denen sie weiß, wie gut sie mir gefallen, eine große Sonnenblume und eine Karte mit einem illustrierten Löwen darauf. Die Schrift auf der Karte ist komisch krakelig. Sie wird das letzte handschriftliche Stück sein, das ich von ihr besitze. Ich bedanke mich, wir plaudern ein wenig. Bald komme ich auf eine Nachricht zu sprechen, die ich am Tag davor von Sarah erhalten habe: „Ich muss dir etwas sagen." Als sie erzählt, sie hätte jetzt eine Diagnose für ihre diffusen Probleme mit der Hand und die wäre ALS, kenne ich mich nicht aus. Ich weiß nicht, was das ist. Lächle, bin verlegen, weil ich nachfragen muss.

„Stephen Hawking. Ice Bucket Challenge. Weißt du?"

Wir sitzen am Rand eines Wasserbeckens. Um uns herum spielen Kinder, hinter uns stoßen auf einmal fremd wirkende Menschen auf ihren Feierabend an.

„Google wird dir sagen: drei bis fünf Jahre."

Ich fühle nichts. Ich sollte etwas fühlen, denke ich mir, aber da ist nichts. Nur ganz leise im Hintergrund höre ich die Scherben einer Welt zu Boden fallen.

Bald stellt sich Sicherheit ein: Ein Irrtum liegt vor. Google kann sonst noch was erzählen.

Mai 2017, wieder im Museumsquartier:

„Sarah, wie geht es dir mit deinem Alltag?"

„Ich weiß nicht. Gut. Ich denke mir: Was hab ich heute alles Tolles erlebt? Viel! Ich bin morgens aufgestanden, habe mit Freundinnen gefrühstückt. Guten Kaffee getrunken. Dann habe ich Musik gehört. Mittag gegessen. Mich auf mein Pony gesetzt [so nennt Sarah liebevoll ihr Fahrrad]. Jetzt treffe ich dich. Am Abend ist eine Party bei Freundinnen und Freunden von Lukas. Da geh ich hin – nicht lang, aber ich geh hin. Das ist doch ein wunderbarer Tag. Dass ich kein Bargeld mehr abheben kann, weil meine Finger das nicht mehr packen, ist halt so. Dass ich ein bisschen vorsichtiger Fahrrad fahren muss, ist halt so. Dass ich meine Haustür nicht mehr aufbringe, ist heftig. Aber es ist halt so. Erzähl mir, wie es dir geht. Was macht deine Diplomarbeit?"

Mai 2018 in der Spitalgasse. Sarahs neue Wohnung:

„Sarah, wie geht es dir damit, dass du bei anderen so viel siehst? Ich meine: Da wird Ski gefahren, geheiratet und Kinder gekriegt. Wie ist das für dich?"

„Ich bin davon überzeugt, dass der Vergleich mit anderen der Ursprung sehr vielen Übels ist. Überall. Die eine ist viel dünner als ich, die andere ist viel klüger als ich, die ist viel sportlicher. Ich möchte mich nicht mit anderen vergleichen. Wenn ich das machen würde, könnte ich nur mehr wütend sein auf die Welt und mich nicht mehr für andere freuen. Und der Zeitpunkt, an dem ich aufhöre, mich für andere zu freuen ... ja, dann brauch ich ja gar nicht mehr sein. Das bin nicht ich."

Vor allem diese beiden letzten Episoden habe ich in den letzten Jahren ganz oft wiederholt. Leise für mich und laut für andere. Ich habe, seit ich Sarah kennengelernt habe, so viel von ihr gelernt. Immer schaue ich auf zu diesem sonnigen, lustigen, fröhlichen Gemüt.

Der Glaube daran, dass es sich bei der Diagnose entweder um einen Irrtum oder einen sehr schlechten Scherz handeln muss, hält lange an. Nur manchmal sickert in Gesprächen oder beim Beobachten von Sarahs immer öfter taumeligen Bewegungen ein bisschen Realität ins Herz. Das reißt dann kurz auseinander, der Bauchraum ist ausgehöhlt, die Schultern und Arme sind gelähmt.

Wie das alles für Sarah selbst sein muss? Erleben zu müssen, wie der eigene Körper immer langsamer wird und aufhört, zu funktionieren? Für ihre Mutter und ihren Vater? Unvorstellbar.

Nach Mai 2018 dauert es noch lange, bis ich langsam anfange zu realisieren, was Sarahs Krankheit bedeutet. Ich glaube, es war im August desselben Jahres in Holzkirchen. Sarah bekommt eine Magensonde. Ich war mit Bernhard, meinem langjährigen Partner, dem ich die Freundschaft zu Sarah durch das Bekanntmachen auch verdanke, in der Nähe ihres Elternhauses im Urlaub. Wir fahren sie besuchen. Sie ist schon länger auf die Unterstützung von Familie, Freundinnen und Freunden angewiesen, der Rolli ist da, auch eine stärker werdende Langsamkeit beim Sprechen.

(Das Bewusstsein dafür, dass es beim nächsten Gespräch noch langsamer sein könnte, abgesehen vom Tempo an sich, macht Gespräche bewusster. Worte werden wertvoller.)

Sarah wirkt ausgelaugt. Müde. Ich kenne sie auch ausgelaugt und müde. Aber nicht so, dass der Weg zurück schwierig scheint. Sarah erzählt von ihrem Sommer, der so anstrengend ist; kaum zu glauben. Sie erzählt von einer geplanten Amerikareise. Wir sollen doch mitkommen. Das wäre schön.

November 2018 im Grand Canyon Nationalpark, in Las Vegas, im Valley of Fire, im Death Valley, im Sequoia Nationalpark:

Joni, Lukas und Sarah, die schon länger unterwegs sind, als wir sie in Arizona treffen, zeigen uns den Canyon. Bernhard und ich müssen die Augen verschließen am letzten Stück des Weges, Joni und Luki führen uns. Augen auf: Unglaublich. So groß. Man selbst so klein.

Wir sehen im Laufe der darauffolgenden zwei Wochen so viele besondere Orte, erleben jeden Tag anders. Und es funktioniert. Die Zeit vergeht viel zu schnell.

Für Sarah ist es wichtig, dass wir genießen, trotz allem, was ihre Krankheit mit auf die Reise bringt. Sie gibt uns immer ein gutes Gefühl, sie zeigt nie, dass sie Schmerzen hätte oder etwas für sie beschwerlich wäre. Irgendwann ist es fast eine Selbstverständlichkeit, ihr Wasser oder Tee über ihre

Magensonde zuzuführen; nebenbei lacht man über Hoppalas oder spricht, als ob man sich gerade mit einer Tasse Tee in der Hand gegenübersäße. Durch das Beisammensein im Campingwagen merkt man, dass sie schlecht schläft. Und dass sie immer wieder Schmerzen hat. Man würde ihr gerne helfen und kann es nicht; weiß nicht, wie.

Eine Absurdität, die ALS mit sich bringt, wird nie selbstverständlich: Sarah kann alle noch so kleinen, unscheinbaren alltäglichen Entscheidungen zwar treffen, aber nicht mehr selbst ausführen. Ein Tag verlangt eine Million Antworten auf Fragen, von denen man nicht einmal merkt, dass man sie überhaupt stellt: Wie viele Nudeln kommen auf die Gabel? Welcher Bissen schmeckt als nächster am besten? Noch einmal Salat oder wieder Kartoffeln? Setzt man eine Sonnenbrille auf? Von welchem Punkt und aus welchem Winkel will man den Ausblick genießen?

Viele dieser Entscheidungen treffen nun die Menschen um Sarah herum. Für jemanden, dem Selbstbestimmung so unglaublich wichtig ist, der eigentlich nicht gerne um Hilfe bittet, muss dies zu akzeptieren ein Kraftakt sein.

Nach Amerika wird sich Lukas bald von Sarah trennen. Die Traurigkeit, die dieser Veränderung innewohnt, ist kaum zu ertragen. Ich fahre nach Holzkirchen, eine Woche nach der Trennung. Und plötzlich wird klar, was diese Krankheit alles verschlingt. Wir werden viel gemeinsam weinen. Gleichzeitig auch viel zusammen lachen.

Denn: Perspektiven gibt es immer mit ihr.

Die Perspektive auf einen neuen guten Tag. Auch, wenn er zwischendurch schwer ist. Die Perspektive auf innige Gespräche – dass diese Gespräche, das viele Reden, einmal nicht mehr Teil unserer Freundschaft sein könnten, ist eine erdrückende Vorstellung.

Ich liebe es, wie Sarah spricht. Ich liebe es, wie sie ausspricht, wie es mir gerade geht – so viel besser, als ich es jemals sagen könnte. Ich liebe es, wie sie über ihr eigenes Leben, über ihre Ansichten erzählt. Die Angst davor, diese Momente zu verlieren, ist riesengroß.

In der Zeit nach Sarahs und Lukis Trennung glaube ich immer noch nicht daran, dass diese Krankheit mit all ihren Folgen Wirklichkeit ist. Aber die

Realität rollt häufiger an – vor allem dann, wenn ich mit Sarah zusammen bin. Die dazugehörigen Gefühle brauchen Raum und es ist gut, dass sie ihn auch in gemeinsamer Zeit bekommen. Irgendwie gibt es dann sowieso immer eine Tür hinaus. Oft ist diese Tür genau dieses Lachen, das Tränen schnell eine andere Farbe gibt. Sarah hört niemals auf, jeden Witz und jedes bisschen Freude, die ihr entgegengeflogen kommt, sofort anzunehmen und groß werden zu lassen. Sie inspiriert dazu, es ihr gleichzutun.

Trotz aller Stärke, die Sarah selbst ihrem Umfeld im Umgang mit ihrer Krankheit gibt, vermisse ich manchmal, wie alles war. Im März 2019 ziehe ich um. Ich hätte Sarah gerne da. Und ich weiß, sie wäre gerne da. Sie würde gerne mit mir Kisten packen.

So oft denke ich an sie, kurz vorm Einschlafen. Manchmal ertappe ich mich dabei, wie ich mir vorstelle, wie mein Abend in Wien gewesen wäre, wenn sie nicht ALS hätte und hier wäre. Dann träume ich wach davon, wie es ist, mit ihr zu tanzen – sehe sie, wie sie neben mir im Flugzeug nach Rom sitzt. Wir freuen uns.

Ich frage mich, wie es ihr wohl gerade geht. Denke daran, dass sie im Bett liegt und sich nicht umdrehen kann. Dass ihr etwas wehtun könnte. Vielleicht muss sie gerade wieder eine körperliche Verschlechterung, die die Krankheit im letzten Schub gebracht hat, ertragen und verarbeiten. Man möchte schreien.

Februar 2019 in der Währinger Straße. Sarahs neue Homebase in Wien:

Wir verbringen einen wundervollen Abend mit langen, intensiven Gesprächen und gutem Essen, das Johanna für uns drei gekocht hat (mit Schinken gefüllte und mit Käse überbackene Palatschinken, dazu Karottensalat).

Sarah raucht vorm Abschied ihren Gute-Nacht-Joint, der ihr beim Schlafen hilft, weil er die Muskeln entspannt. Ich rauche auch. Werde katastrophal durcheinander davon. Wir haben es lustig. Und wir freuen uns. Johanna, Sarah und ich lachen eine halbe Stunde lang zusammen Tränen, weil ich es nicht schaffe, meine Sachen beim Aufbruch zusammenzupacken. Irgendwann stehe ich dann doch auf der Währinger Straße. Schnappe frische Luft, werde den Abend im Clash verbringen und voller Liebe sein: So viel Liebe ist da – für alle guten Seelen, denen man in einem kurzen Leben begegnen darf.

Juli 2019 in Vega de Ribadesella, Spanien:

Im Frühjahr bei einem Besuch in Holzkirchen entstand die Idee, Udo zu besuchen. Sie gefiel uns sofort viel zu gut, um sie nicht auch zum Plan zu machen. Sarah, Johanna und ich verbringen eine Woche in einer Pilgerherberge am Jakobsweg, die über den Sommer von Udo und der zauberhaften Italienerin Elena bewirtschaftet wird. Die beiden machen die Albergue Tu Casa in einem kleinen Örtchen direkt an der Küste zu einem Zuhause für alle, egal ob man als Pilger*in nur eine Nacht oder (so wie wir) länger bleibt.

Es ist eine Woche der Begegnungen: Begegnungen mit Menschen, mit Orten, mit Momenten, mit neuen Gedanken. Manche sind kurz und flüchtig, manche sind intensiv und nachhaltig:

Wir lernen den Chocolatier David aus Frankreich kennen. Er massiert Sarah jeden Abend die verkrampften Füße. Der Abschied von ihm und seinen beiden Kindern fällt schwer: Zum ersten Mal erlebe ich einen Abschied, der vielleicht einer für immer ist.

Der Pilger Noah, der am Tag nach Davids Abreise in einer kleinen Kapelle im Ort berührend schön Flöte spielt, bleibt letztlich die ganze restliche Woche mit uns in der Herberge.

Johanna beeindruckt mich. Sie fährt einfach mit nach Spanien, in ein Haus und eine Umgebung, die alles andere als barrierefrei sind. In der Herberge schlafen wir im Dachgeschoss, Gemeinschaftsräume und Eingang sind im Erdgeschoss. Udo trägt Sarah jeden Tag rauf und runter. Gemeinsam werden ständig neue kreative Lösungen für jede Treppe und jeden Stolperstein gefunden: „Wir schaffen das." So ist am Ende dann doch alles irgendwie barrierefrei.

Teresa und Edu, zwei Freund*innen des Hauses, die in einem schwindelig machenden Tempo Spanisch sprechen, beschenken uns zwei Abende lang mit einem hell strahlenden Lächeln, das Wochen danach noch wärmt.

Wir begegnen dem Rauschen des Meeres anders als früher, erleben Sonnenuntergänge und hören danach Tomte: „Das ist nicht die Sonne, die untergeht, sondern die Erde, die sich dreht".
Wir fühlen uns, als wären wir auf dem Mond.

Aber gerade hier sackt die für mich bis zu diesem Punkt recht gut verpackte Realität in jeden Winkel des Bewusstseins: Sarah – dieser wunderbare Mensch! – hat ALS und es wird nicht besser werden. Das ganze Ausmaß ihrer eigenen Verluste und derer aller um sie herum offenbart sich gemeinsam mit dieser Erkenntnis. Kein mir bekanntes Wort kann den dazugehörigen Schmerz beschreiben.

Ich merke, dass sich auch etwas für Sarah verändert. Es ist nun aber schwerer geworden, ihre gesprochenen Sätze zu verstehen.

„Wir finden andere Wege", sagt sie. Sie hat recht.

Wir lernen, nicht nur für den Alltag Notwendiges mit Blicken zu kommunizieren. Und wir lernen, dass es einen Punkt gibt, an dem man einander nichts mehr sagen muss. Man kann. Aber man muss nicht. Es gibt sie: die gemeinsamen Stunden, die keine Worte brauchen, um danach mehr über einander zu wissen als davor. Wir lernen, dass es in Ordnung ist, wenn manche Dinge gehen – weil Gehen auch Nachkommen heißen kann.

Es wird klar: Loslassen bedeutet nicht, jemanden weniger gern zu haben. Vielmehr wird die für einander empfundene Freundschaft auf einmal noch bunter und irgendwann zu einer Liebe, deren Tiefe ich davor nicht kannte. Man muss sie nicht begründen, man muss sie nicht beweisen. Und sie bleibt – egal, was kommt.

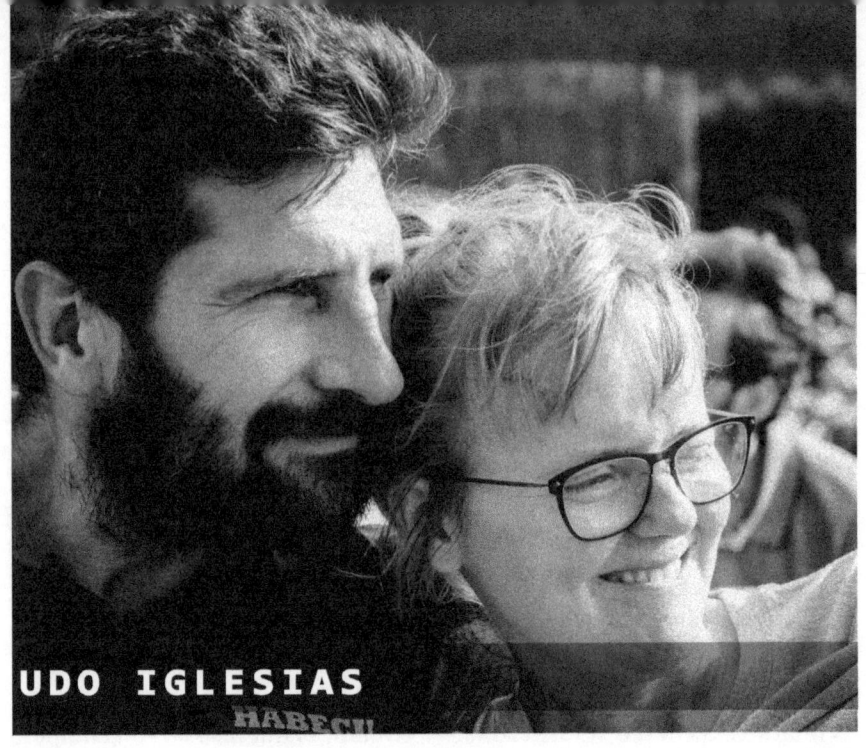

UDO IGLESIAS

ALTER --- Ich dachte höchstens 36.
BERUF --- Peregrino
UNSER BEZIEHUNGSSTATUS --- aus vollem Herzen
WIE LANGE KENNEN WIR UNS --- ich dich seit Jahren, du mich seit einem
WIE HABEN WIR UNS KENNENGELERNT --- Wir gingen denselben Weg.
WAS WAREN DEINE ERSTEN WORTE ZU MIR --- Wenn du mitkommen willst, dann gscheid.
WARUM ICH DICH IN MEINEM LEBEN NICHT VERMISSEN WILL --- Du betrachtest mich in meinem Licht, ohne zu werten oder zu urteilen, gemeinsam scheitern macht mit dir Freude.
DEINE REAKTION AUF MEINE DIAGNOSE --- unser Weg ist nicht zu Ende
EINE SCHÖNE ERINNERUNG AN UNS --- unser erstes Picknick unter Palmen

Udo

Heute habe ich mit Kornél Bambus geschnitten.

Am frühen Nachmittag Ende August kam er des Weges und fragte nach einem freien Bett in unserer Pilger*innenherberge. Die kleine Herberge liegt in Asturien (Nordspanien), direkt an der Kantabrischen See. Und der Camino del Norte (einer von zahlreichen Jakobswegen) führt unmittelbar an der Terrasse des modernen Steinhauses vorbei. Elena und ich hießen Kornél in der Herberge willkommen wie jede*n andere*n Pilger*in auch. Nachdem er Wäsche gewaschen und sich geduscht hatte, setzte er sich an den großen runden Küchentisch. Ich war gerade dabei, frischen Kaffee zuzubereiten, und blickte zu ihm hinüber. Er wirkte ein wenig verloren. „Hattest du einen anstrengenden Tag?" Kornél rang sich zu einem kaum merklichen Lächeln durch: „Anstrengende Jahre trifft es wohl eher." Elena stand an der Spüle, blickte mich wortlos an und hob nur kurz ihre Augenbrauen. Ich verstand sofort: „Ich wollte gerade nach oben in den Garten gehen, um Bambus zu schneiden. Wenn du möchtest, kannst du gerne mitkommen und mir helfen." Kornéls Lächeln wurde breiter: „Ja, sehr gerne!"

Die Herberge liegt direkt am Fuße eines Hügels und deshalb winden sich hinter dem Hauptgebäude zahlreiche steinerne Stufen hoch zum Garten. Mit frischem Kaffee und einer großen Flasche Wasser schritten wir zunächst hinauf zur hinteren Terrasse, vorbei am Kräutergarten, dem hellrosa blühenden Oleander und dem großen Zitronenbaum. Schließlich passierten wir die Weinstöcke, die sich um das Geländer am oberen Teil der Stufen rankten, ehe wir ganz oben den Hórreo[14] erreichten. Während wir in der sengenden Sonne

---

14 Ein Hórreo ist ein traditioneller freistehender Speicher für Feldfrüchte, zumeist aus Holz gebaut. Aufgrund der hohen Luftfeuchtigkeit liegt der eigentliche Lagerraum auf einem eineinhalb bis zwei Meter hohen Unterbau auf. Dieser Hórreo war allerdings

gemeinsam die meterhohen Bambusrohre schnitten, erzählten wir uns gegenseitig lustige Anekdoten aus unseren Leben. Wir lachten ausgelassen. Miteinander. Zwischendurch schwiegen wir auch immer wieder. Gemeinsam. Als uns der Schweiß bereits in Strömen über den gesamten Körper lief und dem Sägemehl als Klebstoff diente, legten wir unsere Werkzeuge beiseite und machten eine kleine Pause. Mit einem Glas Wasser in der Hand stand ich vor dem Hórreo und blickte hinunter zu den steinernen Stufen. „Die Wahrheit ist furchtbar und grausam", flüsterte ich kaum hörbar. „Wie meinst du das?" Kornél sah mich fragend an. „Das waren die Gedanken eines Arztes, bevor er einer wundervollen Freundin eine schlimme Diagnose mitteilen musste", erwiderte ich. Dann legte ich mich schweiß- und staubbedeckt in die Hängematte, die im Schatten zwischen zwei mächtigen hölzernen Stützpfeilern des Gebäudes baumelte. Während ich in der Ferne die weißen gekringelten Bänder der Brandung beobachtete, erzählte ich ihm ein wenig von dir. Kornél setzte sich neben mich auf den Boden, lehnte sich mit dem Rücken an einen der Pfeiler und schaute ebenfalls zum Meer hinunter: „Wie habt ihr euch denn kennengelernt?"

Kennengelernt hatten wir uns auf Raten. Das erste Mal hast du mich gesehen, als ich 2013 mit 41 Jahren das Bachelor-Studium der Bildungswissenschaft an der Universität Wien begonnen hatte und du in mehreren Vorlesungen, die ich in den Semestern darauf besuchte, als Tutorin tätig warst. Ich hatte dich damals lediglich als die junge Frau neben den Vortragenden wahrgenommen und habe somit auch keine konkrete Erinnerung an dich als Sarah Braun. Als ich dich später einmal fragte, ob du dich an mich erinnern könntest, hast du salopp geantwortet: „Ja, Freundchen. Ich erinnere mich an dich. Prüfung im Leichensezier-Hörsaal, der gleiche feste Blick wie ein paar Jahre später."

Diese „paar Jahre später" kamen im Sommersemester 2018. Ich belegte im Zuge des Masterstudiums das Seminar ‚Aktive Sterbehilfe und assistierter Suizid: (heil)pädagogische Reflexionen'. Bereits zu Beginn dieses Seminars hatte uns die Lehrveranstaltungsleiterin, Andrea Strachota, mitgeteilt, dass im Mai

---

erst zwei Jahre zuvor vollkommen neu gebaut worden und dient als Schlaf- und Meditationsraum.

eine ehemalige Studierende des Hauses, die an ALS erkrankt sei, als Gastrednerin zu Besuch käme. In dieser Einheit im Mai nahm ich dich das erste Mal bewusst wahr. Du kamst gemeinsam mit einem Freund, Michael, der dich im Rollstuhl in den Seminarraum brachte. Ich brauchte ein paar Minuten, um meinen Fokus auf dich zu richten, denn anfangs trieb mich die elementare Frage herum, wo ich deinen Begleiter schon einmal gesehen haben könnte, denn er kam mir unglaublich bekannt vor. Ohne eine Antwort darauf gefunden zu haben, begab ich mich auch geistig wieder in den Seminarraum und konnte in der Anfangsphase wahrnehmen, dass die Stimmung im Raum ausgesprochen angespannt war. An vielen Gesichtern meiner Studienkolleg*innen war hinter der Fassade eines angestrengten Lächelns eine tiefe Betroffenheit, Mitleid sowie ein hohes Maß an Verunsicherung abzulesen, wie man sich dieser jungen, lebhaften, humorvollen und sterbenskranken Frau gegenüber wohl verhalten sollte. Du bist im Rollstuhl in der Mitte des Seminarraumes gesessen, um dich herum wir Studierenden im Halbkreis, Michael hielt sich im Hintergrund. Deine Beine konntest du mit einiger Anstrengung noch selbst übereinanderschlagen, deine Arme und Hände noch ein wenig bewegen. Hin und wieder hast du dich zu Michael nach hinten gedreht. Es war für mich relativ einfach, deinen Worten zu folgen, auch wenn ersichtlich war, dass deine Zunge nicht mehr ganz so wollte, wie du das selbst wohl gerne gehabt hättest. Auch dir blieb die Atmosphäre im Seminarraum selbstverständlich nicht verborgen, denn als wir uns Monate später darüber unterhielten, hast du mir geschrieben: „Als ich bei euch im Seminar war, hat mich das total aus der Bahn geworfen, dass ich so auch wahrgenommen werden kann und dass es fremde Menschen schmerzt, mich so zu sehen." Anmerken hast du es dir allerdings nicht lassen. Auch wenn dich das Sprechen offenkundig einige Mühe kostete, hast du ganz offen und launig über ALS und deine persönlichen Erfahrungen berichtet – und bereits nach kurzer Zeit war die Stimmung im Seminarraum aufgrund deiner lebhaften und humorvollen Vortragsweise sichtlich gelöster und entspannter. Welchen hohen persönlichen Wert dein Besuch im Seminar für uns Studierende bedeutete, lässt sich unter anderem daran ermessen, dass sich selbst heute – mehr als eineinhalb Jahre danach – einige der damals Anwesenden immer noch recht häufig darüber unterhalten, wie beeindruckt sie von dir und deinem Auftreten waren und wie sehr sich dadurch ihre Perspektive auf das eigene Leben verändert hat.

Neben deiner unglaublich positiven Grundhaltung, deinem messerscharfen Verstand und deinem Humor ist mir von deinem Vortrag und der anschließenden Fragerunde besonders in Erinnerung geblieben, dass du mit einem Blitzen in den Augen mehrfach vollkommen angstfrei über den Tod gesprochen hast. Über den langen und mühsamen Weg dorthin, das Sterben selbst, darüber hast du nicht gesprochen. Einen kleinen Einblick in deinen gegenwärtigen Alltag konnte ich allerdings gewinnen, als Michael während der Fragerunde kurz zu dir nach vorne kam, um dir eine Haarsträhne, die dir quer über das Gesicht gerutscht war, liebevoll hinters Ohr zu streichen. Ihr habt euch für einen kurzen Augenblick in die Augen gesehen, du hast ihm zugenickt und vertrauensvoll gelächelt. Es war ein inniger und schöner Moment, der mich aber auch schmerzte. „ALS bedeutet wohl vor allem Loslassen!", schoss es mir durch den Kopf. Was macht es mit dir, wenn du all die selbstverständlichen und oftmals auch unbewusst durchgeführten alltäglichen Bewegungen nicht mehr ausführen kannst? Wenn du dich nach keinem schönen Stein am Wegesrand mehr bücken kannst, um ihn aufzuheben und in die Hosentasche zu stecken? Wenn du dir die Zähne nicht mehr selbst putzen, dir die Schuhe nicht mehr selbst anziehen, du deinen Kaffee nicht mehr selbst zubereiten, du dir eine Haarsträhne nicht mehr selbst aus dem Gesicht wischen kannst? Eine endlose Liste von alltäglichen und für Menschen ohne Mobilitätseinschränkung selbstverständlichen Tätigkeiten. Diese Tätigkeiten machen einen Teil davon aus, wer wir sind, wie wir uns selbst sehen und wahrnehmen – und wie wir von anderen gesehen und wahrgenommen werden. Abhängig von anderen! Nicht nur heute und morgen. Bis zum Lebensende. Jede Sekunde. Ohne Aussicht auf Besserung. Im Gegenteil. ALS fordert permanent ihren Tribut. Wie schaffst du es, angesichts dieser Aussichten hoffnungsfroh auf die nächsten Tage, Wochen, Monate zu blicken? Wie schaffst du es, die ununterbrochenen Angriffe der Erkrankung auf deinen Körper anzunehmen und dabei nicht deinen Humor, deine Lebensfreude und deine positive Grundhaltung zu verlieren? Wie gelingt es dir, deinen Körper nicht als Gefängnis zu sehen, dessen Zellenwände sich Woche für Woche unaufhaltsam auf dich zubewegen, bis sie dir letztlich sogar die Luft zum Atmen nehmen? Antworten auf diese Fragen fand ich zunächst keine. Ebenso blieb es mir zunächst ein Rätsel, weshalb du in dieser Einheit so häufig die Worte „enorm wunderbar" verwendet hast – eine Wortkombination, die ich bis dahin noch nie gehört hatte.

Einige Monate später – ich weiß nicht mehr, wann genau es war – hat mir Andrea erzählt, dass du an einem Buch arbeitest, in dem du gemeinsam mit deinen Freund*innen und Wegbegleiter*innen dein eigenes Sterben reflektieren wolltest. Ohne genau zu wissen, wie dieses Buch inhaltlich gestaltet werden sollte, habe ich spontan meine Unterstützung angeboten, um einzelne Texte gegenzulesen und auf Grammatik- und Rechtschreibfehler hin zu überprüfen. Andrea schickte mir die einzelnen Texte per E-Mail und ich schickte sie korrigiert an Andrea zurück. Ich kannte keine einzige der Personen (mit Ausnahme von Michael, den ich im Seminar gesehen hatte), die sich bereit erklärt hatten, für das Buch zu schreiben. Und auch mit dir hatte ich nach dem Seminar bis Ende März 2019 keinen persönlichen Kontakt. Und dennoch bekam ich durch die Texte deiner Freund*innen einen tieferen Einblick in dein Leben – wenn auch lediglich aus einer Außenperspektive, denn von dir selbst hatte ich bis zu diesem Zeitpunkt nichts gelesen. Beinahe in allen Beiträgen aus deinem Umfeld wurde darüber berichtet, dass die Wucht der ALS-Diagnose bei deinen Freund*innen einen Schockzustand auslöste. Angst, Fassungslosigkeit, Ohnmacht, Panik. Manche mussten an der Diagnose zweifeln oder sie gänzlich negieren. Andere vertrauten auf Gott. Wieder andere hofften auf eine Wunderheilung. Und wenige konnten die Diagnose und deinen daraus resultierenden frühen Tod sehr schnell akzeptieren, wobei dann allerdings dein langer Sterbeprozess große Angstzustände auslöste. Bei vielen führte die Diagnose zu Unsicherheiten im Umgang mit dir: Was darf noch gesagt werden und was nicht? Dies setzte sich auch beim Verfassen der Texte fort: Was darf noch geschrieben werden und was nicht? Gleichzeitig konnte ich aber auch in sämtlichen Beiträgen lesen, wie beeindruckt alle von dir und deiner Fähigkeit waren, die Situation derart positiv anzunehmen und den Fokus stets darauf zu richten, was dir noch möglich ist – und nicht darauf, was du bereits alles verloren hast und weiter verlieren wirst. Wenngleich zwischen den Zeilen hin und wieder durchaus Bedenken geäußert wurden, ob sich hinter der ewig lächelnden Sarah nicht doch auch ein zutiefst verletzter und mitunter verzweifelter junger Mensch versteckt, der Halt und Trost bräuchte, es allerdings nicht nach außen transportieren kann. Aber jedes einzelne Wort in all diesen Beiträgen war mit so viel Liebe, Mut und Vertrauen geschrieben, dass ich sehr schnell erkannte, was für ein besonderer Mensch du sein musst, um dir einen solchen Freundeskreis – ein so wundervolles soziales Netzwerk – aufzubauen.

Im Frühjahr 2019 nahm ich mir eine Auszeit, um wieder einen Jakobsweg zu pilgern. Dieses Mal wollte ich ganz vom Süden Spaniens aus starten: von Cádiz über ein Teilstück der Vía Augusta nach Sevilla, weiter über die Vía de la Plata nach Granja de la Moreruela und zuletzt über den Camino Sanabrés nach Santiago de Compostela. Einen Tag vor meiner Abreise erreichte mich eine Nachricht[15] von dir, in der du dich für meine Unterstützung am Buchprojekt bedankst und mir eine wundervolle Zeit am Jakobsweg gewünscht hast. Andrea hatte dir wohl davon erzählt. „Darf ich in Gedanken ein bisschen mitkommen?", hast du mich gefragt. Meine Antwort folgte am nächsten Tag, als ich bereits kurz vorm Boarding am Flughafen saß: „Wenn du schon mitkommen möchtest, dann aber richtig!"

Von diesem Tag an schrieb ich dir jeden Abend einen Brief per E-Mail und erzählte dir von unseren Erlebnissen am Weg. Gleichzeitig stellte ich Fotos online, die während des Tages entstanden sind. An manchen Tagen hast du zuerst den Brief gelesen und eigene Bilder im Kopf dazu entworfen, ehe du die Fotos angesehen hast. An anderen Tagen hast du mithilfe der Fotos eine eigene Geschichte kreiert, ehe du den Brief gelesen hast. Deine Antworten auf meine allabendlichen Nachrichten las ich stets erst am nächsten Morgen. Du bist mit meinen Gedanken schlafen gegangen – ich bin mit den deinen aufgewacht. Und diese deine Gedanken haben mich stets den ganzen Tag über begleitet. Für dich waren diese Briefe ALS-freie Zeiten, hast du mir gesagt: „Ich bin mit dir am Weg und alles andere verschwindet!" Für mich waren es jedes Mal aufs Neue wertvolle Stunden am Abend. Beim Ver-

---

15 Die E-Mail kam am 26. März 2019 um 17:15 Uhr – ich habe sie noch gespeichert.

fassen[16] der Briefe konnte ich sämtliche Erlebnisse des Tages noch einmal Revue passieren lassen. All die kleinen und großen Wunder, die uns tagsüber begegneten, konnte ich auf diese Art und Weise abermals im Geiste erleben. Noch intensiver, noch kompakter. Und so manche negativen Gedanken konnte ich sofort ziehen lassen – ohne ihnen lange nachzuhängen.

Ganz zu Beginn unseres gemeinsamen Pilgerweges hast du mir geschrieben, dass du mir keine Fragen stellen wolltest, selbst wenn du welche hättest. „Zuhören kommt ohne Fragen aus!", hast du mit absoluter Überzeugung gesagt. Nun ja, ein paar Tage hast du es durchgehalten. Unsere täglichen Briefe entwickelten sich sehr schnell zu einer Form des intensiven und sinnstiftenden Gespräches – ein Dialog, der es uns ermöglichte, vom eigenen Boden aus das Denken und Fühlen vom Anderen her zu sehen. Es war eine ungewöhnliche Begegnung von Herz zu Herz. Aufgrund meiner Arbeit an den Texten für das Buch hatte ich in Bezug auf deine Person bereits einen kleinen „Wissensvorsprung", wie du es nanntest. „Ich kenne noch nicht mal deine Stimme oder dein Lachen. Ich lerne dich kennen wie noch nie jemanden in meinem Leben", hast du dazu gemeint. Wir empfanden es beide als großes Geschenk.

Du bist vollkommen offen und wertfrei mit auf diese Reise gekommen. Als ich dir am zweiten Tag geschrieben hatte, dass wir uns nun auf einem Hügel kurz vor Jerez de la Frontera vom Atlantik verabschieden und ihn ein letztes Mal für längere Zeit tief einatmen müssten, weil wir ihn erst nach geschätzten 1.200 Kilometern[17] wiedersehen würden, hast du mir geantwortet: „Zum Glück hab ich nicht gleich geschnallt, wie weit uns deine Füße tragen werden. Ich hätte die vier Stück Kuchen [gestern] nicht gegessen, damit du nicht so viel tragen musst."

In derselben E-Mail hast du mir das Gedicht „Über die Dörfer" von Peter Handke mitgeschickt, weil es dich an mich erinnerte. Seine Zeilen dienten uns fortan als Leuchtfeuer auf unserem gemeinsamen Camino: Wir waren

---

16 Ich habe mich oft gefragt, wer beim Schreiben wohl schneller gewesen sein mag: du mit deinem augengesteuerten Computer oder ich mit meinem patentierten Ein-Daumen-System auf meinem Smartphone?
17 Es war wirklich nur geschätzt, denn tatsächlich hatte ich überhaupt keine Ahnung, wie viele Kilometer letztlich vor uns lagen. Aber diese Schätzung stellte sich am Ende beinahe als Punktlandung heraus.

absichtslos und verachteten den Sieg, wir blieben geistesgegenwärtig bereit für die Zeichen, wir entschieden begeistert und scheiterten mit Gelassenheit, wir hatten Zeit und nahmen viele Umwege, wir ließen uns mit Freude ablenken, wir überhörten keinen Baum, keine Blume, keinen Käfer, keinen Vogel und kein Wasser. Ich ging über die Dörfer und du kamst mir nach. Und das nicht nur sprichwörtlich. Ebenfalls ganz zu Beginn unseres Weges erreichte mich eine Nachricht von dir: „Ich bin heute zehn Meter neben dir gegangen. Zum Gartentor und zurück. Das erste Mal seit August. Danke fürs Mitnehmen. [...] Am Ende waren die Füße etwas verbogen, aber was solls. Ich kann sogar wieder alleine stehen."

Am sechsten Tag auf dem Weg nach Sevilla fiel irgendwo im Nichts plötzlich extremer Nebel ein. Und mit einem Male hatte ich eine unendlich schlechte Energie an mir kleben. Ich blieb augenblicklich stehen, schnallte den Rucksack ab und schmiss ihn ein paar Meter zur Seite in ein Feld. Am Morgen hatte ich mich noch darüber gefreut, dass wir heute Sevilla erreichen würden und dass du dir zur Feier des Abschlusses des ersten Teilstücks in der Stadt eine Gazpacho gewünscht hattest. Und wenige Stunden später stand ich verloren und hilflos irgendwo in der Einöde Südspaniens im Nebel und war vollkommen ahnungslos, wieso sich plötzlich diese Schwere über mich ergoss. Ich beschloss, mehrmals tief durchzuatmen und die schlechte Energie ziehen zu lassen. Bevor es weitergehen konnte, musste ich in der dichten Nebelsuppe allerdings erst mal meinen Rucksack finden. Letztlich fand er mich, als ich beinahe darüber stolperte. Um mir etwas Gutes zu tun, setzte ich meine Kopfhörer auf und schaltete meinen MP3-Player an. Als ich endlich bereit war, aufzubrechen, fiel mir ein Satz aus deiner Nachricht ein, die ich am Morgen gelesen hatte: „Sterben ist echt nicht einfach, wenn man es gut machen will." In meinem Kopf hörte ich plötzlich die aufgeregte Stimme einer unserer ehemaligen Universitäts-Professorinnen: Ines Maria Breinbauer, die einst eine legendäre wie gefürchtete Vorlesung zu Beginn des Masterstudiums hielt. Ich liebte die in der Tat anspruchsvollen Lehrinhalte und die Art und Weise, wie sie diese vortrug: „Da stecken doch zumindest zwei bestimmte Vorannahmen drinnen, die es unbedingt zu reflektieren gilt. Wer sagt denn erstens, dass Sterben *einfach* sein muss? Und welchen Maßstab legt man denn da bitteschön an? Und woran lässt sich denn bitteschön zweitens messen, ob etwas *gut* gemacht worden ist oder nicht? Und meinetwegen auch noch drittens: gut für wen?" Ich musste lachen. Mitten im Nebel stand ich vollkommen alleine da und lachte. Lange. Und laut. Bis eine ernste Stimme in meinem Kopf alles verstummen ließ: „Sehr gut, Udo! Sarah stirbt und du lachst." Das hatte gesessen! Stille.

Nach der schier endlosen Stille überlegte ich ganz kurz, ob ich dir davon am Abend überhaupt berichten sollte. Aber nachdem wir gemeinsam auf dem Weg waren und wir uns ohne Maske begegnen wollten, erzählte ich dir davon. Von meiner schlechten Energie und auch von der Stille nach meinem Lachen. Deine Antwort darauf: „Deine schlechte Laune hattest du heute mir zu verdanken, tut mir leid. Die Nacht war kurz, die Krämpfe lang. Die Schmerzen am Tag auch nicht besser. Aber ab eins habe ich die Schneeflocken genossen. Ich kann dir ja nicht den Tag versauen." Schlagartig wurde mir bewusst, dass wir von nun an miteinander verbunden waren und wir den Weg nur gemeinsam gehen konnten. Zu meinem Lachen, das mir letztlich Stille einbrachte, hast du lediglich gemeint: „Zum Glück lachst du. Ich fühle mich fast geehrt, dass du IMB[18] auf mich anwendest. Ich habe ihre Inhalte geliebt."

So stand am Abend also einer Gazpacho in Sevilla nichts im Weg. Nahe der Kathedrale fand ich dann auch tatsächlich ein hippes Lokal, zwei hippe Kellner mit langen hippen Bärten und hipper Kleidung schwirrten um die Tische und selbst ihre Bewegungen waren hip. Wäre ich alleine unterwegs gewesen, hätte ich dieses Lokal vermutlich nicht einmal wahrgenommen. Aber auf der Tafel vor dem Eingang stand in riesigen Buchstaben geschrieben, dass es frische Gazpacho gäbe. Und mit Peter Handke waren wir schließlich bereit für die Zeichen. Letztendlich hatte ich eine wirklich fantastische Gazpacho (in einem hippen Glas) und eine wundervolle Zeit in diesem Lokal. Das war nicht das einzige Mal, dass du meinen Weg durch deine Perspektive bereichert hast. So warst du zum Beispiel auch nie um einen praktischen Ratschlag oder um eine Lebensweisheit verlegen. Als ich eines Morgens beim Versuch, zu pinkeln, wegen einer Harnröhrenentzündung laut aufschrie und dir am Abend im Brief davon erzählte, kam postwendend der Hinweis: „Sollte dich dein

---

18 Abkürzung für Ines Maria Breinbauer.

Harnweg noch mal ärgern: Cranberry-Saft!" Weniger praxisorientiert, aber dennoch nicht ganz uninteressant war hingegen in einem gänzlich anderen Zusammenhang der Griff in dein Repertoire an bayerischen Sprichwörtern: „Nur ein Tischler kann das Herz einer Frau glücklich machen!" Der dazugehörige Kontext ist längst verblasst, die Erkenntnis ist geblieben. Und irgendwann wird sie mir von großem Nutzen sein. Oder auch nicht.

Mit der Zeit hatten wir uns Schritt für Schritt für Schritt unsere gemeinsamen Routinen erarbeitet. So widmete ich den ersten Schluck eines jeden Café con leche[19] immer dir. Nur ein einziges Mal bestellte ich in einer Cafetería zwei Kaffees gleichzeitig: einen für dich und einen für mich. Wir kehrten allerdings danach gleich wieder zum alten System zurück. Das verständnislose Kopfschütteln und ratlose Achselzucken des Kellners, als er feststellte, dass niemand sonst zu mir stoßen würde und ich alleine vor zwei vollen Kaffeehäferl saß, war allerdings nicht der Grund dafür. Sondern der Umstand, dass ich meinen Kaffee nicht wie mein italienischer Freund Andrea in zwei Sekunden inhaliere, sondern mindestens eine halbe Stunde dafür brauche – der zweite Kaffee war dann jedoch bereits eiskalt. Außerdem hast du mich irgendwann darum gebeten, dir nur noch einen einzigen Schluck am Tag zu schicken, um eine Koffeinüberdosis zu vermeiden. Bereits Tradition hatte es auch, beinahe jeden meiner Briefe an dich mit den Worten „Un beso y una flor"[20] zu beenden. Diese Worte stammen aus einem Lied von Nino Bravo, der vom schmerzvollen Abschiednehmen singt, aber auch von Hoffnung jenseits des Meeres. Besonders amüsiert hatte es dich ebenfalls, dass die Spanier*innen meinen Vornamen weder verstanden noch richtig aussprechen konnten. Aus Udo wurde so ganz schnell Uso. Das konnte auch Paloma, eine liebe Freundin aus Madrid, nicht verhindern, die mir immer wieder am Weg günstige Pensionen heraussuchte und telefonisch ein Zimmer für mich reservierte, wenn ich nicht in einer Herberge schlafen wollte. Und wenn ich ab und an selbst zum Telefon griff, um ein Zimmer zu reservieren, kapitulierten die Frauen oder Männer am anderen Ende der Leitung zumeist bei meinem Nachnamen. Deshalb nannte

---

19 Die spanische Form des Milchkaffees.
20 Ein Kuss und eine Blume.

ich mich irgendwann überhaupt nur noch Uso Iglesias. Mit bedingtem Erfolg, denn hin und wieder lautete die Zimmerreservierung nach einem Telefonat auf den Namen Julio Iglesias. Für dich, die du dir so gerne Spitznamen für alle Freund*innen ausdachtest, natürlich ein gefundenes Fressen.

Eines Tages wollte ich eine sehr lange Etappe bewältigen, um aus einer Schlechtwetterfront rauszukommen. Die letzte Woche hatte es bei vier Grad Celsius durchgängig geregnet und am Tag vorher war ich nur knapp einem Hagelsturm entkommen. Als ich sehr früh im Finstern losmarschierte, schneite es. Nur wenige hundert Meter nach der kleinen Ortschaft, in der ich genächtigt hatte, wurde ich auf einem Feldweg von zwei streunenden Hunden attackiert. Ich konnte sie zwar mit meinen Wanderstöcken abwehren, aber sie wichen lediglich ein paar Meter zurück und blockierten aggressiv bellend den Weg – jederzeit zum Sprung bereit. Ich entschied mich wild fluchend dazu, umzukehren und über die Nationalstraße, deren Nummer du bestimmt noch auswendig kennst, in die nächste größere Stadt zu pilgern. Ich bat das Universum, dass zumindest der Schneefall bald aufhören möge. Und ich wurde erhört. Jetzt begann es zu schütten – wie aus Kübeln. Die nächsten dreißig Kilometer stapfte ich immer noch wild fluchend und unendlich böse auf die Hunde die Asphaltstraße entlang. Schließlich war ich so durchnässt und durchgefroren, dass ich beschloss, in der angepeilten Stadt nicht bloß eine Pause zu machen, sondern mir ein Hotelzimmer zu nehmen und über Nacht zu bleiben. Die angestrebte lange Tagesetappe machte bei diesem Wetter und bei meiner Stimmung keinen Sinn für mich. Im Zimmer angekommen, machte ich mir sofort ein heißes Vollbad und schrieb einem Pilgerfreund, Fred aus den USA, von meinem Erlebnis mit den Hunden. Zudem wollte ich wissen, wie es ihm so ergangen war, denn Fred hatte letzte Nacht in derselben Herberge geschlafen, wollte heute allerdings etwas später los. Kurze Zeit danach kam seine Antwort, die schlagartig meine Perspektive auf den vergangenen Tag veränderte. Er meinte, dass der offiziell ausgeschilderte Weg heute aufgrund der anhaltenden Regenfälle beinahe unpassierbar gewesen und er mitunter bis zu den Knien im Schlamm stecken geblieben wäre. Der Camino hatte mir zwei Hunde als Zeichen geschickt, um mir diesen mühsamen Weg zu ersparen. Und ich habe mich mit meinen Stöcken bedankt und mich den ganzen Tag über sie geärgert. Ich musste plötzlich an einen deiner Briefe denken, in dem du geschrieben hast: „ALS passt zu mir. Ich gebe mir selbst nicht die Schuld an meiner Situation. Eher sehe ich es als Chance, noch Einfluss zu nehmen. Warum mein Körper so eine radikale Form der Zeichensetzung gewählt hat, ist sicher multifaktoriell. Die Freiheit, die ich noch habe, ist, zu entscheiden, wie ich damit umgehe."

Ich lag immer noch in der Badewanne und begann zu verstehen, warum du trotz weit fortgeschrittener Erkrankung immer noch die kleinen Wunder dieser Welt sehen und dir die Hoffnung auf wundervolle Augenblicke bewahren konntest. Dieses Gefühl der Hoffnung war aber nicht mehr darauf ausgerichtet, dass eines Tages in der Zukunft alles gut werden würde. Vielmehr lag dein Fokus darauf, was dir die verbleibende Zeit noch alles bieten konnte. Nicht dem Unmöglichen nachweinen, sondern sich mit vollem Herzen und Dankbarkeit dem Möglichen zuwenden. Loslassen! Mit Liebe! Wie ich eines Tages erfuhr, ist auch deine von dir im Seminar oftmals mit strahlenden Augen verwendete Wortkombination „enorm wunderbar" ein Produkt dieser positiven Grundhaltung: Da es dir aufgrund der eingeschränkten Zungenfunktion zunehmend schwerer fiel, bestimmte Wörter auszusprechen, hast du einfach nach neuen Begriffen gesucht, die dir leicht(er) über die Lippen gingen.

Deine positive Grundhaltung, deine Fähigkeit, dich immer wieder aufs Neue mental an deinen permanent schlechter werdenden körperlichen Zustand anzupassen, und der vertrauensvolle Blick auf das Mögliche reichten aber mitunter nicht aus. Und dort, wo du für dich alleine an Grenzen gestoßen wärst, haben deine Familie und deine Freund*innen Brücken gebaut. Lefti, der an einem neuen Bremssystem für dein Mountainbike tüftelte, damit du noch eine Weile deinem Lieblingssport nachkommen konntest. Deine Mutter, die dich auf eine Insel[21] im Indischen Ozean begleitete, um mit Thoha gemeinsam zu schnorcheln. Dein Bruder und vier deiner Freund*innen, mit denen du gemeinsam eine Dolomitenüberquerung angepeilt hast. Die

---

21 Entschuldige bitte, dass ich den Namen dieser Insel wieder vergessen habe, obwohl du es mir bestimmt bereits mehr als zehn Mal gesagt hast.

Dolomiten! Jene Gegend, aus der dein Vater stammt und in die du immer wieder mit großer Freude zurückkehrst.

Sehr oft haben wir uns auf dem Weg über unsere Familien und unsere Freund*innen unterhalten. So lernte ich zum Beispiel Mary kennen, mit der du einst in Island bei einem Sturm in einer Hütte übernachtet hast und die nach dem Kochen ohnmächtig wurde. Joni, der nach seinem Tod gerne in eine Urne kommen möchte, allerdings ohne verbrannt zu werden. Und auch Lottchen, eine Koryphäe auf dem Gebiet naturwissenschaftlicher Phänomene. Als ich auf einer Bergetappe in den kleinen Nadelbäumen ringsum einmal Hunderte seltsam anmutender Nester gesehen und dir verwundert davon erzählt hatte, kam postwendend die Antwort, dass deine Freundin hier bestimmt weiterhelfen könne. Ohne zu zögern setzte ich einen Kaffee zur Belohnung aus – am nächsten Morgen schuldete ich Lottchen einen. Es waren die Nester von Kiefernkultur-Gespinstblattwespen.

Ohne es zunächst zu ahnen, sollte auch ich vom Universum das wundervolle Geschenk erhalten, mit dir gemeinsam eine Brücke zu bauen. In einem meiner Briefe hatte ich erwähnt, dass ich nach dem Jakobsweg den Sommer über wieder in einer Pilger*innenherberge am Camino del Norte arbeiten wollte. Auf einer meiner Reisen war ich dort Jahre zuvor selbst als Pilger vorbeigekommen und zwischen der Herbergsmutter und mir entwickelte sich eine tiefe Freundschaft und Verbundenheit. Marina, so ihr Name, wollte dieses Jahr einige Monate nach Florida reisen, um auf einem Seashepard-Boot zu arbeiten. Deshalb fragte sie mich, ob ich mir vorstellen könnte, den ganzen Sommer über die Herberge zu betreiben. Ich konnte. „Feiner Job für den Sommer. Schade, dass ich dich nicht besuchen kommen kann", war deine erste Reaktion. Ich habe spontan zurückgeschrieben: „Was bräuchte es denn, damit du ein paar Tage nach Vega[22] kommen kannst? Lass uns mal ganz ohne Schranken im Kopf darüber nachdenken!" Einen Tag später hast du festgestellt, dass es nicht allzu viel bräuchte: „Damit ich kommen kann? Jemand, die*der Auto fahren und mich pflegen kann. Ich vermute, es gibt Treppen. Also jemand

---

22 Vega ist der Name der kleinen Ortschaft in Asturien, in der sich die Herberge befindet.

zum Tragen. Viel mehr, denke ich, nicht." Im Stillen sagte ich mir: „Viel mehr nicht. Abgesehen von deiner ungebrochenen Liebe zum Leben, deinem bedingungslosen Mut, deiner unbändigen Abenteuerlust!" Damit war dieses Thema zunächst ausreichend diskutiert, denn wir befanden uns schließlich immer noch am Jakobsweg. Und wir bevorzugten es beide, im Moment aufzugehen und mit den Gedanken nicht zu lange in der Vergangenheit zu verweilen oder uns selbst Geschichten über eine vermeintliche Zukunft zu konstruieren. Als wir uns darüber unterhielten, hast du mir erklärt, dass du das ALS zu verdanken hast: „Ich habe mich mehr zu einer Im-Moment-Lebenden entwickelt. Ich mache viele Pläne, aber fühle nicht mehr vor." Sehr oft haben wir darüber gesprochen, dass Pilgern und Sterben einiges gemeinsam haben. „Beides gibt, was man braucht!", so hast du es einmal formuliert.

Nach einem neuerlichen Regentag begegnete ich in einer Herberge einem alten Pilger aus den Vereinigten Staaten. Schneeweiße Haare, ein vom Leben gezeichneter, aber immer noch stattlicher, braungebrannter Körper, ein gekrümmter Rücken und Schmerzen in jedem Gelenk. Tiefe Falten durchzogen sein Gesicht – und inmitten dieser Landschaft aus Bergen und Tälern funkelten seine Augen voller Neugierde und Lebensfreude. Ted, so erzählte er mir, war in jungen Jahren ein professioneller Eishockeyspieler. Nach seiner aktiven Karriere trafen sich seine ehemaligen Mitspieler und er alle zwei Wochen freitagabends, um als Freunde ihrer gemeinsamen Passion nachzugehen: Sie spielten Eishockey, schwelgten in Erinnerungen und erzählten sich gegenseitig von den freudvollen und manchmal auch schmerzhaften Erlebnissen der vergangenen beiden Wochen. Die Jahrzehnte zogen ins Land und aus den kraftstrotzenden jungen Athleten waren ältere Männer geworden, die sich gerne gegenseitig damit aufzogen, wer mehr gebrechlicher wirkte. Die Leidenschaft für ihren Sport allerdings blieb. An einem dieser Abende erlitt ein Freund mitten im Spiel einen Herzinfarkt und er verstarb noch direkt am Eis. Stunden später saßen die Zurückgebliebenen in der Garderobe – schweigend und zutiefst traurig. Da erhob sich der Älteste unter ihnen und sprach mit kraftvoller Stimme: „Why are we sad? He died while doing something he loved. We should be jealous!" Ich habe dir nie davon erzählt, aber von dieser Begegnung an trage ich diesen einen Wunsch tief in mir, dass du mich am Tage deines Todes ein ganz klein wenig eifersüchtig sein lässt. Das wäre wirklich *enorm wunderbar!*

Am letzten Tag unseres gemeinsamen Jakobsweges wollte ich die verbliebenen zwanzig Kilometer nach Santiago de Compostela alleine mit dir pilgern. Nach dem Munterwerden ein letztes Mal Routine am Morgen: ein letztes Mal den Rucksack packen, ein letztes Mal waschen, anziehen und die Schuhe zubinden, ein letztes Mal auf diesem Camino als Pilger frühstücken. Als ich mit dem Frühstück schon längst fertig war, bestellte ich mir noch einen zweiten Kaffee. Irgendwie wollte ich nicht losgehen. Ich hatte ambivalente Gefühle. Einerseits große Vorfreude und andererseits viel Wehmut, weil ich am liebsten noch ewig mit dir weitergewandert wäre.

Pünktlich um 8:15 Uhr schnallte ich dann doch den Rucksack um und marschierte los. Pünktlich um 8:20 Uhr hatte ich mich schon verlaufen. Wieder einmal. Ich musste lachen – und ich konnte auch dich lachen hören. Als ich den Weg wiedergefunden hatte, genoss ich gemeinsam mit dir im Herzen den menschenleeren Pfad durch wunderschöne Wälder – und hin und wieder erlaubte der Weg einen tiefen Blick ins Land. Ich atmete die Schritte – jeden einzelnen. Für uns! Ganz langsam. Kein Grund zur Eile. Mal ein Lächeln auf den Lippen – mal Tränen in den Augen. Ganz oft beides gleichzeitig!

Als mich nach ungefähr der Hälfte der Etappe eine schwere Traurigkeit ergriff, hielt ich Ausschau nach einer Bar: ein letztes Mal eine Kaffeepause mit dir. Die kleine Gaststätte in dem Dörfchen, das wir gerade passierten, hatte allerdings geschlossen. Ein älterer Pilger, der wohl auch gerade eine Rast machen wollte, rief mir lächelnd zu: „¡Buenos días!" Ich hoffte innerlich, dass er nicht auf Konversation oder Gesellschaft aus war, denn der heutige Tag sollte nur uns gehören. Wir kamen dennoch ins Plaudern. Was für eine wunderschöne Energie er hatte! Adolfo war ebenfalls in Cádiz gestartet, allerdings zwei Wochen vor mir. Nach knapp 1.200 Kilometern liefen wir uns hier zum ersten Mal über den Weg, zehn Kilometer vor Santiago. Als er mir dann noch erzählte, dass er aus einem kleinen Dorf in den Dolomiten komme, war mir sofort klar: Der Camino hat mir diesen Engel geschickt, damit ich nicht mit schwerem Herzen bei der Kathedrale ankomme.

Fünf Kilometer vor dem Ziel fanden wir dann letztlich doch eine geöffnete Cafetería. Es konnte wirklich nicht besser kommen, denn die letzten paar tausend Schritte wollte ich dich nicht nur im, sondern auch auf dem Herzen tragen. Vor einigen Tagen hatte ich ein Foto von dir in einem Copyshop in Ourense, der letzten großen Stadt auf dem Weg, ausdrucken lassen – und gestern Abend hatte ich es mithilfe von Hansaplast so präpariert, dass ich es mit einer Sicherheitsnadel am T-Shirt befestigen konnte. Du solltest präsent sein – sichtbar! Adolfo fragte, ob das Mädchen auf dem Foto meine Tochter sei. Ich verneinte und sah ihm dann in die Augen. So liebevolle, freundliche Augen. Nachdem ich ihm von unserem gemeinsamen Weg erzählt hatte, drückte er meine Hand: „Ich bleibe auf den letzten Kilometern bei euch, wenn das für euch beide in Ordnung ist!" Ich nickte und hörte dich leise sagen: „Das wäre wundervoll, Adolfo!"

Als wir gemeinsam weitergingen, sahen wir nach kurzer Zeit das erste Mal die mächtigen Türme der Kathedrale. Ganz nah waren sie schon. Wenig später betraten wir bereits den südlichen Stadtteil von Santiago. Meine Erinnerung führte uns wie von selbst durch verwinkelte und enge Gassen. Die Türme konnten jetzt ohnehin nicht mehr zur Orientierung dienen – zu dicht war alles verbaut. Adolfo ging vertrauensvoll neben mir her. Eine Kurve und schon befanden wir uns vor einem Seitenschiff. Ich ging bis zur Ecke und blieb stehen. Adolfo blieb ebenfalls stehen und blickte mich geduldig an. Noch ein letzter Schritt und dann wären wir am großen Platz vor dem Haupttor der Kathedrale. Gleichzeitig gingen wir wieder los. Schulter an Schulter schritten wir voran. Beide über Wochen hinweg denselben Weg – und zwei Stunden vor der Kathedrale fanden wir uns. ¡El Camino es el Camino![23]

Ich stand einfach nur da. Den Rucksack noch umgeschnallt. Minuten. Stunden. Tage. Wochen. Zeitlos! Schwerelos! Keine Jubelschreie und auch keine Tänze. Alle Erlebnisse der vergangenen sechs Wochen und alle damit verbundenen Gefühle verdichteten sich in meinem Herzen. Der Jakobsweg bedeutet für mich nicht, in Santiago de Compostela anzukommen – es sind die vielen kleinen Wunder am Weg, die Begegnungen mit all den Menschen,

---

23 Der Weg ist der Weg!

die man trifft. Die ehrliche Begegnung mit sich selbst. Aber das schönste Geschenk auf diesem Weg war die wahrhaftige Begegnung mit dir. Du und ich, wir standen gemeinsam vor der Kathedrale. Ich lachte und weinte. Ganz still. Und ich spürte, dass du lachtest und weintest. Ganz still. Zum Abschluss sandte ich ein kleines Gebet ins Universum und fühlte, dass es dich finden würde, auch ohne es dir zu schreiben:

> „May the road rise up to meet you.
> May the wind be always at your back.
> May the sun shine warm upon your face;
> The rains fall soft upon your fields.
> And until we meet again, may God hold you in the palm of Her*His hand."

Direkt vom Platz schickte ich dir ein Foto per E-Mail. Kein Begleittext. Im Betreff stand lediglich: „Voller Dankbarkeit und Demut!" Erst am Abend verfasste ich meinen Brief über die Erlebnisse des letzten Pilgertages. Deine Antwort darauf sorgt auch heute noch für Gänsehaut:

„Ich kann dir nicht in Worte fassen, was ich jetzt fühle. Ich hatte vom ersten bis zum letzten Wort Tränen in den Augen. Immer wieder habe ich lachen müssen. Es war so ein schöner Weg. So viele besondere Momente, so viele Wunder, so viel Freude und so viel Auszeit von allem, was den Rucksack so schwer macht. Ich habe jeden Tag mit dir genossen, deine Sicht auf die Welt begeistert mich und dein Humor wird mich noch aus dem einen oder anderen Rollstuhl fegen. Ich weiß, es ist ein Ende und ein Anfang und eigentlich sind wir noch am Weg ..."

Und wir waren tatsächlich noch am Weg. Schließlich war es nun höchste Zeit, dass wir einander nach dieser gemeinsamen intensiven Zeit am Jakobsweg auch persönlich als Freund*innen gegenübersaßen. Du kamst gerade vom Schnorcheln im Indischen Ozean zurück und ich besuchte dich in Wien, bevor ich wieder nach Spanien aufbrach. Es war eine vollkommen freudvolle Begegnung. Ohne jegliche Berührungsängste. Nach einer langen und herzlichen Umarmung plauderten wir munter drauflos, so, als würden wir uns schon jahrelang kennen. Und im Grunde war es auch so! Währenddessen genossen wir den Kaffee, den uns deine Mutter und Johanna zubereiteten. Seitdem ich dich das letzte Mal im Seminar gesehen hatte, warst du noch ein wenig dünner geworden und das Sprechen fiel dir um einiges schwerer. Aber deine Augen glänzten abwechselnd vor Freude und vor Rührung – genauso wie meine. Aus Santiago hatte ich dir eine kleine Überraschung mitgebracht. Es war wohl das einzige Mal, dass ich dir in meinen täglichen Briefen etwas verschwiegen hatte. Noch am Nachmittag ging ich ins Pilger*innenbüro, um uns eine Urkunde, die Compostela, zu holen. Diese wird nur ausgestellt, wenn man mittels eines abgestempelten Pilger*innenausweises, der Credencial, nachweisen kann, dass man zumindest die letzten hundert Kilometer zu Fuß[24] persönlich absolviert hat. Und diese Vorgaben sind grundsätzlich nicht verhandelbar. Zumeist hatte mich die Compostela nach einem Jakobsweg nicht sonderlich interessiert, doch dieses Mal war es anders. Nachdem ich der Dame im Pilger*innenbüro mit wenigen Worten direkt aus dem Herzen von unserer gemeinsamen Pilger*innenreise erzählt und sie darum gebeten hatte, unsere beiden Namen auf die Urkunde zu setzen, nickte sie wortlos und schrieb in wunderschöner Schrift auf die Compostela: „Udo Lakovits y Sarah Braun. Despues de realizar 1.172 kilómetros. Desde Cádiz donde comenzó el 29 de marzo del 2019 por la ruta del Vía de la Plata y Sanabrés."[25] Nun warst du auch offiziell eine Pilgerin – im Herzen warst du es ohnehin schon längst! Als ich dir unsere Pilger*innenurkunde in tiefer Dankbarkeit überreichte, brauchte es keine Worte mehr. Seitdem hängt die Compostela in deinem Zimmer in Holzkirchen. Und an jenem Tag, an dem ich unsere Compostela zurückbekomme, werde ich wohl sehr traurig sein, aber auch ein großes Glück empfinden, dass wir diesen Weg gemeinsam machen durften.

Allerdings hattest auch du an diesem Tag eine Überraschung für mich vorbereitet: All unsere Briefe vom gesamten Jakobsweg hast du in mühevoller Arbeit liebevoll in ein Dokument zusammengefasst und als Buch binden lassen. Ich war überwältigt und ich kann dir gar nicht sagen, wie oft und wie lange ich seitdem immer wieder in diesem – unserem – Buch geblättert habe.

---

24 Oder mit dem Pferd oder mindestes 200 Kilometer mit dem Fahrrad.
25 Udo Lakovits und Sarah Braun. Nach 1.172 Kilometer. Von Cádiz aus, wo der Weg über die Vía de la Plata und und Sanabrés am 29. März 2019 begann.

Unsere Kommunikation verlagerte sich in den darauffolgenden Wochen auf WhatsApp, denn zu besprechen gab es angesichts deines anstehenden Besuchs in Spanien viel. Das heißt, organisatorisch gab es deswegen eigentlich nicht wirklich viel zu besprechen. Marina war bereits in Florida und nicht erreichbar. Und auch wenn ich fühlte, dass sie mit Begeisterung zustimmen würde, hätte ich trotzdem gerne vorab mit ihr darüber gesprochen – schließlich ist es ihre Herberge. Gemeinsam mit Lottchen, die dich mit Johanna nach Asturien begleiten wollte, hast du dennoch schon die Flugtickets gekauft und ein Mietauto für diese Zeit organisiert. Als du mir davon erzählt hast, musste ich lachen. Mir gefiel dieser Ansatz: Trust in universe!

Die Tage bis zu deinem Besuch träumten wir sehr oft gemeinsam davon, was wir in der Woche in der Herberge gerne alles unternehmen wollten. Beinahe jeden Abend unterhielten wir uns stundenlang via WhatsApp. Unbedingt wollten wir in der Vegabeach-Bar am Strand sitzen, einen Kaffee trinken und zusammen auf das weite Meer hinausblicken. Hoch über Vega in der Hängematte unter dem Hórreo schaukeln und der Brandung lauschen, das war ein weiterer Lieblingstraum. Und sehr oft lachten wir gemeinsam bei dem Gedanken, mit meinem Surfboard in den stürmischen Atlantik zu springen und den Menschen am Strand zuzuwinken, während wir am Horizont verschwanden und uns Richtung Amerika aufmachten. Dazu wollten wir ein Lied von Tom Waits singen, der davon erzählt, alles hinter sich zu lassen und dem Herzen folgend einfach davon zu segeln.

„Ihr seid aber fleißige Arbeiter!" Elena stand lachend vor dem Hòrreo. Sie war in den Garten hochgekommen, um Kräuter für das Abendessen zu sammeln. „Der Bambus ist ja auch nicht an einem Tag gewachsen!", erwiderte ich ebenfalls lachend. „Udo hat mir gerade von seinem Jakobsweg mit einer Freundin erzählt", sagte nun Kornél schmunzelnd. „Sarah?" Elenas Lachen verwandelte sich augenblicklich in ein freudiges Lächeln: „Sie ist wirklich ein ganz besonderer Mensch. Ich bin so dankbar und glücklich, dass ich sie kennenlernen durfte!" Kornél war sichtlich erstaunt: „Dann war Sarah also tatsächlich hier in der Herberge?" Elenas Augen begannen zu strahlen: „Oh ja! Das war eine unvergessliche Woche!" Dann machte sie kehrt und tänzelte mit ihrem Korb schwungvoll die

Stufen nach unten. „In zwei Stunden gehen wir abendessen!", rief sie uns noch zu. Kornél und ich standen auf und begannen wieder zu arbeiten.

Als ich bereits in der Herberge angekommen war, erreichte ich Marina endlich und sie war – wie erwartet – sofort begeistert von der Idee, dich eine Woche lang bei uns willkommen zu heißen. Sie äußerte lediglich die Bitte, dass ich das mit Elena absprechen sollte. Elena war den Sommer über meine Kollegin, mit der ich gemeinsam die Herberge betrieb. Als ich ihr von dir und unserem Vorhaben erzählte und sie um ihre Einschätzung bat, war auch sie sofort Feuer und Flamme. Mit ihrem italienischen Temperament und mit vollem Herzen begann sie augenblicklich, alles Mögliche und Unmögliche zu planen – auch, wenn sie nach eigenen Angaben zufolge nie Pläne machte. Da sämtliche Räume im Untergeschoß gemeinsam mit den täglich wechselnden Pilger*innen genutzt wurden, wollten wir dir, Lottchen und Johanna ein Zimmer im Obergeschoß geben – mit Blick auf das Meer. Uns allen war klar, dass das Haus alles andere als barrierefrei gebaut wurde – und so versuchten wir im Rahmen unserer Möglichkeiten, die Herberge für deinen Besuch vorzubereiten. Einige schmalere Innentüren wurden ausgehängt, damit du mit deinem Rollstuhl passieren konntest. Für den Hintereingang baute ich zwei Rampen, denen ich gemeinsam mit Elena einen blauen und gelben Anstrich verpasste. Zusammen mit ein paar Pilger*innen hatte ich auch ein Begrüßungsplakat gemalt – das lag bereits fix und fertig in meinem Zimmer. Wenn ich es recht bedenke: Im Grunde war es das schon! Alles Weitere wollten wir einfach je nach Situation entscheiden.

An einem Donnerstag Ende Juli, einen Tag vor deiner Ankunft, fuhren Elena und ich nach Ribadesella, der nächsten größeren Stadt, um ausreichend Lebensmittel einzukaufen. Auf dem Weg zurück besprachen wir ein letztes Mal ganz entspannt, was für morgen noch zu erledigen wäre. Euer Zimmer war noch von David, einem wundervollen Freund aus Frankreich, und seinen zauberhaften Kindern Paul und Jade belegt – aber sie wollten am nächsten Tag abreisen. Somit konnten wir am Vormittag alles in Ruhe herrichten, und Elena hatte sogar bereits die Bettwäsche für jedes eurer Betten ausgesucht –

diese trocknete gerade frisch gewaschen auf der hinteren Terrasse. Als wir ganz entspannt vom Einkauf zurückkamen, ging Elena mit ein paar Einkaufstaschen ins Haus, während ich die schweren Sachen von der Ladefläche des Lieferwagens hievte. Als ich Stimmen aus dem Haus hörte, fragte ich mich noch, mit wem sich Elena da wohl unterhielt, denn schließlich wollten wir die Herberge doch erst in ein paar Minuten aufsperren. Beide Hände voll mit Einkäufen ging auch ich nun durch den Hintereingang ins Haus und brauchte ein paar Augenblicke, um zu begreifen, was ich da sah: Vor mir standen Johanna und eine mir unbekannte junge Frau. Angewurzelt blieb ich stehen und sah Johanna lange an. Ich kannte sie bereits aus Wien, aber im Moment konnte ich mir keinen Reim darauf machen – dieses Gesicht passte gerade so gar nicht in den Kontext Herberge. Dann erst fiel mein Blick auf dich. Müde und gezeichnet von der langen und beschwerlichen Anreise hast du mir lächelnd in die Augen gesehen. „Wieso kommt ihr denn einen Tag früher?", fragte ich verwirrt. „Wieso einen Tag früher? Es war doch ausgemacht, dass wir heute kommen!", lautete unisono die Antwort. Wir begrüßten uns herzlich. So lernte ich auch endlich Lottchen, die ausgewiesene Kiefernkultur-Gespinnstblattwespen-Expertin, persönlich kennen.

Danach eilte Elena ins Obergeschoß, um das Zimmer für euch herzurichten. Es gab nur ein Problem: Es war ja immer noch von David und seinen Kindern belegt. David und Paul waren am Strand und Jade saß am Bett. Elena versuchte, der jungen Französin auf Englisch zu erklären, dass sie sofort alles Gepäck aus dem Zimmer bringen müsse. Die arme Jade wusste nicht wirklich, wie ihr geschah. In der Zwischenzeit räumte ich in der Küche schnell die Einkäufe weg und begann meinen Entschuldigungsmarathon. Im Obergeschoß die fuchsteufelswilde Elena, die meine eindringlichen Angebote, sie beim Räumen und Herrichten des Zimmers zu unterstützen, immer wieder mit einem „I kill you!" abschmetterte. Unten im Wohnzimmer die müde Sarah, die sich nach einem Bett zum Ausruhen sehnte und mich hoffnungsfroh anblickte. Auf der vorderen Terrasse die ersten Pilger*innen, die nach einem anstrengenden Tag ein Bett für die Nacht brauchten und vor der versperrten Tür warteten. Ich rannte auf und ab. Immer wieder aufs Neue: oben die wütende Italienerin, unten die müde Bayerin samt Begleiterinnen, vor der Tür die herbergssuchenden Pilger*innen aus allen Ländern dieser Erde. Hoffnung keimte auf, als endlich David und Paul vom Strand zurückkehrten. Ich erklärte David in Windeseile die Situation. Nun gibt es wahrlich nichts, das David aus der Ruhe bringen könnte. Gemächlichen Schrittes ging er die Stufen ins Obergeschoß hoch und begann gemeinsam mit seinen Kindern, langsam die Koffer zu packen und diese auf dem Gang vor der Zimmertür zu stapeln. Elena hielt derweilen in sämtlichen Kästen nach frischer Bettwäsche Ausschau, denn die eigens für unsere neuen Gäste von ihr akribisch vorbereitete hing noch halb nass auf der Wäscheleine. Endlich wurde sie fündig und begann, die Betten zu überziehen. Dabei fand sie unter einem Polster ein T-Shirt. Sie reichte es David und fragte ihn, ob es Paul gehöre. Wie bereits angedeutet, kannst du von David wirklich alles haben – aber wenn du in Eile bist, solltest du solche Fragen lieber nicht stellen. David nahm das T-Shirt in beide Hände und hob es vor sein Gesicht: „Hmmmmm!" Er begutachtete es von allen Seiten: „Hmmmmm!" Elena zappelte ungeduldig vor ihm auf und ab: „David, bitte!" Ich lehnte an der Innenseite des Türstocks und bestaunte amüsiert das Treiben. Nach einem neuerlichen „I kill you!" in meine Richtung schob sie David mitsamt dem T-Shirt einfach aus dem Zimmer – und mich gleich dazu. Hatte mir Elena am Ende gar zugezwinkert? Keine Zeit, darüber nachzudenken!

Ich beschloss, gemeinsam mit David zumindest einmal die Herberge aufzusperren und sie den wartenden Pilger*innen zu zeigen, sodass diese sich ein Bett im Schlafraum aussuchen und sich duschen konnten. Für das sonst übliche lange und herzliche Begrüßungszeremoniell blieb nun keine Zeit. Also wieder nach unten, achselzuckend vorbei an deinen hoffnungsfrohen Blicken und raus auf die vordere Terrasse. Nach kurzer Zeit kam endlich grünes Licht von Elena: Das Zimmer war bezugsbereit! Allgemeine Freude machte sich breit. Elena und David übernahmen die Vorbereitungen für das gemeinsame vegetarische Abendessen: sieben Pilger*innen, sechs Gäste und Elena. Ob ich an diesem Abend etwas zu essen bekommen würde, da war ich mir nicht ganz sicher. Gemeinsam mit Johanna und Lottchen besprachen wir, wie wir dich am besten über die Stufen ins Obergeschoß tragen könnten. Plötzlich kam mir das Begrüßungsplakat in den Sinn. Kommentarlos lief ich also wieder nach oben in mein Zimmer und stürmte anschließend mit dem

Plakat in den Händen in euer Zimmer. Oder besser gesagt: Ich versuchte, in euer Zimmer zu stürmen. Denn vor der Tür stapelte sich am Gang immer noch das Gepäck von David, Paul und Jade. Nachdem ich in Windeseile das Plakat aufgehängt hatte, zerrte ich noch schnell die Koffer und Taschen in die Bibliothek, damit du mit deinem Rollstuhl ins Zimmer konntest.

Wieder zurück im Wohnzimmer, gingen wir nun endlich daran, dich erstmals über die Stufen ins Obergeschoß zu bringen. Da du mir schon erzählt hattest, dass Michael dich des Öfteren ganz bequem auf seinem Rücken über Hindernisse hinweg getragen hatte, wollten wir es auch mit dieser Technik versuchen. Also hockte ich mich vor deinen Rollstuhl und Johanna und Lottchen halfen mit, dich auf meinen Rücken zu legen. Ich umfasste deine Arme vor meiner Brust und versuchte, aufzustehen. Immer wieder. Einfach unmöglich! Du wolltest uns etwas sagen, aber wir konnten dich nicht verstehen. Zu müde und zu erschöpft warst du. Schließlich hast du die Augen nach oben verdreht und wir setzten dich wieder zurück in den Rollstuhl. Erst viele Wochen später hast du mir in einem Gespräch via WhatsApp verraten, was du uns damals sagen wolltest: Deine Füße hatten sich am Rollstuhl verfangen und deshalb war es mir unmöglich, mit dir am Rücken aufzustehen. Da du deinen augengesteuerten Computer nicht mit nach Spanien bringen konntest und wir dich nach mehrfachem Anlauf nicht verstanden hatten, hast du diese Information einfach ziehen lassen und geduldig abgewartet, was uns wohl als Nächstes einfiele. Lottchen und ich trugen dich letztlich gemeinsam über die Stufen, während Johanna den Rollstuhl nach oben brachte. Uns war sofort klar, dass dies keine Dauerlösung sein konnte, denn du hattest dabei starke Schmerzen. Nach deinem Erholungsschläfchen fanden wir schließlich doch eine Möglichkeit, dich vorsichtig auf meinen Rücken zu legen, sodass ich dich sicher und bequem tragen konnte. Jeden Morgen gingen wir so gemeinsam die Stufen nach unten und legten im Wohnzimmer noch ein Tänzchen ein – zumeist zu den Klängen von Luciano Pavarotti. Und jeden Abend ging es auf dieselbe Weise wieder hoch. Die Mittagspause verbrachtest du auf der alten, aber bequemen Couch neben dem Kamin im Wohnzimmer. Da die Herberge von Samstag bis Donnerstag ohnehin erst um halb vier Uhr nachmittags geöffnet wurde, war es der perfekte Platz zum Ausruhen.

Aber wie auch am Jakobsweg waren es in der Pilger*innenherberge vor allem die Begegnungen mit all den Menschen, die jeden Tag aufs Neue für besondere Momente sorgten. Doch dieses Mal brauchte es keine Briefe, um dich daran teilhaben zu lassen. Trotz all der Anstrengungen und Schmerzen warst du immer im Augenblick und mit großer Neugierde und unbändiger Freude offen für neue Erfahrungen. Eine von vielen besonderen Begegnungen war jene mit einem jungen Pilger aus Deutschland. Noah hatte gerade sein Studium abgeschlossen und wollte eine zweijährige Weltreise mit dem Camino del Norte beginnen. Als er zu uns in die Herberge kam, war er allerdings sehr erschöpft – körperlich und mental. Wir haben ihm angeboten, eine zweite Nacht zu bleiben, um sich ein wenig zu erholen. Aus den zwei Nächten wurden fünf. Noah hatte auf dem Weg von einem anderen Pilger eine indianische Flöte geschenkt bekommen und bot uns an, für uns darauf zu spielen. Du, Lottchen, Johanna, Elena und ich nahmen begeistert an und begleiteten ihn daraufhin in die Kapelle im Ort. Während Noah sich ganz nach hinten setzte und zu spielen begann, saßen wir mit geschlossenen Augen in der Mitte der kleinen Kirche und hielten uns an den Händen. Die wundersamen Klänge der Flöte durchfluteten den gesamten Raum und alles um uns und in uns verschmolz zu reiner Energie. Tiefe Dankbarkeit und Demut! Neuerlich dieses Gefühl, das uns in diesem Augenblick miteinander verband.

Großes inneres Glück verspürte ich auch darüber, dass du die Gelegenheit hattest, Teresa und Eduardo kennenzulernen. Diese wundervollen Menschen leben in Barreu, einer kleinen Ortschaft nur wenige Kilometer von Vega entfernt. Es fällt schwer, die richtigen Worte zu finden, um die beiden umfassend zu beschreiben: Liebe, Herz, Verstand, Leidenschaft, Humor, Neugierde, Lebenserfahrung, Mut, Vertrauen, Gelassenheit und ein Schuss Selbstironie. Und noch vieles mehr. Kein Wunder, dass ihr euch auf Anhieb sofort großartig verstanden habt, schließlich trifft diese Beschreibung auf dich genauso zu. Als Teresa und Eduardo erfuhren, dass du wegen möglicher Schwierigkeiten am Flughafen kein Marihuana mitgebracht hattest und du daher zur Schmerzbehandlung nicht rauchen konntest, haben sie sofort alle Hebel in Bewegung gesetzt, um dir welches für medizinische Zwecke zu besorgen. Nach zahlreichen Telefonaten mit einem gemeinnützigen spanischen Verein fuhren sie eigens nach Gijón und kamen noch am selben Abend mit einer kleinen glänzenden Dose zurück, um dir diese mitsamt dem Inhalt zu schenken. Jeden Abend, bevor du zu Bett gingst, saßen daraufhin du, Lottchen, Elena und ich auf der hinteren Terrasse und über dir stiegen kleine weiße Wölkchen auf.

Einige unserer immer wieder und wieder besprochenen Träume konnten wir sehr schnell verwirklichen. Und so saßen wir tatsächlich an einem strahlend sonnigen Tag auf der Terrasse der Vegabeach-Bar bei einem Kaffee und blickten gemeinsam aufs weite Meer. Die Zeit verlor sich wieder einmal in diesem Moment und ich kann beim besten Willen nicht sagen, wie lange wir so dagesessen sind – Seite an Seite. In mir stiegen hin und wieder Erinnerungen an unsere gemeinsame Zeit im Frühjahr hoch – aber zumeist saß ich einfach nur da und spürte dich atmen. Es war ein Moment voller Glück und Freude mit dir.[26]

Den Traum, uns mit dem Surfboard in die Fluten zu werfen, mussten wir allerdings ziehen lassen. Zu wild und zu kalt war die Kantabrische See. Selbst an ruhigen Tagen sind Teile des langen Strandes aufgrund der hohen Wellen und der gefährlichen Strömungen gesperrt. Ein wenig Salzwasserfeeling wolltest du dir allerdings nicht nehmen lassen. Also gingen wir mehrmals zum Strand und zu dritt schoben wir deinen Rollstuhl durch den tiefen Sand ins Wasser, bis die Wellen deine Füße umspülten. Deine Freude und dein Glück in solchen Momenten sind ansteckend! Es ist immer wieder bewundernswert, wie du alles andere rund um dich und in dir ausblendest und dich nur dem Augenblick zuwendest.

Als Teresa und Eduardo eines Abends wieder zu Besuch waren, wollten wir gemeinsam einen Sonnenuntergang vom Hórreo aus erleben. Johanna und Lottchen halfen dir im unteren Wohnzimmer wieder vorsichtig auf meinen Rücken und der lange Aufstieg konnte beginnen. Zunächst über die Treppe ins Obergeschoß und danach die zahlreichen steinernen Stufen von der hinteren Terrasse bis ganz nach oben in den Garten hoch über Vega. Schritt für Schritt. Stufe für Stufe. Ganz vorsichtig. Es war ein unglaublich intensives

---

26 Lottchen erzählte uns hinterher, dass sie uns dabei mehrmals fotografierte, ohne dass wir es mitbekommen hätten. Auf diese Art und Weise ist auch das Bild vom Steckbrief entstanden.

und schönes Gefühl, dich so lange ruhig atmend auf meinem Rücken zu spüren. Die ganze Zeit über warst du voller Vertrauen und Freude darüber, dass wir einen Weg gefunden hatten, den Sonnenuntergang von dort oben mit allen gemeinsam zu erleben. Während Johanna, Elena, Teresa, Eduardo und ich unter dem Hórreo gesessen sind, hast du mit Lottchen eng umschlungen die Hängematte genossen – und letztlich seid ihr beide auch für kurze Zeit lächelnd eingeschlafen.

Das Abendessen hast du mit Lottchen und Johanna immer auf der hinteren Terrasse im Garten neben dem großen Zitronenbaum eingenommen. Zu viel Stress hätte das gemeinsame Abendessen mit den Pilger*innen für dich bedeutet. Jeden Abend brachten wir also einen Teil davon nach oben, was Elena und ich für uns alle gekocht hatten. Als David noch da war, machte er eine fantastische Mousse au Chocolat. Am nächsten Tag gab es gleich noch eine, weil Lottchen unbedingt das Rezept haben wollte. Aber bevor lange herumgeredet oder herumgeschrieben wurde: Learning by doing! An manchen Abenden blieb ich bei euch, an anderen gesellte ich mich zu den Pilger*innen. So hast du auch nie eine unserer kleinen Ansprachen vor dem Abendessen gehört, in denen Elena und ich abwechselnd von unserer Überzeugung sprachen, dass Liebe aus sich selbst heraus mehr Wert besäße als Geld und dass wir aus diesem Grund keinen Fixpreis für die Übernachtung verlangten. Jede*r gibt so viel, wie sie*er kann! Und somit sorgen die Pilger*innen von heute für die Pilger*innen von morgen. Solange Noah noch bei uns war, ließ er es sich nicht nehmen, jedes Mal mit erhobener Hand und einem verschmitzten Lächeln hinzuzufügen: „Der Pilger von morgen bin ich!" Leider hast du auch nie die fragenden Gesichter der Pilger*innen gesehen, wenn Elena wieder einmal davon erzählte, warum Marina gerade nicht in der Herberge war – und sie dabei anstelle von Seashepard immer ganz leise „Schischebrd" sagte. Dieses Wort wollte ihr einfach nie über die Lippen kommen. Elena hast du selbstredend vom ersten Augenblick an ins Herz geschlossen. Nicht nur wegen ihrer liebenswerten Seele oder ihrer warmherzigen Umarmungen, sondern auch deshalb, weil sie mit dir häufig Italienisch gesprochen hatte. Irgendwann viel später fragte ich dich einmal, ob dir denn in Vega damals aufgefallen wäre, dass Elena und ich uns ineinander verliebt hatten. „Das hat doch jede*r mitbekommen – bis auf euch zwei!", hast du lapidar geantwortet und ob meiner Naivität die Augen nach oben gedreht.

Ohne Johanna wäre diese Reise niemals möglich gewesen. Sie war deine Pflegerin, aber vor allem war sie eine Freundin! Sie kümmerte sich beinahe rund um die Uhr voller Liebe und Hingabe um deine Bedürfnisse und mitunter mussten wir sie sogar zu einer Pause zwingen. Wenn du anderweitig beschäftigt oder aufgrund der Unterstützung von Lottchen gut versorgt warst, fing sie doch tatsächlich mehrmals in dieser Woche an, den Abwasch zu erledigen. Mir blieb oftmals nichts anderes übrig, als sie mit den Worten „Raus aus meiner Küche!" ins Wohnzimmer oder gar auf die hintere Terrasse ins Obergeschoß zu schieben. Wir alle mussten dann immer herzlich lachen. Aber gleichzeitig war uns allen bewusst, dass Johanna ein Geschenk des Universums war.

Die Tage mit dir in Vega vergingen wie im Flug. Ganz oft haben wir am Küchentisch in großer Runde Wizard gespielt – ein Kartenspiel, dessen Regeln ich bis heute nicht gänzlich durchschaue. Da David beschlossen hatte, noch eine Nacht länger zu bleiben, waren auch er, Paul und Jade zumeist mit von der Partie. Und Noah, der Pilger von morgen, zählte inzwischen ohnehin schon zur Familie. Nachdem er uns eines Abends mitteilte, dass es für ihn nun Zeit wäre, am nächsten Tag weiterzuziehen, bereiteten wir ihm am frühen Morgen auf der vorderen Terrasse einen würdigen Abschied. Nach zahlreichen herzlichen Umarmungen winkten wir ihm unter den Klängen von Andrea Bocellis „Time to say Goodbye!" noch lange nach, als er sich auf den Weg machte. Zwei Stunden später war er wieder da. Und blieb noch eine Nacht.

Wir wollten die Zeit allerdings auch dafür nutzen, um gemeinsam an einem deiner Texte für das Buch zu arbeiten. Also setzten wir uns mit meinem Laptop auf die Couch im Wohnzimmer. Ohne dein augengesteuertes Computersystem mussten wir komplexe Sachverhalte lautsprachlich diskutieren. Und wir stießen bald an unsere Grenzen. Immer wieder musste ich mehrmals nachfragen, wenn ich nicht sicher war, dich verstanden zu haben. Was wir mittels E-Mails oder WhatsApp für gewöhnlich innerhalb weniger Augenblicke klären konnten, dauerte jetzt mitunter eine Viertelstunde oder länger. Wir blieben beide geduldig. Die Situation konnten wir nicht verändern, lediglich unsere Perspektive darauf. Dennoch zerriss mich genau diese Situation zunehmend. Auf der einen Seite das geöffnete Dokument auf meinem Laptop, in dem du wortgewandt und voller Esprit deinen wundervollen Gedanken Ausdruck verliehen hattest. Auf der anderen Seite wir auf der Couch, die wir um jedes einzelne, noch so einfache Wort förmlich kämpfen mussten – und so manchen Kampf auch verloren. So gerne hätte ich in diesem Moment Zugang zu deinen Gedanken gehabt. Aber deine Lippen und deine Zunge gaben sie einfach nicht frei. Alles eingeschlossen! Und ich fühlte mich ausgeschlossen. Für mich war das eine vollkommen neue Erfahrung, hatten wir uns doch mittels unserer Briefe und via WhatsApp kennen- und schätzen gelernt. Bei dieser Art der Kommunikation spielten die physischen Auswirkungen deiner Erkrankung keine Rolle. Aber jetzt? Die Basis unserer Freundschaft und Verbundenheit, der intensive Gedankenaustausch, war uns in diesem Moment entzogen worden. Ich liebte es, mit dir zu scherzen, zu lachen und mich über alle möglichen Themen zu unterhalten – mal ernst und mal humorvoll. In unseren Gesprächen hattest du mir aber auch immer wieder die verletzliche Sarah gezeigt. Jene Sarah, die aufgrund der Schmerzen verzweifelt war, weil sie einfach nie eine Pause machten. Jene Sarah, die Familienfesten inzwischen am liebsten aus dem Weg ging, weil ihr immer wieder von Verwandten und Bekannten mitleidig über den Kopf gestreichelt wurde, so, als wäre sie ein bedauernswertes kleines Kind. Jene Sarah, deren Herz gebrochen war, weil sie ihre große Liebe verloren hatte. Jene Sarah, die sich große Sorgen darüber machte, eine Belastung für diejenigen zu sein, die sie liebte. Und auch jene Sarah, die den Wunsch in sich aufkeimen spürte, endlich sterben zu dürfen. Schlagartig wurde mir bewusst, dass es für mich um ein Vielfaches leichter gewesen war, dich aus der Ferne kennenzulernen und dir ein Freund zu sein. Nicht nur in räumlicher Hinsicht. Ich hatte dich vor deiner Erkrankung nicht gekannt, konnte und kann daher nicht wirklich nachvollziehen, wie viel du bereits an ALS verloren hattest. Ich war nicht an deiner Seite, als aus einem Anfangsverdacht eine nicht verhandelbare Diagnose wurde – als all die Hoffnungen auf einen Irrtum oder Fehler sich in Luft auflösten. Endgültig! Ich war nicht jeden Tag an deiner Seite und musste nicht miterleben, wie ALS innerhalb weniger Jahre ein junges Mädchen mit einer strahlenden Zukunft in eine sterbenskranke Frau verwandelte. Unaufhaltsam! Ich war nicht dabei, wenn die Krämpfe und Schmerzen deinen Körper in Beschlag nahmen und dich deiner Sinne beraubten. Ununterbrochen! Hatte ich Glück? Darf man in diesem Zusammenhang überhaupt von Glück sprechen? Es ist, was es ist! Es war und ist unser Weg – und der gibt immer, was man gerade braucht. Du hast mich als Freund gebraucht, der mithilfe der zeitlichen und räumlichen Distanz ein wenig Unbeschwertheit und freudvolle Momente, fernab von ALS, in dein Leben zurückbrachte. „Danke, dass du mit mir lebst und nicht mit mir stirbst!", hast du in diesem Zusammenhang einmal geschrieben. Und ich habe dich gebraucht. Auch jetzt gerade! Immer noch saßen wir auf der Couch vor dem geöffneten Laptop und wir lächelten uns an. Die Sarah, mit der ich gemeinsam den Jakobsweg gepilgert bin. Die Sarah, mit der ich mich oft abends stundenlang unterhalten hatte. Die Sarah, die diese tiefgründigen Texte für ihr Buch schrieb. Und die Sarah, die beinahe bewegungslos und sprachlos neben mir im Wohnzimmer der Pilger*innenherberge saß. Das alles warst du. Es war schmerzhaft, aber es war kein Widerspruch! Das durfte ich jetzt lernen. Das Buchprojekt mussten wir für diesen Moment loslassen. Doch wir fanden einen Weg, uns ohne Gespräch nahe zu sein. Wir legten uns Seite an Seite auf die Couch und lauschten einem Hörbuch: „Ich bin das Licht! Eine kleine Seele spricht mit Gott." Pünktlich zum Ende wurde ich wieder munter. Zutiefst dankbar für die gemeinsame Zeit hier mit dir. Und auch ein wenig traurig. Aber das durfte sein!

Als ihr nach einer Woche wieder die Heimreise angetreten hattet, erschien die Herberge leer. Überall war noch die Energie von dir und euch spürbar. Und das blieb auch den restlichen Sommer über so. Die Türblätter waren inzwischen zwar wieder eingehängt, die beiden Rampen beim hinteren Eingang lagen aber immer noch dort und das Begrüßungsplakat hing auch immer noch in eurem Zimmer – inzwischen gehört alles zum Inventar der Herberge. Geblieben sind auch die Erinnerungen. Ganz oft noch nach eurem Besuch habe ich mich auf die Couch gelegt, um ein kleines Mittagsschläfchen zu halten. Und jedes Mal dachte ich dabei an dich. Doch auch viele andere

Menschen, denen du damals in Spanien begegnet bist, denken mit Freude an dich und erkundigen sich heute noch immer wieder nach dir.

In deinem Vorwort schreibst du, dass dieses Buch kein Leben verändern wird. Nun, es hat mein Leben verändert! Ich danke dir dafür. Und ich danke dir für jeden Moment, den wir bereits gemeinsam verbringen durften und vielleicht noch verbringen werden. In schā' Allāh! ¡Gracias a la Vida![27]

Spätnachts, nachdem alle Pilger*innen bereits längst eingeschlafen waren, ging ich noch einmal die steinernen Stufen hoch zum Hórreo. Langsam und vorsichtig. Ganz so, als würde ich dich wieder auf meinem Rücken tragen. Es war eine laue Spätsommernacht und die sanfte Brandung der nahen Kantabrischen See schickte unaufhörlich ihren Gruß übers verschlafene Dorf. Müde legte ich mich zu Elena in die Hängematte. Wie so oft abends erinnerten wir uns gemeinsam an deinen Besuch in der Herberge, während aus dem Lautsprecher hinter uns leise die Stimme von Tom Waits klang.

> *And I'm leaving my family, I'm leaving all my friends*
> *My body's at home, but my heart's in the wind*
> *Where the clouds are like headlines upon a new front-page sky*
> *And shiver me timbers, 'cause I'm a-sailing away*

Heute habe ich mit Kornél Bambus geschnitten. Es war ein guter Tag!

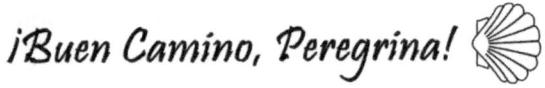

---

27 So Gott will! Danke an das Leben!

Das Ende dieser Reise

März 2019

Der Frühling ist da. Die Hummeln fliegen wieder und erinnern mich an das Mögliche im Unmöglichen. Es ist einer der ersten warmen Tage. Felix ist am späten Nachmittag auf dem Weg zu mir. Ich habe ein Fahrrad mit Rollstuhl vorne dran geschenkt bekommen, und wir wollen es ausprobieren. Sicherheitsgurte angelegt, Felix im Sattel, Motor-Unterstützung an, das Lied „Baba O'Riley" von The Who im Ohr. Es kann losgehen. Es ist wie Achterbahnfahren. Ich bin Felix' Fahrkünsten komplett ausgeliefert. Wir werden immer schneller. Der Motor und Felix' Beine leisten, was sie können. Wir biegen auf den nächsten Forstweg voller Schlaglöcher, Hügel und Steigungen. Hinter den Bäumen geht die Sonne unter, die Berge sind noch von Schnee bedeckt und in der Ferne hört man Kirchturmglocken läuten. Wir fliegen zwischen den Feldern über den Forstweg – der Unendlichkeit entgegen. Die Tränen laufen, wir können nur lachen und juchzen. Für mehr reicht unser Atem nicht. Alles ist gut!

Am Anfang stellte ich Fragen, die ich mir an Wendepunkten im Leben immer gestellt habe. Diese Fragen haben sich mit meiner Erkrankung nicht verändert. Wie und warum macht mein Leben Sinn? Wie kann ich Einfluss nehmen auf mein Leben und das anderer? Wo will ich hin und mit wem? Wie will ich leben? Diese Fragen werden in einer Situation wie meiner nicht unwichtiger oder wichtiger.

Habe ich auf all diese Fragen eine Antwort? Manchmal. Manchmal herrscht komplette Ratlosigkeit und Überforderung. Manchmal befinde ich mich irgendwo dazwischen. Vertrauen darauf, dass nicht alles immer Sinn machen muss und trotzdem einen hat, habe ich immer.

Was am Ende zu sagen bleibt?
Ich habe Glück.
Ich darf leben und irgendwann sterben.

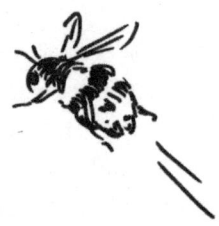